딸이 엄마에게 권하는 건강백서

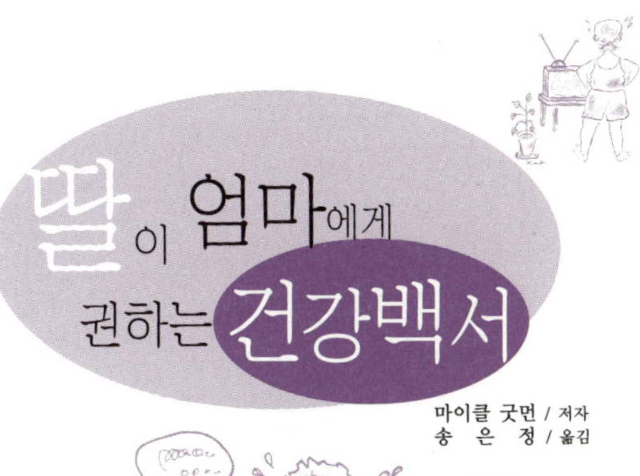

딸이 엄마에게 권하는 건강백서

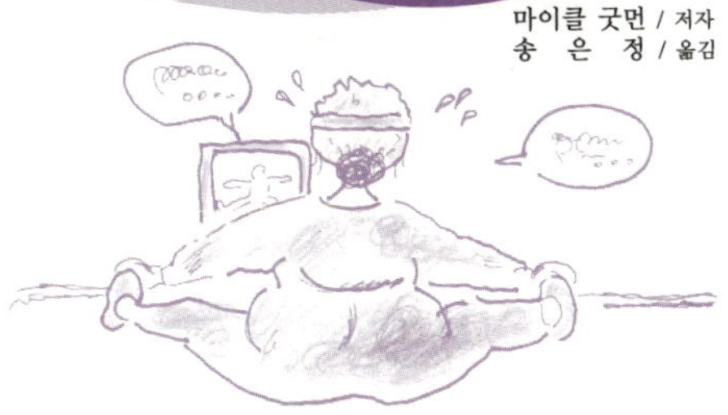

마이클 굿먼 / 저자
송 은 정 / 옮김

솔과학
Solkwahak

추천의 글

중년 여성의 건강은 단순한 문제가 아닙니다. 중년이란 개인적으로는 한 가지 변화에도 삶의 모든 부분이 영향을 받는 시기이며 의학적으로는 호르몬의 변화가 신체, 심리, 사회, 영적인 부분과 복잡한 상호작용을 이루는 시기입니다. 저는 여성 전문의로써 자궁호르몬과 뇌와 신체 각 세포 및 근육의 기능과의 복잡미묘한 관계를 20년간 연구했고 건강과 호르몬의 균형을 되찾으려는 수천 명의 여성들을 치료했습니다. 그리고 연구와 책, 세미나를 통해 의사와 환자들에게 잘 알려지지 않았던 여성 건강과 호르몬과의 관련성과 그것의 중요성을 알려 왔습니다.

하지만 저는 이 추천의 글을 단지 의사나 연구원의 입장에서만 쓴 것은 아닙니다. 저는 '갱년기'의 고통과 아픔을 느껴 본 여성으로써 이 글을 쓰고 있습니다. 독자 여러분과 같은 여정을 겪고 있는 '중년 여성'으로써 말입니다. 저도 직접 그 과정을 경험하고 있습니다. 불규칙한 생리 주기와, 몸이 마음대로 따라주지 않는 기분이 어떤지 알고 있습니다. 또한 호르몬 변화에 따라 예민해졌다가 무기력해지기도 하는 제 자신을 발견하기도 합니다.

그리고 제 자신이 여러 가지 수술이 필요한 환자가 되면서 많은 것을 배웠습니다. 스트레스와 신체의 변화, 다양한 질병을 겪으며 호르몬의 균형을 찾으려 애쓰게 된 것입니다. 하지만 이 문제는 확실히 단순하지 않습니다. 모든 여성들이 따를 수 있는 정답이 없기 때문입니다. 여러분에게 효과가 있었던 방법이 친구들에게는 듣지 않을 수 있습니다. 그러므로 중년의 위기를 맞은 여성들은 잘 생각해야 합니다. 이 시기의 여성들은 어떤 식으로든 삶의 변화를 겪기 때문입니다.

한 가지 문제는 여성의학이 너무 세분화되어서 다양한 증상에 대한 다양한 전문의들이 생겼다는 사실입니다. 그러므로 증상이 일어날 때마다 해당되는 치료는 가능하지만 그것들의 원인을 통합적으로 생각할 수 없게 되었습니다. 어떤 증상이나 심한 스트레스를 호소하는 여성을 진료하면서 그것이 자궁 호르몬과 연관이 있다고 생각하는 의사는 거의 없습니다. 여성들은 분명히 어떤 관계가 있다는 것을 직감적으로 알지만, 이러한 직감은 무시당하기 일쑤입니다. 결국 여성들은 지식과 열정을 겸비한 사려 깊은 의사가 가장 필요한 시기에 정작 그들과 소통하지 못하는 느낌을 받게 되는 것입니다.

이런 의미에서 굿먼 박사의 이번 책은 호르몬 대체 요법을 포함한 다양한 치료법, 허브 요법, 건강 보조제, 식생활과 생활방식의 변화 등 우리가 선택할 수 있는 여러 가지 방법들을 소개하고 있습니다. 굿먼 박사는 오랫동안 산부인과 의사를 하면서 효과적인 치료법에 대한 식견을 쌓아왔습니다. 하지만 이 책은 정답을 콕 집어주거나 어떤 지침을 세세하게 알려 주려하기 보다는 여성들이 건강과 평안을 유지하기 위한 다양한 방법들의 큰 그림을 보여주기 위한 것입니다. 모두가 효과를 볼 수 있는 만병통치약은 없기 때문에 한 가지 방법만을 강조하는 책은 올바르지 못합니다. 대신 굿먼 박사는 다양한 방법을 소개하면서 여성들 스스로 자신에게 맞는 방법을 선택하도록 합니다. 어떤 사람은 호르몬 대체 요법을 생각할 것이고 다른 치료를 고려하는 여성도 있을 것입니다. 이 책에서 말하는 대로 여성들은 여기에서 소개한 여러 가지 치료법을 보고 자신의 필요와 선호도를 생각한 다음 위험 요소와 치료 목적에 대해 객관적인 평가를 내려 자신에게 가장 잘 맞는 방법을 선택해야 합니다.

오늘날에는 새로운 치료들이 많이 소개되고 있기 때문에 여성들은 병원 여기저기를 찾아다니며 분주하게 진료를 받아야 하는 기존의 종합병원식 치료보다 더 나은 해법을 찾을 수 있을 것입니다. 아울러 여러 가지 질병과 치료에 대한 자세한 정보를 얻기 원하는 여성들에게 도움이 될 것입니다.

저는 호르몬이 우리의 생각과 기분, 몸의 기능에 미치는 영향에 대한 연구를 하면서 의사로써의 삶에 새로운 전환점을 맞게 되었습니다. 아시다시피 2002년 여름부터 호르몬 대체 요법에 대해 부정적인 기사들이 신문 1면을 장식해 우리를 놀라게 했습니다. 그 기사들은 호르몬, 특히 에스트로겐이 유방암, 심장병, 치매 발병률을 높인다고 주장했습니다. 하지만 그러한 기사들이 단 하나의 연구 결과만을 근거로 삼았다는 사실은 잘 알려지지 않고 있습니다. 그 연구는 임신한 암말의 소변에서 추출한 합성 에스트로겐이 장년 여성들의 여러 질병을 치료하는데 효과가 있는지를 알아보기 위한 것이었습니다. 실험에 참여한 여성의 66퍼센트는 과체중이었고 36퍼센트는 고혈압이었으며 16퍼센트는 유방암에 대한 가족력이 있었습니다.

그리고 이 연구에 사용된 두 가지 합성 호르몬은 체내에서 직접 만드는 호르몬과 동일한 역할을 하지 않는다는 사실도 거의 언급되지 않았습니다. 어째서 화학적으로는 전혀 다른데도 불구하고 특정 합성 호르몬제에서 발견된 위험 요소를 모든 호르몬 대체 요법에 적용시키는 걸까요? 다른 의학 분야에서는 이런 사례가 없었습니다. 왜 유독 여성 호르몬을 둘러싸고 이런 기사를 쓰는 것일까요? 남성 호르몬인 테스토스테론에 대해서는 이런 선정적인 기사를 볼 수 없는데 말입니다. 많은 여성들은 경각심을 불러일으키는 기사들로 인해 나이를 불문하고 호르몬에 대한 두려움을 가지게 되었습니다. 심지어 젊은 여성들은 피임약을 먹는 것조차 망설이고 있습니다. 하지만 많은 연구를 거친 자연적인 형태의 호르몬제들이 시중에 나와 있고 이들은 부작용도 거의 없습니다. 그렇다면 서로 상충되어 우리에게 혼란을 주는

건강백서

연구 결과들을 어떻게 이해해야 할까요? 이 책을 읽기 전에 간과하기 쉬운 몇 가지를 알려드리겠습니다.

첫 번째, 거의 대부분의 의사들은 호르몬 수치 변화를 건강 상태와 연결시키지 않습니다. 또한 자신들이 처방한 치료의 효과를 확인하기 위해 호르몬 수치를 비교하지도 않습니다. 즉 호르몬 분비량은 때에 따라 다르기 때문에 각종 증상이나 신체적 변화와의 관련성에 대해서는 신경 쓰지 않는 것입니다. 하지만 실제로 자궁 호르몬 분비가 감소하면 뇌를 비롯한 모든 신체 기관에 심각한 영향을 미칠 수 있습니다. 그런데 어째서 많은 의사들이 자궁 호르몬 검사가 별로 필요하지 않다고 생각하는지 잘 모르겠습니다. 그들은 아마 갑상선 질환이나 당뇨, 콜레스테롤 치료를 하기 전에는 반드시 갑상선 호르몬이나 글루코즈, 지방질에 대한 검사를 할 것입니다. 결국 의사들은 불면증, 불안, 성욕 감퇴, 우울증과 같이 진단이 모호한 증상들아 중년에 나타나기 쉬운 스트레스나 여성성에 대한 상실감, 노화에 대한 불안 때문에 생긴다고 가정해버리기 때문에 호르몬 검사를 하지 않는 것입니다. 하지만 이렇게 심리적인 측면에만 비중을 두다보면 신체적인 부분, 즉 호르몬이 뇌 화학 물질과 뇌기능에 미치는 영향 따위는 완전히 무시해버리기 쉽습니다. 자궁 호르몬 분비가 적어지면 성적인 측면에서부터 몸무게, 에너지, 기억력, 기분, 수면, 통증을 제어하는 기능까지 우리 몸 전체가 대단히 불편해집니다. 여성들과 의사들이 이러한 정보를 숙지하고 있지 않으면 환자의 증상에 전혀 효과가 없는 치료법을 처방하게 될 수도 있습니다. 그러므로 여성들은 스스로를 대변할 수 있어야 하며 자신이 어떤 검사를 받아야 하는지에 대해서도 어느 정도는 알고 있어야 합니다. 이 책은 여러분이 그 일을 할 수 있도록 도와줄 것입니다.

두 번째로 대부분의 여성들은 호르몬 대체 요법을 시작하기로 마음먹고 나서도 자신에게 최적화된 치료를 받지 못합니다. 일반적으로 단순히 프리마린이라는 에스트로겐을 주입하는 방법이 가장 많은데 이러한 경우 우리 몸이 필요로 하는 17-베타 에스트라디올이라는 호르몬을 우리 몸에 거의 공급하지 못합니다. 물론 체내의 테스토스테론 생산도 대체할 수 없습니다. 테스토스테론은 여성의 에너지, 성욕, 안정과 기분, 근육을 향상시키며 에스트라디올과 함께 작용하여 여성의 질 근육을 발달시켜 성관계를 할 때 질이 건조하거나 아프지 않도록 합니다. 현재 호르몬 대체 요법을 받고 있는 여성 중 대부분은 테스토스테론 대체 요법에 대해서는 알지 못하고 있습니다. 게다가 대부분 자신에게 맞는 호르몬의 종류, 치료 과정, 호르몬제의 정량에 대해서도 모르는 상황입니다. 하지만 이런 식으로 대체 요법을 하면 효과를 볼 수 없습니다. 자신에게 맞는 양의 대체 호르몬을 식이요법, 운동, 스트레스 관리 등의 통합적인 생활개선과 함께 올바른 방법으로 사용하면 얼마나 많이 건강해질 수 있는지 아신다면 놀라움을 금치 못하실 것입니다. 하지만 혈액 검사와 호르몬 측정

없이 호르몬 요법을 실시하게 되면 환자의 증상이 어떤 호르몬 때문에 나타났는지 알 수 없습니다. 게다가 호르몬 부족으로 인한 피로, 두통, 우울증, 불면증, 성욕감퇴 등의 증상은 단순한 우울증이나 만성 피로, 불안 및 스트레스로 오진되기 십상입니다.

세 번째로 지난 몇 년 간 호르몬의 단점을 지적하는 기사에 놀란 여성들은 호르몬 치료 자체를 두려워하고 있습니다. 하지만 중요한 것은 신문 지상을 오르내렸던 제품들은 우리 몸에서 생성된 에스트로겐이나 테스토스테론이 아니라는 사실입니다. 미국 여성 건강 연구(WHI)에서 실시한 연구 결과 자궁 절제술을 받아 에스트로겐만 생성할 수 있는 여성들은 에스트로겐과 프로게스틴을 합성한 호르몬을 사용했을 때 위에서 나타난 부정적인 결과가 나오지 않았다고 합니다. 언론은 이러한 사실은 다루지 않고 있습니다. 또한 최근의 연구 결과 에스트라디올과 테스토스테론이 여성의 생리 주기에 생성되는 프로게스테론과 함께 작용하면 여성 건강 전반에 걸쳐 많은 유익을 준다고 합니다. 하지만 언론들은 안타깝게도 선정성과 공포감 조성에 치중하느라 이런 긍정적인 결과 보도에 인색합니다.

여성들이 여성성과 신체적, 정신적, 영적인 건강을 잃지 않아도 되는 좋은 방법은 확실히 있습니다. 그 동안 아픈 몸으로 이 병원 저 병원 뛰어다니셨다면 호르몬을 측정하는 것에서 부터 건강 회복을 위한 여정을 시작해보십시오. 그러고 나서 다양한 처방과 생활 개선과 같이 호르몬 균형과 건강 회복을 돕기 위한 보조 요법들을 알아두십시오. 여러분에게 희망과 도움을 주는 방법들이 많이 있을 것입니다. 여러분은 건강 문제를 중요하게 생각해야 합니다. 자신의 대변인이 되시기 바랍니다. 건강 회복의 과정을 주도적으로 이끌어 가십시오. 중년을 삶의 위대한 시기로 만드십시오. 중년은 인생의 후반전을 건강하고 행복하게 누리기 위한 관문입니다.

엘리자베스 리 블리엣 박사
저서 - 바보야, 이건 내 자궁이야!(2003년, Scribner)
여성은 알고 의사는 모르는 호르몬 이야기
(M.Evans 1995년 2002년 개정판)
여성, 몸무게 그리고 호르몬(M, Evans 2001년)

목차

서문

짧고도 달콤한.

저는 이 책을 쓰는 끔찍한 시간을 즐겼습니다. 저는 여성과 배우자가 중년을 통과하기 위해 알아야 할 모든 정보를 쉽고 간단하게 설명하기 위해 이 책을 썼습니다.

이 책에는 35년의 의사 생활 중에서 특히 갱년기와 폐경기 증상만을 집중적으로 치료했던 지난 10년 간 제가 공부하고 경험으로 알게 된 모든 것이 들어있습니다. 갱년기, 월경 전 증후군, 호르몬 대체 요법 및 다른 대체 요법들, 건강 증진, 유방암, 골밀도, 성, 하혈, 스트레스와 피로, 골반 질병, 종합 병원에서 필요 충족하기, 미래 여성 의학 전망. 이 모든 것을 넣었습니다.

다른 욕심이 있거나 제 것만 옳다고 주장하기 위해 책을 쓴 것은 아닙니다. 수많은 치료법 중에서 자신에게 딱 맞는 것을 찾고 싶거나 세부적인 영역에 대해 깊이 있고 고찰적인 정보를 원하시는 분들에게 이 책이 작은 도움이 되기를 바랍니다.

잘 알고 결정하면 더 나은 치료를 받을 수 있기 때문입니다.

그럼 이 책과 함께 즐겁게 여행하시길 바랍니다.

남자 한 명을 교육시킨다면 그저 한 사람을 교육시킨 것에 불과하지만
여자 한 명을 교육시킨다면 한 가족을 교육시킨 것이다.
- 루디 매니칸 (인디언 교회 지도자)

살지 않는다면 삶은 아무것도 아니다. 삶은 이해해야 하는 것이고,
자신이 선택한 그 이상의 삶은 살 수 없다.
- 장 폴 사르트르 〈실존주의는 휴머니즘이다〉 중에서

들어가기 전에

왜 이 책인가?

몇 년 전, 저는 의료 보험과의 관계와 진료라는 짐이 무겁게 느껴져 25년간 이어 온 개인 병원 진료를 포기한 채 미국에서 가장 큰 카이저라는 의료 단체에서 일을 하게 되었습니다. 그곳에서는 6개월 치 산부인과 진료 상담이 밀려 있어서 정기 검진 및 '일상적인' 산부인과 상담에 대한 부담을 덜어줄 사람이 있다면 기꺼이 소정의 임금도 주려고 했습니다.

그 당시 저는 조산 전문 치료사 출산 전문가들과 함께 큰 위험이 따르는 조산 분만을 위해 24시간 내내 가슴 졸여야 했기 때문에 조용한 진료 상담과 병행한다면 적절하게 일의 균형이 잡힐 것이라고 생각했습니다.

저는 개인 병원을 접은 후 의료 단체에서의 진료와 조산 전문 치료사 일을 매우 즐겼습니다. 새로운 세상에서 개인 병원에서의 기억은 아스라이 사라져가고 있었습니다. 절대로 다시 그 곳으로 돌아가는 일은 없을 것이라고 생각했습니다.

저는 카이저에서 정기 검진을 도맡아 하거나 치료 기간이 오래 걸려서 모두 꺼려하는 4, 50대 여성의 진료를 했습니다.

저는 이 단체가 다년간 저렴한 비용으로 매우 안정적으로 우수한 의료를 제공했다는 점에 경의를 표합니다. 하지만 이들은 환자의 말을 경청하고 대화를 나누는 것을 통해 환자에게 딱 맞는 치료를 제시하는 역량이 부족했습니다.

물론 짧은 진료로 많은 환자를 받는 현재 의료 체계로는 숙련된 의사에게 세심한 진료를 받길 원하는 중년 환자를 만족시키기가 사실상 불가능합니다.

일상적인 진료', 즉 감기, 베인 상처, 타박상, 정기 검진, 질염 검사, 고혈압, 경미한 감염 등등 10-15분 정도에 치료할 수 있는 모든 질병은 현재도 잘 치료할 수 있으며 이것이 전체 의료의 8-90퍼센트를 차지합니다. 하지만 이러한 현재의 의료 체계에서는 중년 여성을 치료하고자 하는 열의나 시간이 부족하고 맞춤식 진료나 장기적인 예방과 치료는 거의 상상할 수 없습니다.

6개월 후 저는 이러한 과제를 안고 캘리포니아에 있는 카이저를 떠났습니다. 하지만 다른 카이저 시설로 가기 위한 추천서를 부탁했을 때, 저의 담당의는 제가 환자에 너무 많은 시간을 들이고, 초음파 검사를 너무 자주 한다며 반대했습니다. 게다가 추천서에 의하면 가장 나쁜 점은 제가 떠난 후, 제가 진료했던 환자들이 다른 의사들의 진료를 받고 싶어 하지 않는다는 것이었습니다. 아마도 제가 환자들과 더 많은 시간을 보내면서 대화를 하고 질문에 실질적인 답과 맞춤 처방을 주었던 것이 다른 의사들에게서는 찾아볼 수 없었던 모양입니다. 요컨대, 저는 카이저스러운 사람이 아니었던 것입니다.

그러다가 저는 인구 2백만이 넘는 캘리포니아에서도 충분한 진료시간과 환경을 제공해야 하는 중년 여성 의료 환경을 갖추지 않고 있다는 사실을 깨달았습니다.

장시간의 의료 상담을 통해 환자의 말을 들을 수 있는 진료가 필요하다는 사실을 비로소 처음 알게 된 것입니다. 그래서 저는 '여성을 위한 진료'라는 책을 썼고, 개인 진료를 다시 시작했습니다.그리고 중년 여성의 경험과 관련된 문헌들을 탐독하기 시작했습니다.

하지만 책을 50권 이상 읽었지만 중년 여성이 겪는 모든 문제와 최신 정보를 간단하게 설명해주는 저렴하고 알찬 책은 볼 수 없었습니다. 월경 전 증후군과 갱년기, 그리고 폐경기에 대해 알기 쉽게 설명한 책, 식단과 생활 방식 및 호르몬 대체 요법, 골밀도 문제, 성, 피로와 스트레스, 외음부 통증, 요실금과 자궁 탈출, 뒤늦은 출산 및 관계의 문제를 모두 다룬 책, 최신 정보와 앞으로의 전망, 중년 여성이 현재 의료 체계에서 원하는 것을 뽑아내는 방법, 각자에게 가장 안전하게 잘 맞는 치료법, 이런 것을 모두 다룬 책은 없었습니다.

이 책은 중년에 대해 다룬 그저 그런 책이 아닙니다. 중년기를 지내는 여성이 맞닥뜨리는 모든 문제에 대한 최신 정보를 담은 책입니다. 이 책은 교육적인 지침서로 쓰이기에 아주 적당합니다. 이 책이 갱년기 건강 회복의 시작될 수 있습니다.

또한 중년 여성의 남편이 읽기에도 좋습니다. 그리하여 오래도

록 중년 남성과 여성이 서로를 더 잘 알아가고 관계를 쌓는 데에
도움을 줄 것이라고 확신합니다.

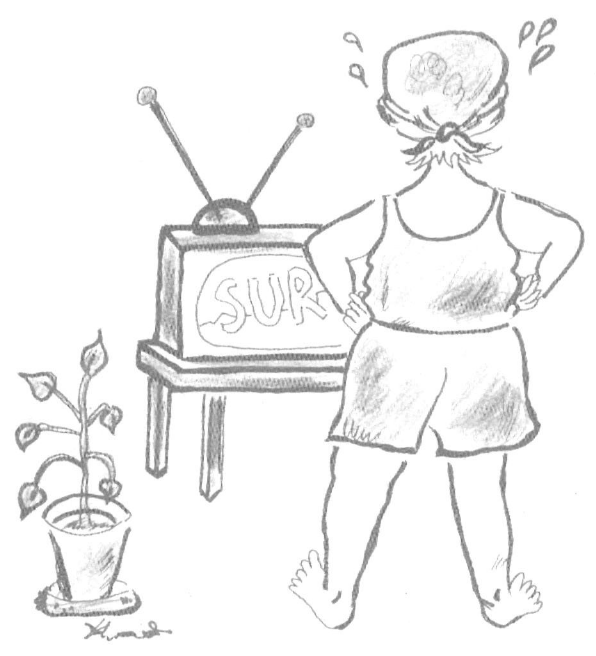

흥, 벌레 몇 마리나 땅바닥에서 자는 것쯤은 아무것도 아니지.
5년 넘게 핫플래시, 불면증, 피부 트러블에 시달려 보라고!
그게 진짜 도전이지!

이 책은 모두가 이해할 수 있습니다. 중년 건강은 달나라를 가
는 것처럼 어려운 이야기가 아닙니다. 중년이란 우리 모두가 겪
는 정상적이고 자연스러운 과정입니다. 물론 이것이 중년 여성
을 염두에 두고 쓴 책이긴 하지만 중년 여성의 남편을 위한 책이

기도 합니다. 우리가 선택할 수 있는 치료법은 매우 여러 가지입니다. 그리고 이 책의 목표는 그 다양한 방법과 우리 몸에서 일어나고 있는 현상에 대해 알리는 것입니다.

제1장
중년의 흐름

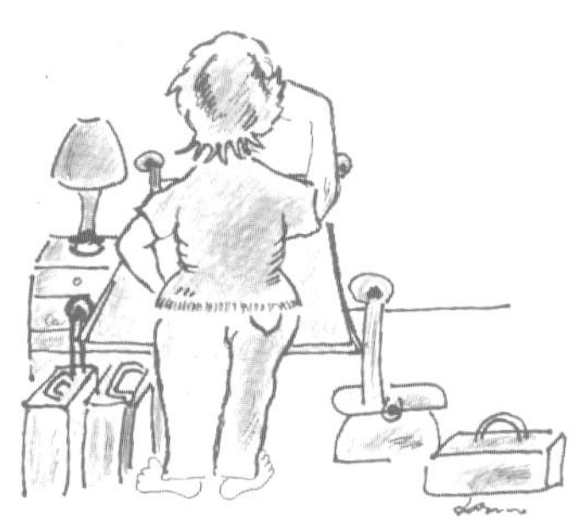

전선 위에 앉은 참새처럼, 한 밤중에 성가대 속에서 노래 부르는 취객처럼
나는 길 위에서 자유로워지려고 애를 썼다네.
−레너드 코헨 〈전선위에 앉은 참새〉

파도타기

　여성에게 중년은 파도타기와 같습니다. 노를 힘껏 저어 가는
동안 해가 뜨기도 하고 구름이 끼기도 합니다. 짠 바닷물 위에서
좋은 날을 기다리고, 바다에 길을 내며 파도를 탑니다. 날씨가
좋으면 순항하지만 가끔 파도와 부딪히기도 합니다. 위 아래로
파도를 잘 타야 합니다. 내 마음대로 될 때도 있지만 그렇지 않
을 때도 많습니다. 내 안에 있는 힘과 동시에 내가 통제할 수 없
는 다른 힘을 느낍니다.

　중년은 과도기입니다. 풍성함에서 원숙함으로, 청년에서 장년
으로 변해가는 시기입니다. 하지만 지금까지 좋았던 삶이 갑자
기 안 좋아질 이유는 없습니다. 설사 지금까지 엉망이었다고 해
도 좋은 방향으로 변하지 않을 이유는 없습니다.

　중년에 우리의 신체적으로, 영적으로 삶을 들여다 볼 수 있는
기회를 가지게 됩니다. 여성은 각자의 태도에 따라 폐경을 통해
삶을 문틈으로 좁게 바라보거나 창문을 열고 넓게 볼 수 있습니
다.

우리의 신체적 사건은 반복입니다. 처음에 일어났던 일이 또 일어납니다. '영아기'와 '유아기'는 우리 삶의 양쪽 끝에서 일어납니다. 그러므로 10대 여성에게 나타나는 불규칙한 생리주기가 4-50대에 다시 나타나고, 생리 전 증후군이 심해집니다. 부종이나 배란 부족으로 인해 생리 불순이 나타나게 되는 것입니다.

생리학에 대한 이해가 있다면 더욱 도움이 될 것입니다. 모든 여성은 미성숙한 난세포들을 가지고 태어납니다. 10대 초반부터 이 세포들이 생리주기 때마다 성숙해지기 시작하여 한 달에 한 개 이상의 난자를 생산하게 되는 것입니다. 난자가 성숙해져서 배란을 할 때마다 여성 호르몬인 에스트로겐과 프로게스테론이 혈류에 포함되어 우리 몸의 각 기관을 돌아다니며 중요한 역할을 합니다. 초경 때에는 폐경을 할 때와 같이 호르몬 분비의 기복이 심해져 불규칙한 월경이 나타납니다. 이전에는 정확한 시점에 꼬박꼬박 생리를 하던 여성들도 40대에는 한 달에 두 번 생리를 하거나 한 달을 건너뛰는 등 불규칙한 생리주기를 빈번하게 경험하며, 폐경을 앞두고는 호르몬의 변화가 일어나 생리 전후에 여드름이 생기기도 합니다. (그러나 생리와 별개로 하혈이 잦을 경우에는 경각심을 가지고 산부인과를 방문하는 것이 좋습니다.)

하지만 이것은 자연스러운 신체 변화이므로 걱정하고 놀라기보다는 자신에 대한 평가와 질문을 하며 갱년기를 보내는 것이 좋습니다. 앞으로 남은 2-30년 동안 어떻게 살고 싶은가에 대한 질문을 해보는 것은 어떨까요? 중년은 식생활과 운동 방법, 인간관계 및 건강의 전반에 대해 평가하기 좋은 시기입니다.

그러므로 호르몬 대체 요법과 같은 보조제를 생각해볼 수 있습

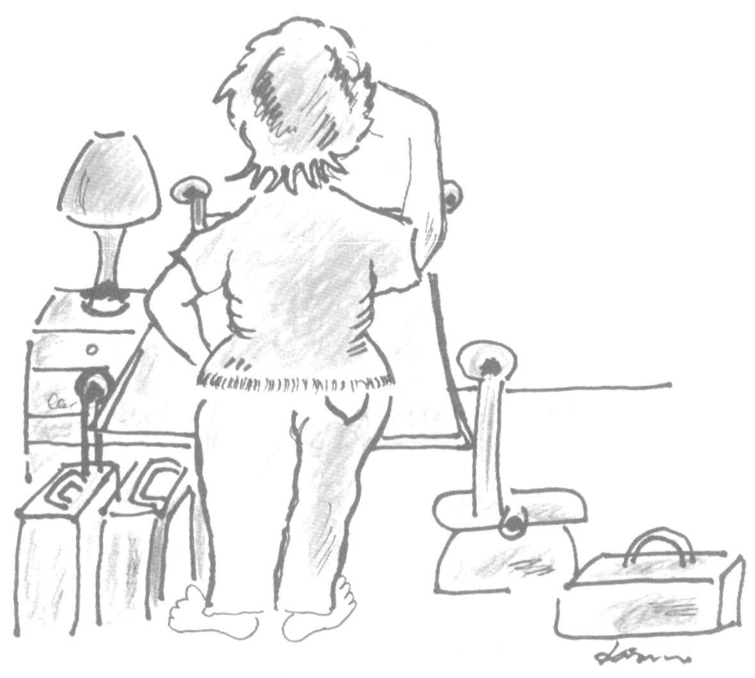

어디로 가고 있는 것 같긴 한데, 어디로 가는 거지?

니다. 비록 자연적으로는 4-50대 여성이 충분한 에스트로겐을 생성할 수 없지만, 단기 호르몬 대체 요법을 통해 얻을 수 있는 건강과 생활의 유익이 많기 때문입니다.

폐경에는 네 가지 단계가 있습니다. 폐경 전 단계, 폐경 이행

기, 폐경, 그리고 폐경기입니다.

1. 폐경 전 단계는 초경부터 마지막 월경까지의 기간을 말하며 여성의 생산기라고 합니다.

2. 갱년기는 여성의 몸이 폐경을 준비하면서 변하기 시작하는 단계로 아이를 가질 수 있는 기간의 끝입니다. 갱년기는 폐경이 일어나기 몇 년 전부터 폐경 후 1 년까지를 말합니다. 이 시기에는 자궁호르몬 (에스트로겐, 프로게스테론, 테스테스테론) 생산이 감소합니다. 그 결과 갑자기 몸 전체에 열감을 느끼게 되는 핫플래시나 질 건조증, 요실금, 급작스런 기분 변화, 수면장애, 성욕 감퇴, 집중력 감소 등과 같은 증상이 일어납니다. 월경주기와 월경기간이 짧아지거나 반대로 길어지면서 양이 많아지는 등 생리 패턴을 예측할 수 없게 됩니다. 갱년기는 보통 40대 중반에 나타나기 시작하지만 이르면 35세부터 시작되기도 합니다. 이것은 2-8년간 지속될 수 있으며 폐경 직후 없어지거나 몇 년이 걸려서 없어지는 경우도 있습니다. 난소 절제 수술을 받은 여성이나 자궁암 치료로 자궁의 손상을 입은 경우 조기 폐경을 경험할 수 있습니다. 하지만 난소를 제거하지 않았다면 자궁 절제만으로 폐경이 오지는 않습니다.

3. 폐경은 마지막 월경기입니다. 여성은 폐경을 하고 1년이 지나서야 자신이 폐경을 경험했음을 확실히 알 수 있습니다. 보통 폐경을 경험하는 나이는 50-51세이지만 폐경은

30대 후반에서 50대 후반까지 언제라도 찾아올 수 있습니다.

4. 폐경기는 폐경 이후의 단계를 말합니다.

폐경은 질병이라기보다는 우리 몸이 겪는 자연스러운 현상입니다. 모든 여성이 겪는 것이지만 그 영향력은 개인에 따라 다릅니다.

상당히 많은 여성들이 증상 없이 갱년기를 보냅니다. 갱년기 증상의 대부분은 시간이 지나면 사라지고 운동이나 식습관 조절과 같은 생활 방식의 변화로 완화되기도 합니다. 또 대부분 치료에 의해 사라집니다. 이 책의 각 부분에는 인체 친화형이나 식물성 호르몬 등 갖가지 호르몬 요법과 약초, 허브, 보조제, 신경 활성 약물 치료 등 다양한 치료법이 나와 있습니다. 각자에게 맞는 치료가 따로 있으므로 스스로 폐경을 관리하지 못했다고 자책하지 않아도 됩니다. 우리의 몸은 다 다르며 맞는 치료도 다 다르기 때문입니다.

여성들의 신체적 특성만 다양한 것이 아니라 선택할 수 있는 치료법도 계속 변하고 있습니다. 현재는 이 책에 있는 것이 최신 정보이지만 더 나은 치료법과 신약을 개발하기 위한 연구들이 계속되고 있습니다. 그러므로 새로운 것이 나오기 전까지 여러분에게 맞는 치료법을 만들기 위해 건강 상태와 위험을 진단해야 합니다. 그러므로 여성들의 이야기를 듣고 환자의 필요와 상태의 변화에 따라 지속적으로 치료법을 조절할 수 있는 의사와 상담하면 매우 도움이 될 것입니다.

중년의 건강관리

건강관리는 대단한 것이 아닙니다. 말 그대로 자신의 건강을 돌보는 것입니다. 열여덟 살부터 한 날에 20만원씩 투자하면 40대 중반에는 백만장자가 되는 것처럼 어릴 때부터 건강을 관리하기 시작하면 무병장수하는 길을 확보하게 되는 것입니다.

그러므로 10대 때 투자를 시작했으면 때 부자가 된다는 사실을 지금 깨달은 것처럼 건강도 미리 챙기지 못한 분들이 많을 것입니다. '지금 알고 있는 걸 그 때도 알았더라면……'

40대가 되면 우리는 손자들과 즐겁게 놀아주려면 더 많은 힘이 필요하겠다는 생각을 하게 됩니다.

그리고 배에 지방이 쌓이는 것이 보이며 핫플래시 증상이 나타납니다. 장동건처럼멋진남자를보아도흥분되지않으며한동안없던월경전증후군이고개를듭니다.

중년은 스스로가 몸을 책임져야 하는 시기입니다.

또한 갱년기는 여러분이 남은 인생동안 실천할 건강 프로그램을 개발하기에 딱 좋은 시점입니다.

그러므로 우리는 결코 피할 수 없는 중년과 갱년기를 삶과 건강에 긍정적인 역할을 하는 시기로 생각하는 것이 좋겠습니다.

건강 검진

건강한 습관과 정기 검진은 건강한 삶의 정도입니다. 생산기,

갱년기, 폐경기 등 나이를 불문하고 여성의 정기검진은 건강에 유익합니다. 정기 검진을 통해 혈액, 소변, 타액, 초음파, 엑스레이 등의 여러 가지 검사를 하면 심장, 뼈, 유방, 골반, 장의 건강을 더욱 잘 알 수 있습니다. 이러한 검사들은 지질 및 콜레스테롤 수치와 갑상선 상태를 측정하는데 도움이 됩니다. 종종 폐경기의 여성들에게는 갑상선 기능 저하가 생겨 에너지 수준이 떨어지게 됩니다. 또한 전문가들은 유방암 검사를 해마다 받았을 때 4,50대 이후에 유방암을 조기 발견할 확률이 높고 이것이 유방암 생존율 증가에 기여한다고 말합니다.

만성 피로나 요실금 진단을 위한 당뇨 검사 등 다른 검사들도 필수적입니다. 호르몬 검사도 도움이 될 수 있지만 호르몬의 양은 때에 따라 다르기 때문에 검사의 신뢰성을 떨어뜨리고 결과 분석에 오류가 생길 수 있습니다.

정기 검진을 통해 성생활, 운동, 금연, 약물 및 알코올 중독, 신체적 학대, 스트레스, 적절한 수면, 적정 체중 유지, 칼슘 섭취, 적절한 영양 상태와 같이 건강을 위한 필수적인 요소들에 대해 상담할 수 있습니다.

정기 검진을 하면 필요한 치료법을 상담할 수 있습니다. 나쁜 습관을 고치기 위해 치료를 받는다면 그 치료법의 위험성과 유익, 다른 방법들, 부작용, 사후 관리 등에 대해 먼저 알아야 합니다. 왜 그 방법을 택해야 하는지, 어떤 결과를 얻을 수 있는지, 그 방법이 어떻게 작용하는지, 부작용은 무엇인지, 장, 단기적으로 예상되는 결과는 무엇인지에 대해 알기 전에 섣불리 치료를 시작하면 안 됩니다. 그러므로 정기 검진을 받고 병원을 나설 때 다음 진료 일정을 확실히 잡아야 합니다.

여성은 폐경기에 오는 신체적, 감정적, 사회적인 변화를 이겨 내기 위한 자신만의 전략을 세울 수 있습니다. 모든 여성은 자신의 몸에 대한 전문가입니다. 그러므로 알맞은 정보가 더해진다면 더욱 도움이 될 것입니다.

이 책에서는 그 점을 돕고 싶습니다. 가능한 모든 정보를 한데 모아 중년을 헤쳐 나갈 준비를 하는 데 도움을 주는 것입니다.

만병통치약은 없다

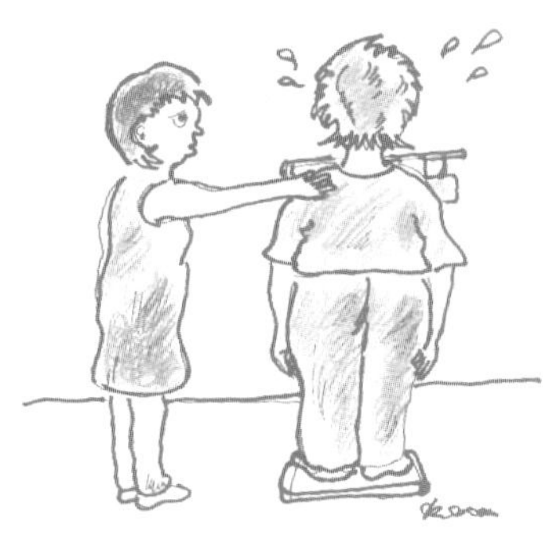

내게 맞는 치료법 찾기

하나의 방법이 모두에게 통한다는 말은 어불성설입니다. 중년 여성 다수에게는 병원에 서 10분 만에 상담과 검사를 받고 약을 받아가는 치료가 맞지 않는 것처럼 말입니다.

월경 전 증후군, 하혈, 호르몬, 골반 약화 등 다양한 증상에 대해 맞춤형 치료법을 찾는 과정은 구두를 고르는 것과 비슷합니다. 한 가지 사이즈가 모든 여성의 발에 맞을 수 없기 때문입니다. 그러므로 모든 환자에게 한 가지 치료를 끼워 맞추는 진료는 중년 여성의 건강을 망치는 것입니다. 그래서 이 책은 여러분들이 각자에게 가장 잘 맞는 치료법을 찾도록 도울 것입니다. 안전하고 갑갑하지 않으며 발이 편하고 무엇보다도 취향에 맞는 구두를 찾도록 도와드리는 것입니다.

올바른 치료법을 찾기 위한 방법은 수제화 매장에서 구두를 고르는 것과 비슷하다고 할 수 있습니다. 여러분은 특별한 구두가 필요합니다. 아마 어떤 구두를 신고 싶은지에 대해서 대강 생각하고 있을 것입니다. 매장에는 엄청나게 많은 구두들이 여러분을 기다리고 있습니다. 그리고 각 매장에는 구두를 잘 아는 판매원들이 있습니다. 그들은 여러분의 정확한 발 사이즈와 모양을 재고 여러분이 원하는 구두를 찾을 수 있도록 여러 가지 물건을 보여줄 것입니다.

첫 번째에 신게 될 수도 있고 다섯 번째에 신게 될 수도 있지만 여러분에게 딱 맞는 스타일과 사이즈를 가진 구두가 있을 것입니다. 분명 여러분은 새 구두를 신고 매장 밖을 나올 것입니다.

한 가지 단순한 사실은 중년의 건강관리법은 매우 많고 선택의 여지도 매우 다양하다는 점입니다. 중요한 것은 에스트로겐과 프로게스틴 같은 여성호르몬과 안드로겐과 프로게스테론 같은 남성호르몬, 경구 투약과 경피 흡수 등의 다양한 복용 방법, 허브와 약초 같은 대안 요법까지 치료에 대한 모든 지식과 장단점을 이해하고 이것들을 응용할 줄 알아야 한다는 것입니다.

또한 자각심과 자발성이 치료의 핵심입니다. 잠시 앉아서 지금 몸에서 무슨 일이 일어나고 있는지 곰곰이 생각해보시겠습니까? 여러분이 걱정하는 것이 무엇인지, 또 두려워하는 것이 무엇인지 그리고 몸이 어떻게 나아지기를 바라는지 어떻게 그 목표에 도달할지에 대해 말입니다. 두려움과 근심거리에 대해, 관심사와 열망에 대해, 성공과 실패에 대해서 말입니다. 이러한 것들을 자기 자신과 의사에게 말로 표현할 수 있어야 합니다.

목록 작성

그리고 이러한 것들을 종이에 쓰십시오! 의사에게 반드시 읽어 줄 필요는 없지만 이러한 목록이 있는 것은 때때로 도움이 됩니다.

중년의 평안과 건강관리를 위해 자기 스스로를 관리하려면 자신의 개인적 상황과 필요를 아는 방법 밖에 없습니다. 잘 훈련된 똑똑한 의사라면 자기 자신을 잘 아는 환자들과 건강관리에 대해 논의하는 것을 마다하지 않을 것입니다.

여러분의 몸 상태와 관련된 내용을 잘 읽고 이해하십시오. 원하신다면 웹사이트나 전문 서적도 보십시오. 여러 가지 치료법과 아이디어에 열린 마음을 가지십시오. 그리고 목록을 작성하십시오. 그 목록을 가지고 여러분에게 필요하다고 생각하는 치료법을 의사와 함께 만드십시오. 가능하다면 평상시의 건강관리를 위한 상담도 병행하길 바랍니다. 또한 여러분에게 딱 맞는 치료를 하는 데 돈이 생각보다 많이 들어간다고 해도 포기해서는 안 됩니다. 경피 흡수 크림이 여러분에게 가장 잘 맞는 방법이라면 그렇게 해야 합니다. 싸구려 구두를 사서 발뒤꿈치에 물집이 생기지 않으려면 말입니다.

또한 치료법의 경과를 살펴보기 위해 적어도 세 달 안에 다시 진료 약속을 잡는 것이 좋습니다. 병원을 나갈 때 다음 진료 약속을 잡으십시오. 약속을 잡지 않고 2-3개월을 기다렸다간 다시 상담을 받는데 6개월이 걸릴 수도 있습니다.

의사에게 여러분이 치료를 받고 나타나는 일반적인 현상과 부작용에 대해 알려달라고 하십시오. 특히 금방 나타났다 사라지는 증상을 물어보십시오. 종종 새로운 치료를 받으면 효과가 없는 것처럼 느껴지거나 성가신 부작용이 생기기도 합니다. 하지만 이러한 부작용들은 1-3주 안에 자연히 해결됩니다. 낫고 있다는 확신이 들지 않아도 치료를 끊지 마시고 의사와 먼저 상담

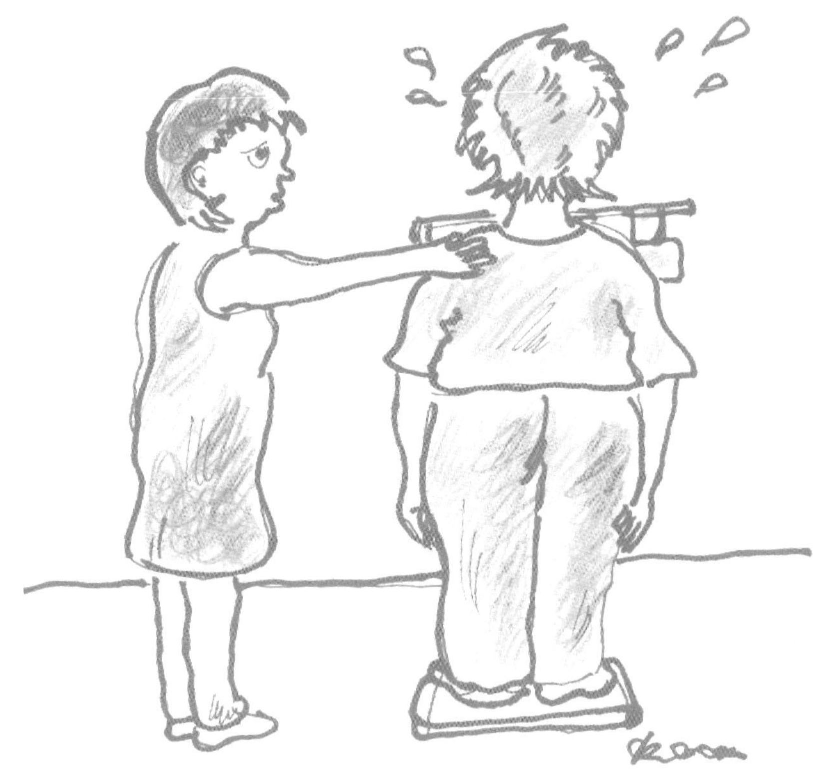

언니는 전혀 뚱뚱하지 않아. 힘내!

하십시오.

　여러분이 이 책에 나온 아이디어와 지식들로 무장하고 상담을 했지만 딱 맞는 치료법을 찾지 못했다면 다음엔 어디로 가시겠습니까? 돈은 더 들어도 월경 전 증후군이나 폐경 전문의를 찾아가는 것이 방법이라 할 수 있겠습니다.

월경 전 증후군 및 월경 전 정서장애

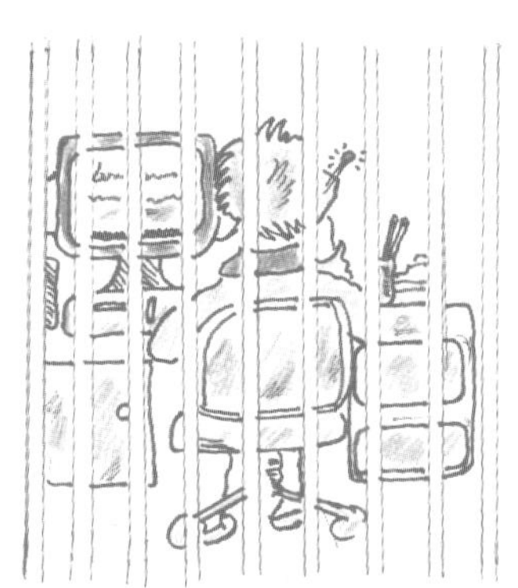

목줄 맨 강아지

목줄을 맨 강아지가 된 기분은 어떨까요? 어쩔 도리 없이 누군가에 의해 잡아 당겨지는 목줄을 매고 있는 기분. 부기가 느껴져 한 달에 1-2주씩은 옷이 잘 안 맞는 고통. 유방통이 너무 심해 아들이나 손자의 머리가 우연히 부딪혔을 때 확 깨물어주고 싶은 기분.

월경 전 증후군(Premenstrual Syndrome)은 현실의 문제입니다. 이 증후군은 심한 경우 월경 전 정서장애(Premenstrual Dysphoric Disorder)라고도 하며 여성의 건강, 커리어, 사생활을 망칠 수 있는 정신적, 신체적 증상이 복합적으로 나타납니다.

여성의 80퍼센트 정도가 겪고 있는 이 증상은 다른 병으로 오진되거나 무시당하기도 합니다. 하지만 이러한 증후군은 실제로 존재하는 것입니다. 월경 전 신경과민이나 우울증, 부종, 두통, 체중 증가, 과다한 탄수화물 섭취는 소설 속에서만 일어나는 일이 아닙니다.

그러므로 이러한 증상을 겪는 분들에게 고무적인 소식은 월경 전 증후군은 대부분 정상적인 배란 주기의 자연스러운 과정이라는 점입니다. 그리고 월경 전 정서장애에서 정신병의 범주에 들어갈 만큼 심각한 증상은 일반적이지 않으며 5-10퍼센트의 경우에만 해당됩니다.

하지만 그 중간에는 정신병 정도는 아니지만 어떤 조치나 치료가 필요할 만큼 고통스러워하는 여성들이 많습니다.

월경 전 증후군 및 월경 전 정서장애의 한 가지 위험 요인에 나이가 들어가고, 30대 후반의 여성들이 주로 이 증상에 대한 치료를 시작하지만 이 증후군은 생리를 하고 있는 모든 여성에게 나타날 수 있습니다. 어떤 경우에는 유전적인 요인이 크게 작용하기도 하지만 이 증상에 대한 특정 유전 형질을 발견하지는 못했습니다. 그러므로 월경 전 증후군은 문화권 및 사회, 경제적 지위를 불문하고 모든 여성에게 영향을 미칠 수 있는 것입니다.

원인은 무엇인가?

이것은 매우 비싼 질문입니다. 왜냐하면 월경 전 증후군의 원인은 확실하게 알려진 것이 없기 때문입니다.

월경 전 증후군은 뇌를 순환하는 호르몬에 대한 뇌의 반응과 관련된 '신경 내분비계통 장애'라고 할 수 있습니다. 특히 갱년기에는 여성의 몸이 호르몬의 주기적 변화에 대해 비정상적인 방식으로 반응합니다. 이것을 배경으로 한 존스 리 박사와 크리

스천 노스럽의 에스트로겐 지배 이론을 토대로 천연 프로게스테론 크림 치료가 성과를 거두게 된 것입니다. 하지만 존 스터드 박사와 엘리자베스 블리엣 박사는 에스트로겐 감소에 관련한 이론을 내놓았습니다. 이 이론은 서로 상충되는 것인데 뒤에서 설

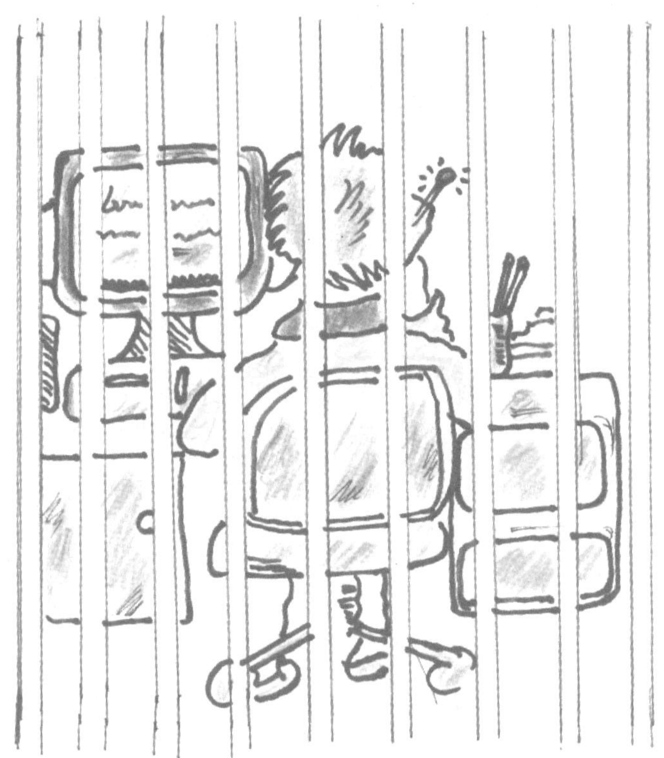

명하겠습니다.

현재 가장 신빙성 있는 이론은 기분 조절에 관련된 주요 뇌 화

학 물질인 세로토닌, 노르에피네프린, 도파민, 엔도르핀의 조절 장애를 설명한 것입니다. 이 이론을 토대로 세로토닌을 증가시키는 물질인 엔도르핀을 높이는 운동 요법과 SSRI(선택적 세로토닌 재흡수 억제제)라고 하는 항우울제들이 나오게 되었습니다. 이러한 약들은 지속적으로 세로토닌을 증가시켜 많은 여성들의 월경 전 정서 장애를 눈에 띄게 개선시켜줍니다.

월경 전 증후군의 전형적 증상들

월경 전 증후군은 개인마다 유형과 시기, 심각한 정도가 다르지만 일반적으로 생리하기 2주 전에 시작되며 생리 기간이 끝나면서 없어집니다. 증상은 정신적, 신체적 두 가지로 나타나며 생리통도 여기에 포함됩니다.

월경 전 증후군이 있습니까? 테스트 해보세요.
- 정신적 증상
- 생리 일주일 전
- 생리 일주일 후

정신적 증상	생리 일주일 전	생리 일주일 후
1. 긴장감이 있다	0/1/2/3	0/1/2/3
2. 급작스러운 기분 변화가 있다	0/1/2/3	0/1/2/3
3. 신경이 예민해진다	0/1/2/3	0/1/2/3
4. 우울하다	0/1/2/3	0/1/2/3
5. 잘 잊어버린다	0/1/2/3	0/1/2/3
6. 불안감이 생긴다	0/1/2/3	0/1/2/3
7. 불면증이 있다	0/1/2/3	0/1/2/3
8. 울거나 혼란스러운 기분이 든다	0/1/2/3	0/1/2/3

신체적 증상	생리 일주일 전	생리 일주일 후
1. 유방이 딱딱하고 아프다.	0/1/2/3	0/1/2/3
2. 복부 팽만감이 있다	0/1/2/3	0/1/2/3
3. 체중이 증가한다	0/1/2/3	0/1/2/3
4. 단 것이 먹고 싶다	0/1/2/3	0/1/2/3
5. 두통이 있다	0/1/2/3	0/1/2/3
6. 식욕이 증가한다	0/1/2/3	0/1/2/3
7. 생리통이 있거나 양이 많다.	0/1/2/3	0/1/2/3

'일주일 전' 항목에 점수가 15점 이상이면 월경 전 증후군 및 월경 전 정서장애를 의심해 볼 만합니다. 이런 증상들은 여러분의 생활을 방해합니다. 만약 '일주일 후'의 항목 점수가 높게 나온다면 월경 전 증후군은 아니지만 심리요법이나 약물을 병행해서 치료해야 하는 심리적인 증상이라고 할 수 있습니다.

그렇다면 왜 이런 일이 일어나는지 이해해봅시다.

모든 사람은 주위 환경에 반응합니다. 꽉 막힌 도로를 운전하거나, 막무가내인 상사와 함께 일하거나 제일 아끼는 블라우스에 얼룩이 지는 등 주위 환경으로 인한 스트레스를 받습니다. 이런 날에는 아이가 신발 끈을 못 묶고 있으면 더 심하게 야단칠지도 모릅니다. 여성에게 있어 호르몬보다 더 긴밀한 영향을 주는 환경이 있을까요? 그러므로 호르몬이 우리 몸과 상호 작용을 하면 위에서 언급한 몇 가지 불편한 증상들을 일으킬 수 있습니다.

수면 주기와 관련이 있는 세로토닌

세로토닌은 우리가 주로 섭취하는 음식들에 들어 있는 기초 영양분인 필수 아미노산 L-트립토판에서 만드는 뇌 화학물질입니다. 세로토닌을 충분히 생산하지 못하는 사람들은 수면과 생리 주기, 탄수화물 신진대사에 방해를 받게 됩니다.

세로토닌은 수면에 도와줍니다. 이것이 부족하면 정상적인 수면을 취할 수 없어 월경 전 증후군이 나타납니다.

게다가 세로토닌은 월경 호르몬 조절을 돕는 기능을 합니다. 그러므로 세로토닌이 적게 생산되면 조기 배란, 에스트로겐과 프로게스테론의 불균형이 생겨 월경 전 증후군의 신체적 증상을 초래하게 됩니다.

세로토닌은 또한 식욕을 조절하기 때문에 세로토닌이 부족하면 식탐이 생기며 특히 단것과 탄수화물을 많이 먹고 싶어지게 됩니다.

월경 전 증후군 및 월경 전 정서장애를 가지고 있는 여성에게 흔한 세로토닌 부족은 월경 전 여성의 수면의 양과 질에 영향을 줍니다. 정상적인 수면 주기에는 빠른 안구 움직임을 특징으로 하는 렘수면(REM sleep) 시간이 많습니다. 렘수면은 꿈을 꾸는 직후의 상태입니다. 세로토닌이 적은 여성들은 수면 시간이 부족하거나 제대로 잠을 못자는 경우가 많습니다. 이들은 렘수면 시간이 거의 없고 자다가 자주 깨기 때문에 월경 전 증후군과 관련된 정신적 증상들이 과다하게 나타납니다. 신경과민, 분노, 우울, 피로, 혼란, 긴장, 불안 및 집중력 저하는 수면 부족과 연관이 있습니다.

호르몬과의 관계

생리 주기는 복잡하고 미묘한 호르몬의 균형으로 이루어집니다. 세로토닌 및 다른 뇌화학 물질의 수치가 비정상적이거나 난포의 발달이 정상적이지 않으면 자궁호르몬의 분비 시기와 양 조절에 실패하게 되고 배란도 비정상석으로 이루어져 호르몬 균형에 영향을 줍니다. 호르몬의 변화는 월경 전 증후군의 신체적 증상과 관련이 있습니다.

정상적인 월경 주기에서는 세로토닌과 호르몬의 상호작용으로 배란을 유도하는 황체형성 호르몬(LH)을 억제합니다. 월경 주기의 13-15일 쯤 되면 황체 형성 호르몬이 늘어나면서 배란이 일어납니다. 월경 주기의 후반에서는 에스트로겐과 프로게스테론이 균형을 이루어 월경 전 증후군이 거의 나타나지 않습니다.

중년에 빈번하게 나타나는 비정상적인 월경 주기는 세로토닌이 황체 형성 호르몬을 억제하기에 너무 적은 등의 이유로 인해 황체 형성 호르몬 수치가 높아져 배란이 너무 일찍 일어나서 발생합니다. 이렇게 되면 프로게스테론 수치는 낮아지게 되고 상대적으로 에스트로겐 수치는 과다하게 높아집니다. 아마도 이 때 에스트로겐의 양이 프로게스테론 보다 적거나 같아지면서 종종 급작스러운 기분 변화와 부종이 나타나게 됩니다. 이러한 호르몬의 불균형은 유방 압통, 복부 팽만감, 체중 증가, 설사와 변비, 여드름과 같은 증상을 초래합니다.

탄수화물 신진대사와의 관계

세로토닌은 또한 탄수화물 대사와 식탐 조절을 도와줍니다. 세로토닌이 너무 적으면 탄수화물, 특히 설탕과 초콜릿 같은 단 음식이 마구 먹고 싶어집니다. 아마 우리 몸이 세로토닌 생성에 필요한 L-트립토판 흡수를 돕는 탄수화물을 섭취함으로써 세로토닌 생산을 높이려 하는 것인지도 모르겠습니다.

내 몸에 딱 맞는 치료법 개발하기

우리 몸에 가장 잘 듣는 프로그램을 짜기 위해서 여러분은 우선 자신의 문제를 잘 알아야 합니다. 자신이 겪고 있는 증상이 긴장, 불안, 신경과민과 같은 정신적인 것인지 복부 팽만감, 유방 압통, 생리통과 같이 신체적인 것인지, 아니면 둘 다인지를 알아야 합니다. 때때로 복합적인 치료를 할 수도 있지만 기본적으로는 각 증상을 독립적으로 접근해야 합니다. 식이 요법과 운동 요법이 치료의 핵심으로 아래에 나와 있습니다. 어떤 종류의 증상을 치료해야 하는지 앞의 질문지의 점수를 통해 확인하십시오.

월경 전 증후군 치료의 주축은 식이요법과 운동입니다. 이 책에 소개된 많은 방법들이 그렇지만 수고하지 않고 결과를 얻을 수는 없습니다. 어떤 치료법이나 약물 치료를 시작하기 전에 먼저 여러분의 몸에 기초 작업을 해 놓아야 합니다. 좋은 영양 상태, 수면과 스트레스 관리, 충분한 운동으로 세로토닌을 증가시켜 여러분의 증상을 완화시켜야 합니다.

월경 전 증후군 프로그램 개요

1. 일반적인 방법

– 영양 개선과 운동 프로그램

1) 카페인 줄이기 : 초콜릿, 커피, 녹차, 콜라를 많이 마시는
사람이라면 카페인 섭취를 줄이십시오. 디카페인 커피와
일반 커피를 반반씩 섞어 마시거나 카페인이 없는 탄산음
료를 마시는 것도 좋습니다. 그렇게 하면 월경 전 증후군
때문에 카페인을 끊어야 할 때 큰 무리 없이 감당할 수 있
을 것입니다.

2) 건강한 식습관 : 지방, 정제염, 정제당을 줄이고 통조림 캔
이나 술, 인스턴트 음식들은 잊어버리십시오. 알코올, 특
히 카페인은 월경 전 증후군을 앓고 있는 사람들에겐 치명
적입니다. 그리고 인공 감미료도 L-트립토판 흡수를 방해
하기 때문에 피해야 합니다. 통밀, 현미, 과일 및 채소와
같은 식품을 섭취하십시오. 이러한 식품에 많이 들어있는
영양 성분은 L-트립토판이 뇌에 도달할 수 있도록 도와주
며 숙면을 취하도록 합니다.

3) 운동 : 운동은 두 가지 측면에서 월경 전 증후군 증상을 완
화시켜 줍니다. 첫째로 스트레스를 줄여 숙면을 취할 수
있게 하며 둘째로는 활기차게 움직이고 땀을 통해 폐활량
을 늘려 뇌에서 엔도르핀을 생산하게 합니다. 엔도르핀은
자연히 뇌의 세로토닌을 증가시켜 월경 전 증후군 증상을
완화시켜 줍니다. 무슨 운동을 하던지 효과를 보기 위해서

는 월경 주기 후반 7-14일 동안 매일 적어도 2-30분 이상 땀이 많이 나고 숨이 차며 심장 박동이 빨라지는 운동을 하셔야 합니다. 4-50분 정도 하는 것이 가장 좋고, 빠른 걸음, 러닝, 에어로빅 등을 추천합니다.

4) 비타민과 미네랄 보조제도 세로토닌을 증가시키는 데 도움이 됩니다. 특히 비타민B6, 비타민E, 칼슘과 철분 보조제를 복용하면 좋습니다. 감마리놀렌산, 바이텍스 추출물도 좋습니다.

수면 개선 프로그램

수면의 양과 질은 월경 전 증후군 완화에 중요한 요소라고 할 수 있습니다. 매일 밤 적어도 8시간 이상 아무에게도 방해 받지 않고 숙면을 취하며 월경 주기 중반 이후에는 더 많은 잠을 자도록 해보십시오. 그렇게 하려면 어떻게 해야 할까요?

1) 숙면을 취할 수 있는 환경을 만드십시오. 잠을 잘 때에는 차양과 커튼을 사용해 어둡고 조용한 분위기를 조성하고 귀마개나 눈가리개를 사용하는 것도 좋습니다.

2) 잠의 양을 매일 일정하게 해야 합니다. 잠이 모자를 경우 낮잠과 휴식을 통해 잠을 보충하는 것이 좋습니다.

3) 취침 시 수면 유도 습관을 만드십시오.(14장 참조)

4) 가족들이 여러분을 깨우지 않고 조용한 분위기에서 스스로 아침을 차려 먹을 수 있도록 여러분에게 잠이 얼마나 중요한지 설명하십시오. "내가 아침밥 해주는 게 좋아, 아침에

잔소리 안하는 게 좋아?” 라고 말해보면 어떨까요?

2. 월경 전 신체적 정신적 증상을 진정시키려면

1) 비타민E를 매일 섭취하면 유방 압통을 완화시킬 수 있습니다.

2) 호르몬

에스트로겐을 권장량대로 사용하시면 효과가 있습니다. 좀 더 의사처럼 말하자면 혈액과 타액 검사를 한 후 월경 주기 두 번 중 마지막 일주일 동안 2-4회 정도 투여하시면 됩니다.

에스트로겐이 조금 부족하고 프로게스테론 수치가 정상이면 패치나 알약으로 된 에스트로겐 보조제를 소량 사용해 보십시오. 에스트로겐과 프로게스테론이 다 부족하면 두 가지 호르몬을 모두 쓰고 싶으실 것입니다. 어떤 여성들의 경우 테스토스테론을 조금 추가하면 무기력과 성욕 감퇴에 도움이 되기도 합니다.

프로게스테론 크림을 발라 보십시오. 의학적 기반이 조금 약하기는 하지만 존 리 박사와 크리스천 노스럽 박사 등 미국 의학계에서는 멕시코산 마 뿌리에서 추출한 천연 프로게스테론 크림을 지지하고 있으며 복부 팽만감, 유방 압통 및 몇몇 정신적인 증상 완화에도 도움이 되는 것으로 알려져 있습니다. 일반적인 정량은 4분의 1 티스푼 정도입니다. 하지만 첨단 기술을 사용하는 것은 아니기 때문에 양이 꼭 정확해야 하는 건 아닙니다. 프로게스테론 크림은 취침 전에 팔 안쪽 아래나 사타구니 안 쪽 부드러운 피부에 마사지 하듯 바르는 것이 좋습니다.

프로게스테론 크림은 근처 영양 식품 가게나 대형 약국에서 살 수 있습니다. 어떤 종류를 사야 할까요? 가장 센 것이 가장 좋습니다. 프로게스테론 함량이 3-5퍼센트로 표시 되어있는 크림을 사십시오. 라벨에 권장량이 표시되어 있다면 3이나 5라는 숫자가 있는지 보십시오. 권장량 표시가 되어있지 않은 크림은 사용하지 마십시오. 이러한 크림에 함유된 프로게스테론은 멕시코산 마뿌리에서 추출한 인체 친화형 호르몬으로 우리 몸이 생산하는 프로게스테론의 화학 구조를 모방한 것입니다. 가장 좋은 방법은 약사가 조제해주는 크림이나 젤을 이용하는 것이며 젤 제품은 매일 저녁 바르시면 됩니다.

리 박사와 노스럽 박사는 프로게스테론 치료가 매우 좋은 방법이라고 말합니다. 하지만 스터드 박사와 블리엣 박사는 프로게스테론이 월경 전 증후군과 비슷한 증상을 유발할 수 있기 때문에 에스트로겐 사용을 주장합니다.

가장 중요한 것은 자신에게 맞는 약을 고르는 것입니다. 사실 모두에게 도움이 될 만한 월경 전 증후군 처방전을 드리고 싶은 마음이 굴뚝같지만, 불행히도 그것은 불가능합니다. 물론 몸을 안정시키기 위해 호르몬을 사용하는 것은 일반적으로 도움이 됩니다. 하지만 문제는 어떤 호르몬을 사용하는 가입니다.

3) 만약 부종과 복부 팽만감이 문제라면 의사의 처방에 따라 이뇨제를 사용하는 것도 도움이 됩니다. 에스트로겐 수치가 다른 호르몬보다 극단적으로 높은 경우 에스트로겐 감소 약품도 도움이 됩니다.

4) 특히 정신적 증상에 도움이 되는 방법들을 소개합니다. 만약 여러분이 월경 전 증후군 때문에 매우 불편하고 이 증상을 없애기 위해 식이요법과 운동 요법에 보조적인 호르몬 치료까지 올바르게 실천했다면, 2-3개월 후에는 확실히 상태가 나아진 것을 느낄 수 있을 것입니다. 하지만 월경 전 증후군은 만성적인 것으로 폐경 때까지 좋아졌다 나빠졌다 하면서 계속된다는 점을 이해하셔야 합니다. 만약 식이요법과 운동만으로 충분하지 않다면 의사의 처방에 의한 효과적인 치료법들이 많이 있습니다.

먼저 SSRI(선택적 세로토닌 재흡수 억제제) 계열의 항우울제가 있는데 이러한 약들은 뇌가 세로토닌을 재흡수하거나 제거하는 것을 방지합니다. 이러한 약을 매일 먹는 것이 효과적이라고 생각하기 쉽지만 사실 증상이 있을 때만, 즉 월경 주기 후반 10-14일 간 소량 섭취하는 것이 좋으며 이렇게 할 경우 정신적 증상들을 완화시킬 수 있습니다.

3. '그 날'에는...

월경 전 증후군 및 정서 장애를 가지고 있는 여성들은 생리통이 있거나 생리 양이 너무 많은 등 생리 기간 중에도 어려움을 겪는 경우가 많습니다. 이럴 때엔 이부프로펜을 하루에 세 번 먹거나 나프록센 계열 약을 먹는 것이 좋습니다. 약은 생리하기 2-3일 정도 전부터 먹기 시작해서 양이 많은 기간 동안 섭취합니다.

이런 방법으로 불충분하다면, 피임약으로 조절하는 방법도 있습니다.

♥ 팁 : 주기적으로 월경증후군 때문에 고생하시는 분들의 경우 필요할 때마다 쓸 수 있는 구급약을 가지고 있는 것도 좋습니다. 그러한 약은 월경 전 증후군을 치료할 수는 없습니다. 그것들을 섭취해서 효과를 보기에는 너무도 긴 시간이 걸리기 때문입니다. 하지만 불안, 스트레스, 심한 긴장감이 있고 가끔 자신을 통제할 수 없게 될 경우 평정심을 찾는데 도움이 됩니다. 필요하다면 의사에게 처방해달라고 하십시오. 정량보다 한 단계 높게 처방 받는 것이 비용 절감에 좋습니다. 하지만 자낙스와 같은 알프라졸람 계열 약은 내성이기 때문에 필요할 때만 사용하는 예비품이라고 생각하시고 약에 의지하지는 마시기 바랍니다.

생리 중 편두통

생리 중 편두통에 대해 이야기 할 필요가 있습니다. 편두통은 언제 어느 때나 일어날 수 있지만 남성보다 여성에게 더 흔하게 나타나고 생산기 후반이나 갱년기가 되면 빈도와 강도가 더 심해집니다. 또한 호르몬과 편두통 사이에 관련이 있다는 것은 잘 알려진 사실입니다.

피임약이 이러한 편두통을 줄일 수도 심하게 할 수도 있는 것처럼, 임신도 편두통을 없앨 수 있지만 더 심하게 할 수도 있습니다.

이러한 현상에 대한 생리학적 설명을 할 수 있습니다. 에스트라디올이라는 호르몬은 생산기 여성의 생리 주기 동안 늘었다 줄었다 하지만 주기를 가지고 비교했을 때는 별 차이가 없습니다. 그러나 에스트로겐은 월경 하루 전, 월경 중, 그리고 월경 후 1~2일 동안 가장 적고 난포가 성숙해지기 시작하면서 다시 늘어나기 시작합니다.

이 과정 중에 호르몬 불균형이 생기면 생리 편두통이 발생하며, 월경 몇 주 전 몸이 사용하는 에스트라디올 양이 줄어들 때 심화됩니다.

생산기 후반과 갱년기에는 호르몬의 급작스러운 변화가 심화되어 호르몬 생성이 많을 때는 너무 많고 적을 때는 너무 적어지기 때문에 문제가 더욱 심각해집니다.

그럼 어떻게 해야 할까요? 만약 여러분이 앓고 있는 편두통이 위와 같고 요즘 들어 더 자주 더 심하게 일어난다면 의사에게 생리하기 하루 전부터 일주일간 에스트로겐 보조제를 처방해 달라고 하십시오.

이러한 치료는 에스트라디올이나 복합 에스트로겐을 사용하도록 되어있습니다. 다른 방법으로는 7일, 혹은 3-4일 지속되는 에스트라디올 패치를 사용하는 것이 있습니다. 후자의 경우 처음 패치를 붙인 후 4일 만에 두 번째 패치를 붙여야 합니다.

월경 전 증후군 치료 순서도

정신적 증상	둘 다 가능	신체적 증상
1단계 알프라졸람 계열의 약을 필요할 때 사용	1. 영양 상태 조절 : 카페인 끊기, 정제당, 알코올 섭취 중단하기. 곡물, 신선 과일, 신선 채소, 잡곡밥등 복합 탄수화물 섭취. 2. 매일 운동하기 3. 스트레스와 수면 관리하기, 수면 유도 습관, 허브 요법 등 4. 프로게스테론 크림이나 에스트로겐 패치 사용하기	비타민E와 프로게스테론 크림 및 에스트로겐 사용
2단계 SSRI계열 항우울제 추가 사용(셀렉사, 프로작,팍실,졸로르프 등)	비타민 및 허브 요법 : 비타민 B6, 칼슘과 철분. 감미리놀렌산, 바이텍스 추출물 등	이뇨제 사용
3단계 3단계 : 바이오피드백 요법, 심리 요법, 행동 요법, 지압 및 마사지	경구 피임약	항에스트로겐 제제 추가

경구 피임약을 사용하고 있다면 월경 전 증후군이 있는 5-7일간 사용해보십시오. 이 약에는 소량의 에스트로겐이 들어 있지만 프로게스틴이 없기 때문에 월경 기간은 그대로입니다.

편두통 예방을 위해 중요한 점은 즉각적인 대처입니다. 두통이 일어날 것 같은 조짐이 조금이라도 보이면 음시과 함께 이부프로펜을 즉시 섭취해야 합니다. 즉각성이 핵심인 것입니다. 필요하지 않을 때 이러한 약을 사용하게 되면 결과가 위험할 수 있습니다. 또한 중요한 것은 비상약을 항상 가지고 있으면서 편두통이라는 괴물을 제압하는 것입니다.

샐리의 이야기

샐리는 저의 병원에 왔을 때 자기 스스로 '누가 봐도 매우 건강하다고 할 것'이라고 말했습니다.

"저는 매우 건강이 좋을 때 여기를 찾았어요. 월경이 끝난 직후이구요. 원래는 지난주에 저를 보셨어야 했어요." 라고 말했습니다.

저는 '그 기간'에 찾아오시는 환자에게는 비용을 더 청구한다고 대답했습니다. 우리는 월경 전 증후군이 남긴 최후의 일격이 있을 것이라고 생각하며 진료를 시작했습니다.

샐리는 제가 진료하던 환자들과 매우 유사한 배경을 가지고 있었습니다. 샐리는 초등학교 5학년 선생님으로 열 살이 아직 안 된 아들과 청소년 딸이 있습니다. 하는 일이 너무 많은 것 같지만 본인은 그것을 즐기고 있으며 불과 1-2년 전까지만 해도 모든 일을 매우 잘 처리했다고 말했습니다.

"월경 전 증후군이 늘 있긴 했지만 심하진 않았어요. 그래서 항상 생리할 때가 되었다는 걸 알 수 있었지요. 생리 시작 며칠 전에는 배에 가스가 차고 가슴이 아팠어요. 다른 때보다 화가 잘 나기도 했지만 금방 통제할 수 있었어요. 근데 지난 해였던가, 2년 전 이었던가... 아마 저의 마흔 살 생일이었던 것 같아요. 확실히 어떤 변화를 느끼기 시작했어요. 며칠 전에도 통제할 수 있던 건데 일주일 이상 기분이 안 좋더라고요. 게다가 단지 배에 가스가 차고 가슴이 딱딱해지는 것만이 아니었어요. 남편이 만지지 못하게 할 정도로 아팠고, 정신적으로도 참을성이 없어지고 학생들을 날카롭게 대하게 되었어요. 저희 반 남자아이 둘이 쉬는 시간에 여자아이 한 명을 놀리고 있는 걸 보고는 과민 반응을 보여서 그 중 한 명을 거의 때릴 뻔 했답니다. 집에서 열네 살짜리 딸아이가 민감한 모습을 보이면 마치 제 기분과 같다고 생각했죠. 한 달에 거의 2주는 내 자신을 통제하지 못하는 것 같았어요. 게다가 생리통도 너무 심해져서 한 달에 일주일도 기분 좋게 보낼 수 없어요."

저는 치료를 통해 얻고 싶은 것이 무엇이냐고 물어보았습니다. 그녀는 월경 주기에 상관없이 삶을 스스로 통제하는 상태가 되고 싶다고 말했습니다.

저는 식사와 운동 습관에 대해 물었습니다.

"일주일에 네다섯 번 정도 헬스클럽에 갔었어요. 하지만 아들 리마가 체조를 시작하고 딸이 중학교에서 운동을 시작하면서 그

아이들 운전기사 노릇을 하느라 저는 운동할 겨를이 없었어요."

샐리는 매우 힘든 하루 일과를 반영하듯 식사를 계획적으로 하지 못하고 있었습니다. 그리고 커피를 하루에 한 잔씩 마십니다.

"고급 커피에요."

하지만 이에 더해 매일 아이스티를 서너 잔씩 마시고 저녁식사 때 와인도 한 잔씩 즐깁니다.

저는 샐리에게 월경 증후군 증상 질문지를 작성하도록 했습니다. 치료 계획과 일정을 짜기 위해 객관적인 자료가 필요했기 때문입니다. 또한 생리 주기 후반의 혈중 에스트로겐과 프로게스테론 양도 검사했습니다.

1단계 치료로 식이요법과 운동을 시작했습니다. 저는 일반 커피와 디카페인 커피를 섞어 마시고 월경 전 증후군이 있을 때에는 디카페인 커피만 마시라는 처방을 내렸습니다. 추가적으로 아이스티 한 잔 반 분량을 허브차로 대체하기로 했습니다. 특히 월경 직전에는 더 많은 양을 허브차로 마셔야 합니다. 또한 샐리는 비타민 B와 C 함량이 높은 복합 비타민제와 칼슘 및 철분제를 복용하기 시작하고, 월경 전 증후군이 있을 때에는 매일 비타민E를 섭취하기로 했습니다.

가장 중요한 부분으로 샐리의 운동 요법을 짜 주었습니다. 저는 운동을 좋아해야 하는 것이 아니라 건강해지기 위해서 꼭 해야 하는 것으로 생각해야 한다고 말했습니다. 그리고 하루 30-45분씩 땀이 나고 숨이 차는 강도 높은 운동을 해야 한다고 말했습니다.

"운동은 단순히 건강에 좋은 것으로 보지 마시고 그 어떤 일보다 더 중요시해야 하는 것으로 생각하십시오. 운동을 가장 먼저 생각하면 일의 우선순위를 정리하기 더 쉬워질 것입니다."

숙면을 취하기 위해 잠자기 전 10분 동안 허브차를 마시며 목욕을 하고 10분 동안은 심호흡을 하는 수면 요법을 시작했습니다. 어찌 보면 이 시간에 바로 잠을 자는 것이 더 좋을 수 있겠지만 이것으로 인해 샐리는 잠을 더 잘 자게 되었고 TV를 보는 대신에 수면 요법을 30분, 45분으로 더 늘렸다고 합니다.

상태가 더 좋아짐에 따라 저는 생리 주기 15일째부터 생리 직전까지 취침 전에 프로게스테론 크림을 바를 것을 권했습니다. 처음에는 아침에 발라보기도 했지만 하루 종일 노곤한 기분을 느끼게 되어 취침 시에 바르게 되었습니다.

저는 비상약으로 알프라졸람을 조금 처방해주려 했지만 그녀는 거절했습니다.

두 달 반 동안 이러한 프로그램을 진행한 후 점검을 위한 진료가 있었습니다. 샐리는 계속해서 월경 전 증상 질문지를 쓰고 있었다고 합니다. 치료 전에는 28점이었던 것이 14점으로 떨어졌습니다. 물론 매우 좋아졌지만 여전히 유방 압통이 심하고 생리양이 많으며 생리통이 심하다는 문제가 있었습니다. 감정적으로는 어느 정도 증상에 대처할 수 있게 되었고 특히 아침에 일어났을 때 이전보다 편안함을 느꼈다고 합니다.

저는 질내 초음파와 골반 초음파 검사를 실시하여 미처 발견하지 못한 섬유종이나 용종이 있는지를 확인했습니다. 또한 생리 주기 중반부터 생리 양이 많은 날까지 이부프로펜을 식사 때마다 복용하도록 했습니다. 추가적으로 항에스트로겐제를 조금 복용하도록 했는데 이것은 자궁내막증이 있을 때 더 많이 사용하게 됩니다. 저는 이렇게 해서 생리 주기 후반에 에스트로겐 수치를 줄여 유방 압통이 나아지기를 바랐습니다. 또한 자궁 내막의 양을 줄이 근육 수치가 늘어나 생리 양과 생리통을 완화되길 바랐습니다.

두 달 후 샐리의 평균 점수는 8~10점이었습니다. 샐리는 아직 생리 일주일 전엔 살짝 예민해진다고 합니다. 저는 SSRI계열 항우울제를 권했지만 샐리는 꼭 필요하다고는 생각하지 않는다며 이제 자신의 삶을 제어할 수 있게 된 것 같다고 말했습니다. 또한 샐리는 아침 식사 전 15-20분 정도 딸과 함께 명상을 한다고 합니다.

"제 딸은 제가 이상한 것을 하고 있다고 생각했던 것 같아요. 근데 어느 날 제가 앉아 있는 걸 보더니 갑자기 제 옆에 딱 붙어 앉아서는 제가 하는 걸 같이 하더라고요."

제4장
월경

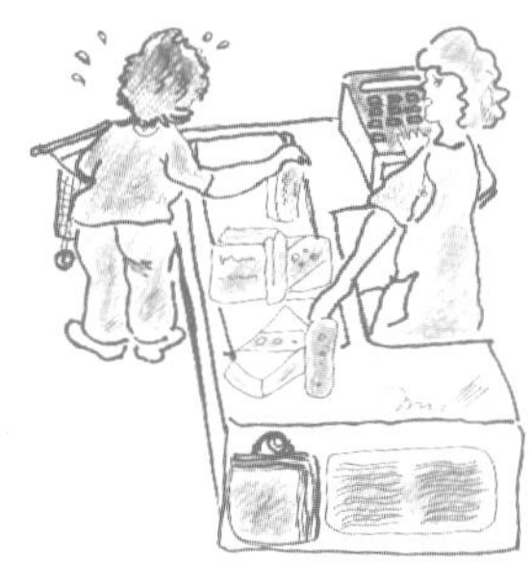

예전엔 이렇지 않았는데..

여성의 생리에 정상이나 주기라는 말을 쓰는 것은 주기적이지 않은 면이 있기 때문이기도 합니다. 모두 그런 건 아니지만 2,30대 여성의 월경 주기는 꽤 안정적입니다. 하지만 감정과 신체의 변화와 호르몬에 의해 이런 안정적인 주기가 쉽게 망가질 수 있습니다.

평소 월경주기가 안정적이지 않았던 여성들의 경우 꼬박꼬박 생리를 하던 여성들보다 갱년기에 일어나는 월경 주기의 변화에 대한 스트레스를 덜 받습니다.

30대 후반을 지나 40대가 되면 월경 주기가 더 길어질 수도 있고 짧아질 수도 있으며, 생리양이 더 많아질 수도 있고 적어질 수도 있고, 생리통이 심해질 수도 완만해질 수도 있습니다. 한 달에 월경이 두 번 있기도 하고 안 하고 지나가는 일도 생깁니다.

생산기에 에스트로겐과 프로게스테론은 월경 주기를 생성하는 데 중요한 역할을 합니다. 에스트로겐은 착상에 필요한 자궁 내막을 두껍게 하는 역할을 하고 프로게스테론은 착상된 수정란을 지탱하기 위해 난소의 근육을 더욱 강화시킵니다.

자궁에 수정란이 착상하지 않았을 경우 난소는 이 두 호르몬을 만드는 작업을 중단하고 자궁 내막은 생리 기간 동안 무너져 내립니다. 수정란이 없어 실망한 자궁내막의 울음이라고나 할까요. 하지만 이 주기는 여성마다 조금씩 다릅니다.

어느 날 갑자기 폐경이 되어 월경을 멈추어 버리는 여성도 있지만, 대부분의 여성들은 다소 긴 시간 동안 변칙적인 난소 호르몬 분비와 배란 부족 및 불규칙적인 배란으로 불안정한 월경 주기를 겪게 됩니다. 일반적으로 월경 주기는 짧아지고 생리 시 출혈은 짧은 기간에 더 많아 집니다. 월경을 하지 않고 지나가는 달도 많아집니다. 어떤 여성들은 몇 달을 건너뛰다가 다시 일정해지기도 합니다. 사례는 다양하지만 주목해야 할 점은 변화가 생겼다는 것입니다.

대부분의 경우 이러한 변화는 갱년기에 일어나는 매우 자연스러운 과정이며 치료할 필요가 없습니다.

생리 주기가 이상하다는 걸 어떻게 압니까?

그렇다면 언제 치료가 필요한 걸까요? 아래에는 진료가 필요한 상황들이 나와 있습니다.

＊생리 기간 내내 양이 펑펑 쏟는 것처럼 많고 손가락보다 더 큰 덩어리가 함께 나온다.

＊생리가 7일 이상 계속된다.(보통 때보다 2-3일 정도 많다)

＊생리 도중 다른 분비물도 함께 나오거나, 생리를 하지 않을
　때 예정에 없던 출혈이나 분비물이 있다.
＊생리 첫 날부터 다음 생리의 첫 날까지의 기간이 21일보다
　짧다,
＊성관계후 실의 출혈이 있다.

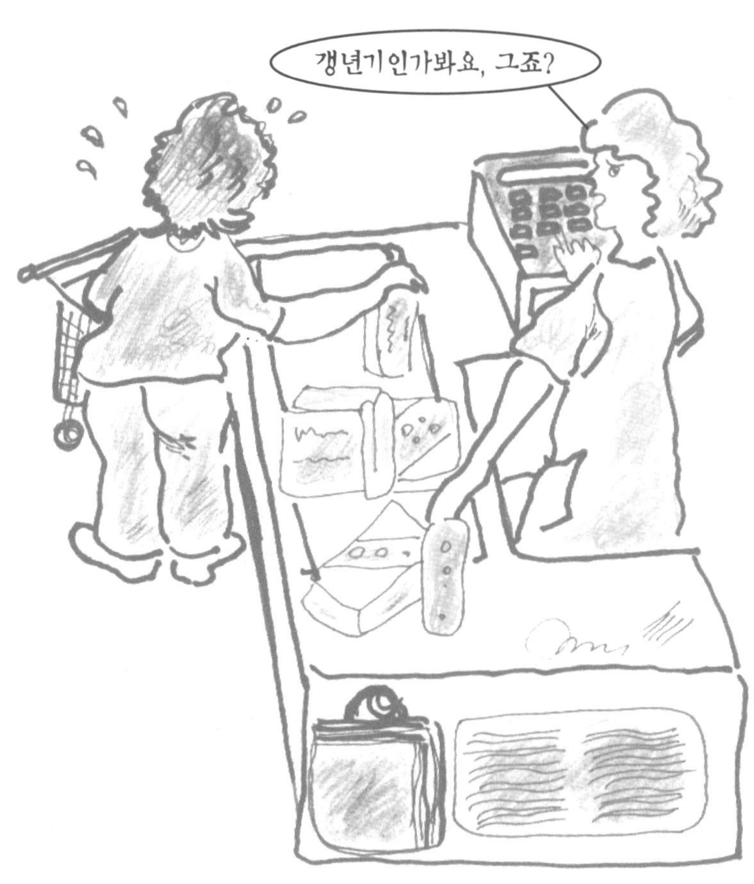

비정상적인 갱년기의 출혈 원인으로는

1. 배란을 하지 않거나 평소보다 난자가 덜 성숙해서 에스트로 겐과 프로게스테론 수치의 불균형이 생기는 경우가 있습니 다.

2. 갑상선 호르몬 분비의 불균형 문제가 있습니다. 갱년기에는 갑상선이 비정상적인 모습을 보이기 쉬운 때입니다. 갑상선 은 우리 몸의 에너지 제어 시스템의 일부입니다. 하지만 갑 상선 호르몬이 너무 많거나 적게 분비되면 생리 패턴에 영향 을 주게 됩니다.

3. 임신. 폐경이 일어나기 직전까지 임신을 할 수 있다는 사실 을 기억하십시오. 임신을 하면 비정상적인 출혈이 생기고 월 경 주기를 뛰어넘게 됩니다.

4. 자궁 내막의 이상, 용종이나 양성 종양들은 비정상적인 자 궁 출혈을 유발할 수 있습니다.

5. 유섬유종은 1000개를 검사했을 때 999개 정도는 양성입니 다. 자궁 안쪽이나 위쪽에 생기며 비정상적인 자궁 출혈을 일으킬 수 있습니다. 이에 따른 증상은 크기보다는 위치에 의해 좌우됩니다. 그러나 위치와 상관없이 유섬유종은 크기 가 커짐에 따라 증상이 생깁니다. 자궁 내에 유섬유종이 생 기면 종종 불규칙한 출혈과 생리통, 과다한 출혈을 일으키며 종종 요통도 생깁니다. 자궁 표면에 생기면 소변이나 대변을 볼 때 통증과 압박감, 불편감이 생깁니다. 유섬유종이 생기 는 원인은 잘 알려지지 않고 있지만 갱년기에 에스트로겐 수

치가 갑자기 높아지면 크기가 커진다는 사실은 알려져 있습니다. 유섬유종은 난소가 에스트로겐 분비를 줄이면 크기가 줄어들면서 증상도 완화됩니다. 폐경기의 호르몬 대체요법으로 인해 유섬유종이 자극을 받기도 하지만 투여량이 평소 난소에서 분비하는 양보다 극히 적기 때문에 이러한 일은 거의 일어나지 않습니다.

6. 종종 난소 낭종으로 이상 출혈이 일어날 수 있습니다. 이러한 낭종은 질 내 골반 초음파 검사로 잘 찾아낼 수 있습니다. 별다른 치료가 필요하지 않으며 스스로 사라집니다.

7. 암. 매우 드문 경우에 자궁암 혹은 질암, 난소암으로 인한 이상 출혈이 생길 수 있습니다. 정기적인 골반 검사와 자궁경부암 검사(Pap smear)로 이러한 증상을 조기에 검진하고 효과적인 치료를 할 수 있습니다.

8. 다른 원인으로는 혈전이나 질이나 자궁 경부의 이상을 꼽을 수 있습니다.

원인 진단하기

자궁 이상 출혈이 의심될 때, 원인 규명이 치료보다 먼저 입니다. 이러한 작업에는 여러 가지 절차가 있습니다.

1. 질 내 골반 초음파 검사. 통증이 없고 기계를 안에 넣지 않는 이 방법은 초음파가 만들어내는 이미지를 이용하여 자궁, 자궁강, 난소를 보여줍니다. 임신 초음파와 같은 방법입니다. 가장 좋은 방법은 진료 상담을 했던 의사가 바로 초음파

검사를 하는 것입니다. 만약 여러분을 검진한 의사가 이에 숙련된 사람이 아니거나 병원 규정상 초음파 검사는 꼭 방사선과에서 담당해야 한다면 청구서를 꼭 볼 수 있도록 요청하십시오. 여러분의 의사가 자신이 초음파를 통해 무엇을 보고 싶은지를 구체적으로 썼습니까? 초음파 검사를 할 때의 모든 정보는 그 의사가 보고 싶어 하는 질문에 대한 답이라고 할 수 있습니다. 만약 방사선 전문의가 그것을 자세히 알지 못하면 놓치는 부분이 생기게 되는 것입니다.

2. 특수 초음파 검사. 이것은 어떤 액체를 자궁에 주입해 자궁강의 정상 조직과 이상 조직을 대비해서 보여줍니다. 자궁경 검사를 못할 때 차선책으로 사용합니다.

3. 자궁 내막 조직 검사는 널리 사용되는 방법으로 마취 없이도 가능합니다. 임의로 환자의 자궁 내막에서 작은 샘플을 채취하여 의사가 그 결과를 분석하는 방법입니다. 이 방법은 초음파나 특수 초음파 상에서 나타난 자궁의 이상이 국부적이기 보다는 용종이나 유섬유종처럼 전반적인 형태일 때 특히 도움이 됩니다. 그러나 이 검사만으로 모든 것을 볼 수 없기 때문에 문제가 계속된다면 특수 초음파나 자궁경 검사를 실시해서 더 정확한 정보를 알아내는 것이 좋습니다. 자궁 내막 조직 검사 결과가 음성이었는데도 문제가 계속된다면 더 정확한 진단 검사를 해야 합니다. 특히 여러분이 치료를 하고 있는 와중에 비정상적인 출혈이 있는데도 불구하고 검사 결과가 음성이라면 "검사결과 아무 이상 없으니 안심하

라"는 말을 그대로 믿지 마시고 더 자세한 검사를 해 보셔야 합니다.

4. 자궁경 검사. 이 방법은 비정상적인 자궁 출혈 진단의 대명사입니다. 일반적으로 국부 마취를 한 후에 실시합니다. 자궁경이라고 하는 특별힌 징치를 통해 진체 자궁 내막을 볼 수 있고 어떤 이상이 발견되는 즉시 채취하거나 제거할 수 있습니다. 물론 때에 따라 정확성을 기하기 위해 검사 며칠 후에 수술을 하게 될 수도 있습니다.

치료 방법

1. 호르몬 치료

신체 내부의 호르몬 균형이 깨어져서 자궁 출혈이 일어났을 경우 적절한 호르몬 처방으로 제어할 수 있습니다.

가능한 방법들을 살펴보겠습니다.

1) 에스트로겐 : 여기에서는 자주 사용하지 않지만 다음 장에서 나오는 다른 갱년기 증상에 도움이 됩니다.

2) 프로게스테론 : 인공 호르몬제가 배란 부족이나 이상 배란으로 인한 비정상적인 출혈 양상을 치료하는데 주로 사용되며 특히 적은 출혈이 계속 될 때 사용됩니다. 이 호르몬은 진단 전에 시험해보는 차원에서 먼저 사용해보기도 합니다. 만약 이 방법이 잘 들으면 다른 검사는 필요하지 않게 되는 것입니다. 이것은 대략 50퍼센트 정도의 치료 성공률이 있습니다. 잘 들으면 다행이고 두 달 이상 치료했을 때 효과가 없

으면 다시 병원을 방문해야 합니다.

(주의할 점 : 여성 중 5-10퍼센트는 이 호르몬에 정신적으로 민감합니다. 그리하여 우울증, 긴장감, 스트레스가 생기고 이 호르몬에 대해 역한 느낌을 가지기도 합니다. 만약 이런 증상이 생긴다면 의사와 상담하여 다른 처방을 받도록 하십시오.)

3) 에스트로겐과 프로게스테론의 합성 : 피임약, 패치, 혹은 질내 삽입형 피임제로 사용되는 에스트로겐과 프로게스테론 합성 호르몬은 완벽한 호르몬의 균형을 제공하여 갱년기의 이상 출혈 양상을 제어하는 동시에 피임과 다른 갱년기 증상에도 도움이 됩니다. 그러나 흡연 여성이나 하지 정맥류, 간질환을 가지고 있는 여성은 사용할 수 없으며 어떤 여성들의 경우 심한 부작용이 있을 수 있습니다. 이러한 부작용에는 정신적 증상, 부종, 성욕감퇴 등이 있습니다.
성욕 감퇴가 있다면 경구 피임약 및 모든 종류의 경구 에스트로겐은 좋지 않습니다. 이러한 것들은 성호르몬 결합 글로블린(sex hormone binding globlin, SHBG)이라는 혈중 단백질 수치를 높이기 때문입니다. 이 물질은 몸을 순환하는 테스토스테론과 결합하여 그렇지 않아도 낮은 갱년기 여성의 테스토스테론 수치를 더 낮추게 됩니다. 그 결과 성욕이 더 낮아지게 되는 것입니다. 그러므로 성욕이 낮다면 피임용 패치나 질내 삽입형 피임제를 사용하십시오.
생리양이 과도하게 많은 여성이 수술을 하지 않고도 할 수 있는 아주 좋은 방법은 자궁 내 피임장치를 삽입하는 것입니다.(물론 치료에 앞서 용종이나 암 검사를 먼저 해야 합니다.) 피임 효과도 있을뿐더러 사용한지 한두 달 만에 출혈량을 확실히 줄여줍니다. 이것은 이 작은 장치 안에 있는 프로게스틴 호르몬이 조금씩 장기적으로 나오기 때문에 생기는 효과입니다.

2. 비호르몬제

때때로 비 스테로이드 계열 항염증약, 비타민, 항 섬유소용해제와 같은 약들이 심한 생리통과 과다한 출혈을 막아주기도 합니다. 항 섬유소용해제는 혈액 응고를 촉진시켜 생리 시 과다한 출혈을 막아주지만 너무 자주 사용하는 것은 좋지 않습니다.

여러분이 안전하게 사용해볼 수 있는 방법은 이부프로펜이나 나프록센을 복용하는 것입니다. 생리 2-3일 전부터 먹기 시작해서 생리양이 많은 기간 동안 사용하십시오. 위의 약을 드시는 동안 비타민A를 하루에 두 번 씩 먹는 것도 좋습니다. 2~3개월 정도 이렇게 하면서 효과가 있는지 체크해보십시오.

3. 수술

만약 다른 모든 방법들이 실패했다면 출혈의 원인이 무엇인지에 따라 몇 가지 수술을 할 수 있습니다.

1. 자궁 내막 소파술. 이상 출혈 진단과 치료를 위해 과거에 많이 사용했던 것으로 작은 스푼 모양의 장치를 사용하여 자궁

내막의 이물질을 제거하는 방법입니다. 전체 상황을 보기에 상대적으로 불충분한 면이 있습니다. 이상 출혈을 확실히 치료하지는 못해도 진단하기에는 좋은 방법입니다. 하지만 몸에 무언가를 침투시켜야 한다는 단점이 있습니다. 진정제와 국부 마취를 같이 사용하거나 전신 마취를 하기도 합니다.

2. 자궁경 수술. 현재로써는 진단, 치료의 표준과 같은 방법입니다. 자궁경이라고 하는 장치를 자궁에 삽입하여 의사가 직접적으로 전체 자궁강을 보면서 조직을 떼어내거나 치료를 하는 방법입니다. 용종, 유섬유종 혹은 과다한 근육들을 소작하거나 제거합니다. 국부 마취나 전신 마취 후 시행합니다.

3. 자궁 내막 절제. 이 수술을 할 경우 기본적으로 자궁 내막의 한 겹을 열을 가하거나 얼리거나 방사선으로 파괴시킵니다. 유섬유종은 없는데 생리양이 많거나 생리통이 심한 환자에게 좋습니다. 이 수술은 생리를 중단시키거나 생리 양을 적게 만들어주며 80퍼센트 이상의 치료 효과를 볼 수 있습니다. 하지만 가끔 수술을 반복적으로 받아야 하는 경우도 생깁니다. 진정제와 국부 마취를 하거나 전신 마취 후에 수술합니다.

4. 복강경 수술. 얇은 내시경을 배에 넣어 전체 골반과 복강을 정확하게 보면서 유섬유종이나 난소 낭종을 제거할 수 있습니다. 전신 마취 후에 수술을 합니다.

5. 자궁 근종 절제술. 내시경이나 개복 후 통증을 유발하거나

이상 출혈을 일으키는 유섬유종을 제거할 수 있습니다. 만일 자궁을 유지하고 싶거나 임신을 원한다면 이 수술을 하면 안 됩니다. 전신 마취가 필요한 수술입니다.

6. 자궁 동맥 색전술. 숙련된 방사선 전문의가 작은 비누 분자나 플라스틱 비즈를 자궁 동맥에 주입하여 유섬유종으로 흐르는 혈액을 차단해 그것의 크기를 줄이는 수술입니다. 이 수술은 아주 새로운 방법으로 수술을 원치 않거나 자궁을 그대로 유지하고 싶은 여성이 수술을 대체할 수 있는 매우 좋은 방법입니다. 입원을 하지 않아도 되지만 수술 직후 2,3일은 매우 고통스럽습니다.

7. 복강경을 이용한 자궁 동맥 결찰술, 자궁근종 용해술. 매우 적은 부분에만 영향을 주고 자궁은 그대로 남겨둘 수 있는 유섬유종 치료법입니다. 첫 번째 방법에서는 자궁 동맥을 잡아매거나 소작합니다. 용해술에서는 특수한 포크를 유섬유종에 밀어 넣어 파괴시킵니다. 두 가지 방법 모두 숙련된 복강경 시술자에 의해서만 시행되어야 합니다. 유섬유종의 증상이 있거나 자궁을 유지하고 싶은 여성들에게 좋습니다.

8. 자궁적출술. 미국에서 행해지는 자궁 적출술의 50퍼센트가 유섬유종과 이상 출혈 치료의 목적으로 행해집니다. 때때로 자궁과 함께 자궁 경부까지 제거합니다. 난소는 제거하지 않고 난소까지 제거하려면 난소 적출술을 따로 해야 합니다. 만일 두 개의 난소가 모두 제거될 경우 수술에 의한 갑작스러운 폐경이 오게 되므로 호르몬 대체 요법이 필요합니다.

대부분의 여성들이 진단이나 치료 없이도 갱년기 월경 이상을 잘 이겨냅니다. 하지만 이 장에서 추천하는 것 중에 집에서 할 수 있는 최고의 방법은 생리 주기를 체크하기 위한 일지나 달력을 기입하는 것입니다. 그리고 필요하다면 의사에게 보여주는 것도 좋습니다. 불규칙한 월경으로 신경이 쓰이거나 너무 생리양이 많아 쉽게 지친다면 그것이 자신과 의사 모두에게 도움이 될 것입니다.

주디의 이야기

"난소 낭종이 다시 생겼어요." 저와 함께 상담실로 들어가는 동안 주디가 말했습니다. 주디와 저는 몇 개의 낭종을 치료했습니다. 오랫동안 저의 환자였던 주디에게 제가 해줄 수 있는 것은 낭종 제거 수술을 할 수 있는 데까지 참는 것이었습니다. 주디는 종종 그냥 잘라버리면 안 되냐고 말했지만 말입니다.

주디는 자신의 상태를 잘 알아서 낭종에 변화가 있다는 생각이 들 때마다 망설이지 않고 저를 찾아왔습니다. 주디는 자신의 내부를 초음파로 보고 그 결과에 따라 적절한 대응을 해왔습니다. 주디는 새로운 낭종을 발견할 때마다 제가 그렇게 하지 않으리란 걸 알면서도 제거해달라고 말했습니다. 그리고는 자신의 생리주기는 점점 더 힘들고 양이 많아지는데 이것을 고치기 위해 제가 뭘 했는지 모르겠다고 말했습니다. 실제로 주디의 생리 기간은 눈에 띄게 길어지고 양도 많아졌습니다. 가끔 그녀는 낭종 제거에 대한 농담을 하기도 했습니다. "전 몸에 칼 대는 게 절대

월경 이상의 종류

• 매우 불규칙하거나 규칙이 없다
• 매우 양이 많거나 덩어리가 많다
• 규칙적이지만 생리 전이나
  후에 작은 출혈이 있다
• 생리 기간이 예전보다 2,3일 가량 많다
• 성관계 후 출혈이 잦다
• 기타 출혈 양상으로 인해 걱정스럽다

• 월경 주기 길이나 생리 기간의 변화
• 생리를 안 하고 지나가거나 한 달에
  두 번 할 때가 있다.

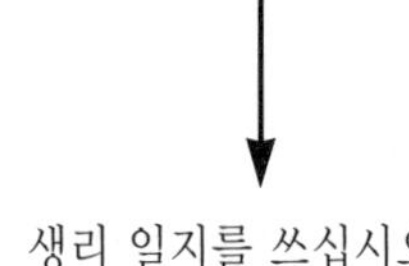

생리 일지를 쓰십시오.

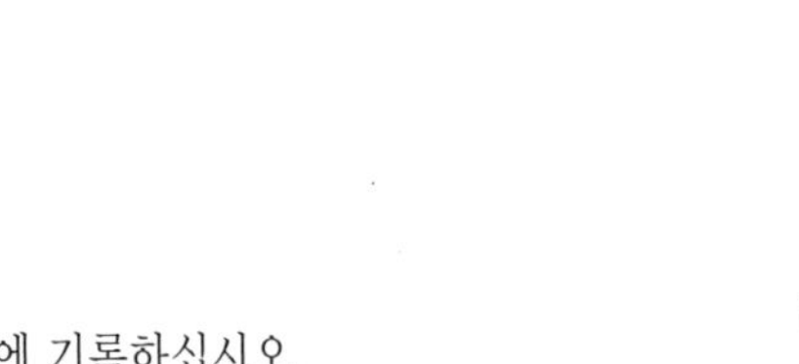

(생리 패턴을 다이어리에 기록하십시오.
의사가 어떤 치료를 사용할 지 결정하는데
도움이 될 것입니다.)

(이상 증세가 계속되면 병원을
방문 하십시오.)

다양한 의학적 검사 실시

호르몬 대체요법 • 골반 초음파 • 자궁 내막 조직검사 • 자궁경검사 • 복강경 검사

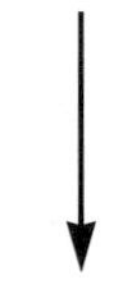

다양한 치료 방법

(하지만 이러한 과정은 정확한 원인 진단과 자궁 이상 출혈을 정확히 치료하기 위해 시간이 걸릴 수 있습니다. 꼭 정확한 진단을 받아야 하며 실질적인 처방 계획이 최대 6개월 내에 나와야 합니다...)

무섭지 않아요."

주디는 통증이 다시 생겼고 생리 기간이 심하게 길어지면서 출혈도 많아졌으며 그 생리 기간 전에도 2-3일간 적은 출혈이 있었다고 합니다.

"저는 원래 월경을 하면 2,3일 정도만 양이 많고 다음 일주일은 거의 출혈이 없었거든요."

나중에 생각해보니 남편과의 성관계 이후에도 조금의 출혈이 있었다고 합니다.

"남편을 깜짝 놀라게 했어요. 제가 생리 때처럼 계속 출혈을 하고 있는 거라면 성관계 후의 출혈에 대해서 걱정할 필요가 없겠네요. 아예 성생활을 할 수 없을 테니까요."

우리는 초음파 검사를 했습니다. 그리고 항상 그 자리에 있는 낭종을 발견했습니다. (괜찮습니다. 이 낭종은 두 달만 지나면 없어질 테니까요.) 하지만 자궁에서 이전보다 훨씬 커진 자궁 내막 근종을 발견했습니다. 외형으로 보아서는 평범한 모습이고 월경 주기 후반이라서 크기가 커진 것 같기도 했지만 저는 이 근종을 주의 깊게 살폈습니다. 2-3개월 후 낭종에 대한 재검사를 할 때 이것도 함께 확인하기 위해 메모를 해두었습니다.

주디는 예정보다 빨리 재방문을 했습니다. 6주 만에 본 그녀는 자신의 말대로 '힘세고 오래가는' 생리를 하고 있는 중이었습니다.

"도무지 멈추지를 않아요."

생리가 시작되기 며칠 전부터 미세한 출혈이 있었다고 합니다.

그리고 월경이 시작되자 끝날 줄을 몰랐고 그 다음 월경 주기로 바로 넘어가서 진료 약속을 날 바로 멈추었다고 합니다. 그리고 성관계 중에 또 출혈이 있었다고 합니다.

"남편은 마침내 내 순결을 빼앗았다며 농담을 했어요. 생전 그러지 않던 사람이 말이죠."

저는 다시 초음파를 시작했습니다. 예상한 대로 낭종은 거의 없어졌습니다. 하지만 자궁 내막 용종은 35일 이상 출혈이 있었다는 것을 감안해도 너무 커져 있었습니다. 모양은 나쁘지 않았고 질 검사 결과 자궁 내막은 정상이며 작은 혈관들이 용종과 연결되어 있었습니다.

"자궁 내막을 조금 더 가까이 보고 싶군요."

저는 이렇게 말하고 특수 초음파에 대해 간단히 설명했습니다. 특수 초음파는 소량의 액체를 카테터라고 하는 얇은 관을 통해 자궁에 주입하여 침투된 액체로 인해 이상 조직에 확실한 대비 효과가 나타나는 검사입니다. 저는 국소 마취약을 대비 물질로 사용하여 검사 중에 어떤 것을 발견하는 즉시 몸에 불편을 주지 않고 조직을 떼어내 검사할 수 있도록 했습니다. 저는 이것을 통해 자궁 안에 있는 것이 무엇인지를 알고 그것이 용종인지 세포 과형성인지, 두꺼워진 자궁 내막인지 구별할 수 있었습니다. 자궁 내막이 두꺼워져서 생긴 것이라면 낭종 때문이거나 프로게스테론에 에스트로겐 수치가 높아졌기 때문입니다. 그렇다면 자궁 내막 조직 검사로 쉽게 샘플을 채취하여 프로게스테론을 이용하여 쉽고 빠르게 치료할 수 있습니다.

우리는 그 주 금요일에 특수 초음파 검사를 하기로 했지만 주디는 그 일정을 취소시키고 다시 일정을 잡았습니다. 일주일 후에도 연락이 없어서 비서에게 전화를 하도록 했습니다. 그러자 주디는 다시 한 번 일정을 미루었습니다. 그 날은 다른 일이 있다는 것입니다. 다시 일주일이 지났지만 여전히 연락이 없어서 제가 직접 전화를 걸어 진료비에 대한 부담 없이 치료 경과에 대해 이야기 할 것을 제안했습니다. 저는 이전에 없던 다른 상황이 벌어지고 있는 것이 아닌가 하는 걱정이 들었습니다. 다음 날, 주디는 제 사무실 의자에 앉아 있었고 저는 의구심을 가지고 물었습니다.

"혹시 이 종양으로 죽지나 않을까 두려워하고 계신 것은 아닌지요? 암이라고 생각하시는 것 같은데."

갑자기 주디가 울음을 터뜨렸습니다. 그리고는 자신을 추스른 후에 자기 이야기를 풀어 놓았습니다. 그녀가 여덟 살일 무렵 사실상 자신을 키웠다고 할 수 있는 친할머니에게 용종이 생겼다고 합니다. 그 종양은 할머니의 성대에 생겼습니다.

"이건 아무것도 아니란다. 아가. 의사선생님이 확실히 양성이라고 했어. 잠깐 수술만 하면 없어진대." 할머니는 주디에게 이렇게 말했다고 합니다.

하지만 할머니는 그 말을 지키지 못했습니다. 할머니의 성대에 있던 용종은악성이었고뒤이어급하게한수술에서주요혈관중하나에심각한위험이생겼습니다. 수술 후 할머니는 깨어났지만 오랜 기간이 지나도 회복하지 못하셨고 3주 후 병원에서 숨을 거두셨

습니다. 결국 의식을 회복하지도 못하고 주디와 함께 임종의 순
간을 나누지도 못한 채 돌아가신 것입니다. 이 일은 어린 소녀였
던 주디의 삶에 극심한 상처를 남겼습니다.

　"선생님께서 용종이라는 말을 꺼내셨을 때 저는 너무 놀랐어
요. 이 모든 걸 어떻게 말씀 드려야 할지 몰랐답니다."

　저는 주디에게 진단 결과와 치료법에 대해 제대로 설명하지 못
했던 점을 사과했고 자궁 내막 용종이 무엇인지에 대해 자세하
게 설명해주었습니다. 그리고 정직하게 말하자면 그 용종이 악
성으로 변할 가능성이 아주 없지는 않다고 말했습니다. 우리는
몸의 모든 부분에 생길 수 있는 용종에 대해 이야기를 나누었습
니다. 그것이 무엇인지, 왜 생기는지, 몸에 어떤 영향을 미치는
지, 어떻게 해서 악성으로 변하는지에 대해서 이야기했습니다.
그 날 오후 늦게 병원을 떠날 때쯤 주디는 용종에 대해 박사가
되었습니다.

　그 뒤에 일어난 일을 간단하게 이야기하자면 주디는 특수 초음
파 검사를 받았습니다. 그것을 통해 전형적인 자궁 내막 용종을
발견할 수 있었습니다. 육안으로 보기에 악성이 될 만한 특성은
없었습니다. 주디는 검사를 잘 마쳤고 모니터에 나타난 용종을
볼 용기까지 내었습니다.

　진단을 하기까지 오랜 실랑이를 벌였다면, 치료 과정은 상대적
으로 쉬웠습니다. 주디는 아직도 출혈을 하고 있다고 말했습니
다. 주디의 생리 기간은 좀 짧아졌지만 여전히 기세가 등등하다
고 했습니다. 적혈구 수치도 비정상적으로 떨어져 있었습니다.

"이제 끝장 낼 때가 온 것 같아요." 주디는 말했습니다.

저는 주디의 용종을 제거하는 동시에 자궁 내막 절제라고 알려진 수술을 할 수 있도록 상담을 했습니다. 자궁 강 내의 근육을 소작시키거나 '봉인' 시켜 자궁 내막을 재형성하기 어렵게 만드는 수술입니다. 그렇게 하면 용종을 제거하는 것과 함께 생리 주기 때마다 출혈의 양이 눈에 띄게 줄게 됩니다.

"환자 중4,50퍼센트의 경우 이렇다 할 출혈이 더 이상 생기지 않습니다. 그리고 또 다른 4,50퍼센트의 경우 생리 양이 정상적으로 돌아옵니다. 나머지 10~20퍼센트 정도는 실패할 가능성이 있습니다. 수술 한 지 일 년이 지나면 다시 수술 전 상태가 되는 것입니다. 또 임신할 가능성이 매우 낮아져 46세인 주디 씨의 나이를 감안하면 이 수술은 불임 수술이라고도 할 수 있습니다."

주디는 이 말에 확실히 기운을 되찾은 것 같았습니다.

"세상에, 일석 삼조군요. 선생님께 금메달이라도 드려야 할 것 같아요."

충분한 지식을 가지고 수술 동의를 할 수 있도록 필요한 모든 정보를 다 알려주고 나니 수술에 대한 위험을 정직하게 의논한 만큼 쉽게 일정을 잡을 수 있었고 2주 후에 바로 수술을 했습니다. 하지만 3일 후에 전화를 걸어 양성이었다고 말하기 전까지 주디는 계속 긴장하고 있었던 것 같습니다.

제5장
갱년기 "뭔가 이상해."

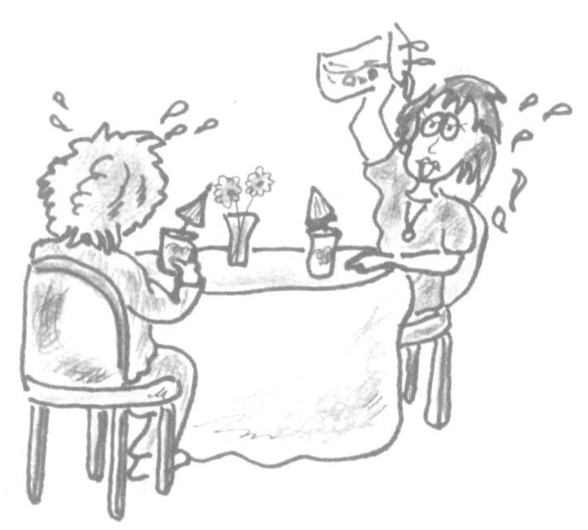

갱년기 "뭔가 이상해."

갱년기는 지극히 정상적이고 자연적인 현상이지 병이 아닙니다! 하지만 생산기에서 폐경으로 향하는 여성에게 신체적, 감정적 변화가 일어나는 건 사실입니다.

초경을 할 때와도 매우 비슷한 것을 보면 여성의 생산기의 끝은 사춘기와 성격은 같지만 정도가 조금 더 심하다고 할 수 있습니다.

이 시점에서 다시 한 번 몇 개의 정의를 살펴보겠습니다.

갱년기는 폐경이 가까워진 시기입니다. 마지막 월경기라고 할 수 있는 폐경 전 후의 시기입니다. 이 때 여성은 자신의 몸에 어떤 일이 일어나고 있다는 것을 알게 되고 그러한 현상은 계속 진행됩니다.

여성들은 호르몬 분비 변화에 의한 몸의 이상을 느낍니다. 갑작스럽게 기분이 변하고 잠을 잘 못자며, 피곤해지고, 기억력이 안 좋아지며, 갑자기 열이 오르는 현상(핫플래시)이 생기며 월경주기의 변화가 생깁니다. 가만히 두면 이러한 증상들은 폐경 후 6개월에서 2년 안에 자연적으로 해결됩니다. 이론상 폐경기로의 전환은 폐경 후 1년 안에 끝나지만 실제로는 4~8년 정도 계속 될 수 있습니다.

자연적 폐경은 월경이 영원히 끝나는 것입니다. 이러한 현상은 의학적 개입 없이 일어납니다. 서양 여성 중 대부분은 40~58세 정도에 자연 폐경을 경험하며 평균 51세에 폐경이 일어납니다. 하지만 어떤 경우 20대 후반이나 30대 후반에 조기 폐경을 경험 하기도 하며 또 어떤 여성들은 50대 후반이나 60대에 폐경이 오 기도 합니다.

언제 폐경이 일어나는가는 유전적인 영향이 있습니다. 어머니 나 여자 형제와 비슷한 연령에 폐경을 경험하는 여성의 비율이 그렇지 않은 경우보다 더 많습니다. 유전 외에 폐경 시기에 영향 을 미치는 유일한 요소로는 흡연이 있습니다. 흡연자들은 그렇 지 않은 경우보다 1~2년 정도 빨리 폐경을 경험합니다.

인공 폐경은 수술로 난소를 제거하거나 항암치료, 골반 방사선 치료와 같은 외부적 요인으로 인해 갑자기 폐경을 경험하는 경 우를 말합니다.

자궁을 드러내는 자궁 적출술만으로는 폐경이 일어나지 않습 니다. 가끔 우리를 혼란시키는 말로 '완전 자궁 적출술'이라는 말이 있습니다. 의학적으로 이 말은 자궁 경부와 자궁 아래쪽을 포함한 전체 자궁을 제거하는 수술을 말하며 난소를 제거한다는 말은 아닙니다. 하지만 일반적으로는 완전 자궁 적출술을 자궁 과 난소를 둘 다 제거하는 것으로 잘못 이해하고 있습니다.

만약 여러분이 자궁 수술을 받거나 방사선치료나 항암치료를 받고 있다면 의사에게 어떤 부분이 제거되었고 왜 그렇게 했는지 써달라고 하십시오. 차후 진료에 필요할 지도 모릅니다. 또한 이러한 수술 이후에 장, 단기적으로 호르몬 대체 요법을 받을 필요가 있는지에 대해서도 의논하는 것이 좋습니다.

때때로 자궁 적출술로 인해 난소로 가는 혈액 공급에 혼란이 생겨 핫플래시를 유발할 가능성이 있지만, 자궁 수술을 받은 여성은 대부분 난소가 에스트로겐을 적게 분비하기 시작하면서 정상적으로 갱년기와 폐경을 겪게 될 것입니다. 단지 자신이 월경을 하고 있다는 것을 확실히 알 수 없고 월경 주기가 어디쯤 진행되고 있는지를 알려줄 도우미가 없어졌을 뿐입니다.

인공 폐경을 경험한 여성에게는 갱년기가 없습니다. 하지만 난소 호르몬이 갑자기 나오지 않게 되면서 핫플래시나 갑작스러운 기분 변화가 다른 여성들보다 더 심할 수 있습니다. 게다가 적절한 호르몬 대체 요법을 재빨리 시작하지 않으면 뼈와 심장을 보호해주는 에스트로겐이 없어서 골다공증이나 심장병을 앓을 위험이 더 커집니다.

인공 폐경의 정신적인 영향은 자연 폐경보다 더 크다고 할 수 있습니다. 인공 폐경을 경험한 여성들은 그것의 원인이 된 질병이나 상황에 대처해야 할 것이고 암 치료에 따른 부작용과 싸워야 하는 사람도 있을 것이며 갑작스럽게 찾아온 폐경 증상과도 맞서야 하기 때문입니다.

그리하여 이러한 상황을 겪은 여성은 매우 어려움을 겪게 되며 폐경과 맞서는 동시에 투병 중인 암 사이의 균형을 잡아야 하는 불확실한 상황에 놓이게 됩니다.

바로 이 점이 중요합니다. 만일 갱년기를 겪고 있고 난소 적출 수술을 할 생각이거나 암 때문에 방사선 치료나 항암 치료를 해야 한다면 이러한 치료를 하기 전에 반드시 의사와 함께 그러한 수술이 호르몬에 미치는 결과에 대해 논의해야 합니다. 이 수술을 하면 어떤 일이 일어날지, 수술 외에 어떤 대안이 있을지, 호르몬 대체 요법을 받아야 하는지, 테스토스테론은 어떨지, 호르몬 대체 요법이 현재 가지고 있는 병에 어떤 영향을 주는지, 호르몬 대체 요법을 받지 않을 경우 어떤 위험이 있는지, 식물성 호르몬이 좋은지, 비호르몬제가 좋은지 등을 논의하십시오.

이러한 문제를 충분히 논의하지 않고 수술이나 치료를 먼저 받지 마십시오. 치료를 받기 전에 반드시 이런 것을 확실히 해야 합니다. 의사에게 이 문제를 의논할 것을 확실히 해서 똑똑하고 안전하게 수술을 결정하고 처방 계획을 만들 수 있도록 하십시오.

조기 폐경은 40세 전에 오는 폐경을 말합니다. 대략 여성의 5퍼센트 정도가 이러한 일을 겪습니다. 대부분 30대에 조기 폐경을 경험하지만 20대에도 심심치 않게 일어납니다.

조기 폐경은 유전적인 영향을 받은 자기 면역성 증상일 수도 있고 의학적인 영향을 받아 일어날 수도 있습니다.

여기서 말한 자기 면역이란 몸의 면역 체계 기능에 어떤 변화가 일어나 미성숙한 난포 세포가 활성화되지 않거나 파괴되어 난소에서 난자를 공급하지 못하게 되는 것을 말합니다.

조기 폐경을 경험한 여성은 골다공증과 심장병을 갖게 될 위험이 높습니다.

조기 폐경은 더 이상 자연적으로 임신을 할 수 없음을 의미하기 때문에 여성과 아직 아이를 갖지 못한 부부에게 극심한 좌절감을 맛보게 할 수 있습니다. 여성은 임신 능력을 자신의 여성성과 성욕으로 연결시키기 때문에 심각한 정신적 증상을 경험할 수 있습니다.

만일 조기 폐경을 경험한 여성이라면 호르몬 대체 요법과 다른 치료법들을 알아보는 동시에 이것이 정신적인 부분에 미친 영향을 잘 살펴보고 이에 대해 의사와 상의할 것을 추천합니다.

폐경기는 모든 자연적, 인공적 폐경을 거친 이후의 기간을 말합니다.

폐경이 일어났음을 어떻게 알까요?

여러분이 폐경을 겪고 있는지를 확인하기 위해 호르몬 검사를 할 필요는 없습니다. 왜냐하면 증상이 있을 때 치료를 하기 때문입니다. 만약 여러분이 4,50대이고 호르몬의 변화와 낮아진 호르몬 수치가 몸으로 느껴질 때,(핫플래시나 극심한 기분 변화 등) 이것은 정상적일 수도 있고 아닐 수도 있습니다. 치료는 항상 증상이 있을 때 행하는 것으로 호르몬 수치와는 관계가 없습니다.

만일 여러분이 의사라면 어떤 여성이 심각한 증상을 겪고 있을 때 어떻게 하시겠습니까? 호르몬 수치를 검사해보고, 만약 수치에 이상이 없다면 "죄송합니다. 환자 분의 호르몬 수치는 정상이라 치료를 할 수 없군요. 이러한 증상들은 모두 느낌일 뿐입니다. 집에 가셔서 아무 걱정하지 마세요." 이렇게 말해서는 안 됩니다.

폐경이 일어나는 동안 에스트로겐 생산이 섬진적으로 감소하지 않고 날마다, 주마다, 달마다 편차가 심하기 때문에 호르몬 검사는 오진의 소지가 있습니다. 호르몬 수치의 기복이 일어나 증상을 유발할 수 있습니다. 이러한 현상을 이해하기 위해서는 몇 개월간 매일 혹은 매주 호르몬 수치를 측정해야 합니다.

하지만 호르몬 검사 한 번으로 효과가 있을 때가 있습니다. 호르몬의 영향이 여러분과 의사 모두 치료를 고려할 정도로 뚜렷할 때입니다.

난포 자극 호르몬은 뇌하수체에서 난소를 자극하기 위해 내보내는 호르몬입니다. 난소가 제대로 기능하고 있거나 에스트로겐이 많을 경우 에스트로겐이 난포 자극 호르몬 분비를 효율적으로 조절해서 이 호르몬 수치가 낮아집니다. 하지만 에스트로겐이 적을 경우 난포 자극 호르몬 수치가 높아집니다. 마치 뇌하수체가 난소를 채찍질하는 것 같은 현상이 일어나는 것입니다. "이봐 난소, 일해! 일해! 에스트로겐을 내보내란 말이야!"

그러므로 난포 자극 호르몬을 검사하면 체내의 에스트로겐 분비 정도를 알 수 있습니다.

난포 자극 호르몬 검사를 하면 자연 폐경 기한이 얼마나 남았는지에 대해 대략적으로 알 수 있습니다. 월경 주기 시작 후

2~3일째 되는 날에 난포 자극 호르몬을 검사하거나 클로미펜 자극 검사를 해보십시오. 그리고 나서 월경 주기의 3분의 2가 지났을 무렵 이 검사를 다시 받습니다. 이것은 난소의 난자 보유량을 대략적으로 알 수 있는 좋은 방법입니다.

갱년기의 문제

1. 임신 능력과 피임

50세가 되어도 임신은 할 수 있습니다. 하지만 매우 드문 일이긴 합니다. 그렇다면 그 가능성은 얼마나 될까요? 갱년기가 오면 정상적인 패턴의 생리를 할 때보다 임신 가능성이 적어집니다. 통계로 보았을 때 20대 여성이 2,3일에 한번 성관계를 했을 때 임신을 할 가능성은 월경 주기 한 번 당35퍼센트에서 40퍼센트 정도입니다. 반면 40대 여성의 경우 그 가능성은 3퍼센트에서 5퍼센트 정도로 떨어지고 45세가 되면 1퍼센트에서 2퍼센트로 더 낮아집니다. 물론 성관계를 일주일에 한 번이나 한 달에 한 번 하는 여성이라면 이러한 확률은 훨씬 낮아집니다.

젊은 여성들이 사용하는 피임법을 40대 여성들도 사용할 수 있지만 몇 가지 유념해야 할 사항들이 있습니다. 흡연 여성에게는 경구 피임약이 좋지 않고 심장병에 대한 가족력이 있거나 하지정맥류가 있는 여성에게는 큰 위험이 따릅니다. 하지정맥류는 혈액 순환이 잘 안 되거나 좌식생활을 많이 하고, 동맥이 깊은 곳에 위치해 있거나 정맥류를 앓았던 적이 있는 사람에게 나타나기 쉽습니다.

성욕 감퇴를 겪고 있는 여성이라면 피임약이 좋지 않을 수 있습니다. 피임약 및 경구 제형 에스트로겐은 성 호르몬 결합 글로블린이라는 혈중 단백질의 수치를 높입니다. 이 혈중 단백질은 혈액 내에 돌아다니는 테스토스테론과 결합하여 이 호르몬이 순환하지 못하게 합니다. 그러므로 성욕 김퇴를 겪고 있는 사람이 갱년기를 이기기 위해 테스토스테론 수치를 더 낮춘다면 복통을 치료하는 대신 두통을 얻는 것과 같은 셈입니다.

2. 생리 패턴의 변화(4장 참조)

3. 핫 플래시

핫플래시는 생리 불순으로 일어나는 갱년기 증상입니다. 밤낮 할 것 없이 갑자기 열이 오를 때 마다 매우 성가십니다. 가벼운 불편함에서부터 시작해서 짜증까지 느끼게 됩니다. 이것은 우리 몸에서 온도 조절 장치 역할을 하는 시상하부에 갑자기 변화가 생겨서 나타납니다. 시상하부는 호르몬 변화에 민감하여 피부의 모세혈관을 좌우하는 작은 신경들을 미세하게 변화시켜 혈관을 확장시키기 때문에 피부에 열이 오르는 것 같은 증상이 생기게 됩니다. 어떨 때는 너무 심해서 식은땀이 주르륵 흐를 정도입니다.

밤에 식은땀이 흐르면 숙면을 취하기 어렵습니다. 에스트로겐 분비량의 기복이 심하면 숙면을 방해합니다. 월경 전 증후군에서 렘수면에 대해 이야기했습니다. 계속해서 잠을 제대로 잘 수 없으면 피로감과 짜증을 유발하게 됩니다.

핫플래시가 나타나는 양상은 사람에 따라 다릅니다. 어떤 사람에게는 사소한 증상일 수도 있고 어떤 사람에게는 몸을 쇠약하게 만들기까지 합니다. 이 증상은 대개 몇 년 간 지속되지만 어떤 경우 단기간 내에 끝날 수도 있습니다. 문제는 이 증상이 언제 끝날지 아무도 모른다는 것입니다.

조금만 생각해보면 핫플래시를 유발시키는 것들이 무엇인지 알 수 있습니다. 예를 들어 헤어 드라이기 사용, 높은 방의 온도, 뜨거운 음료, 매운 음식, 격한 감정 등입니다. 유방암 치료에 쓰이는 몇몇 처방약이나 골다공증 예방약, 호르몬 대체 요법 등도 이 증상을 유발할 수 있습니다. 많은 여성들은 핫플래시가 일어나기 전에 잠깐 동안 어떤 기운을 느낍니다.

그렇다면, 이 증상을 어떻게 없애면 좋을까요?

기본적인 치료로 추천할만한 몇 가지 방법이 있습니다. 이러한 방법들은 증상을 완화시켜 참을만하게 만들어 줄 것입니다.

＊정기적으로 운동을 해야 합니다. 격렬한 운동을 하면 엔도르핀이 생성되어 뇌의 세로토닌 분비를 촉진시켜 스트레스를 줄이고 숙면을 취할 수 있도록 합니다.

＊명상, 요가, 마사지, 목욕 등으로 스트레스를 더 줄일 수 있습니다.(13장 참조)

＊핫플래시를 유발하는 것들을 피하십시오.

＊서늘한 상태를 유지하십시오.

만일 이러한 것들로 효과가 없다면 호르몬, 허브, 약초, 비호

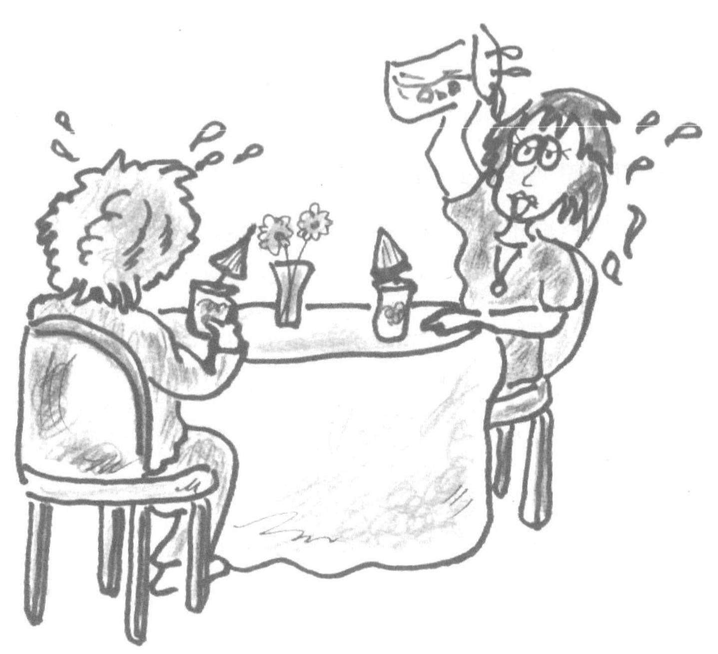

핫플래시 치료 10번, 아이스티 피처

르몬제 치료 등 여러분이 선택할 수 있는 다른 방법들이 많이 있습니다.

4. 수면 장애

월경 전 증후군과 같이 불면증은 일반적인 갱년기 증상의 하나입니다. 핫 플래시나 식은땀, 혹은 다른 스트레스 등 갱년기에는 잠을 잘 못 자게 하는 요인이 매우 많습니다.

그렇다면 어떤 것이 도움이 될까요? 사실, 식은땀을 제어하기 위해서는 오랜 시간과 노력이 필요합니다. 생활 방식을 바꾸고 매일 운동을 해야 하며 커피, 알코올, 담배를 하지 않아야 하며 밤에 과식도 하지 않아야 합니다. 주위의 밝기, 소음, 온도를 조절하여 잠을 잘 준비를 하는 것 또한 불면증을 완화시키는 데에 도움이 됩니다.

5. 성욕과 성기능 변화

성적인 고민은 중년 여성에게 자주 있는 일이며 8장에서 더 자세히 소개할 것입니다.

지금으로써는 전반적인 성욕 감퇴는 중년 여성에게 자연스러운 현상이라고 말해두는 것으로 충분합니다. 이러한 현상이 호르몬의 문제인지, 에스트로겐 분비량의 기복이 심해지면서 피로와 우울증이 생기기 때문인지, 자신의 성적인 매력이 부족하다고 느끼기 때문인지 결혼생활의 스트레스에서 오는 것인지, 아니면 모두 다인지 말하기 어렵습니다. 물론 성생활에 만족하고 있거나 성욕 감퇴가 삶에 있어 전혀 문제가 되지 않는다면 이 증상을 고치려고 노력하지 않으셔도 됩니다.

6. 피로와 정신적 변화

만일 핫플래시 때문에 수면 시간의 반을 다 날렸거나 기분 변화를 통제할 수 없고, 열쇠를 어디다 두었는지 기억이 나지 않아 직장에 일주일에 두 번씩이나 지각하고 생리 불순의 이유가 무엇인지 걱정하고 있다면 아마 여러분은 무척이나 피곤할 것입니다.

생산기 동안 대부분의 여성은 자신의 호르몬 리듬에 익숙해집니다. 하지만 갱년기에 들어서면서 그러한 리듬이 바뀝니다. 마치 리듬 앤 블루스 음악을 머릿속으로 생각하면서 디스코를 추려고 하는 것처럼 말입니다. 이러한 변화는 지극히 정상이지만 이것으로 인해 기분이 심하게 오르락내리락 할 수 있습니다.

하지만 그렇지 않을 수도 있습니다. 여성은 저마다의 방식대로 중년을 경험합니다.

한 가지 아이디어는 개인 생활의 균형을 맞추어 유지하는 것입니다. 다시 말해 일이나 다른 사람을 돌보는 것과 자기 자신을 돌보는 것 사이의 균형을 잡는 것입니다. 중년에는 관계의 문제, 이혼이나 사별, 사춘기 자녀 양육, 무자녀, 부모 부양책임 및 직장 문제, 신체 변화와 같은 잠재적인 스트레스 요인들이 많습니다. 젊은이 위주의 사회에서 나이가 든다는 것은 특히 받아들이기 힘든 문제이며 중년 여성들은 종종 자존감, 셀프 이미지, 신체의 변화를 깨닫게 됩니다.

단지 이 문제를 인식하기만 하면 이 문제를 더 잘 이해하게 되며 자신감을 가지고 균형과 조화를 회복할 수 있는 기술을 배우고 싶은 열망이 일어납니다. 불확실성은 걱정을 낳고 걱정은 병을 낳습니다.

만일 스트레스 대처법이 신통치 않다면, 신뢰할 만한 의사를 찾아가는 것도 좋습니다. 치료 받고 있는 약의 부작용으로 스트레스가 생겼을 수도 있고 스트레스를 유발하는 우울증이 치료나 약의 도움을 받을 수도 있을 것입니다.

일반적인 짜증이나 우울한 기분은 생활 방식 변화와 위에서 말한 것과 같은 균형감각을 되찾는 것으로 나아질 수 있습니다. 몸

폐경 일기 예보

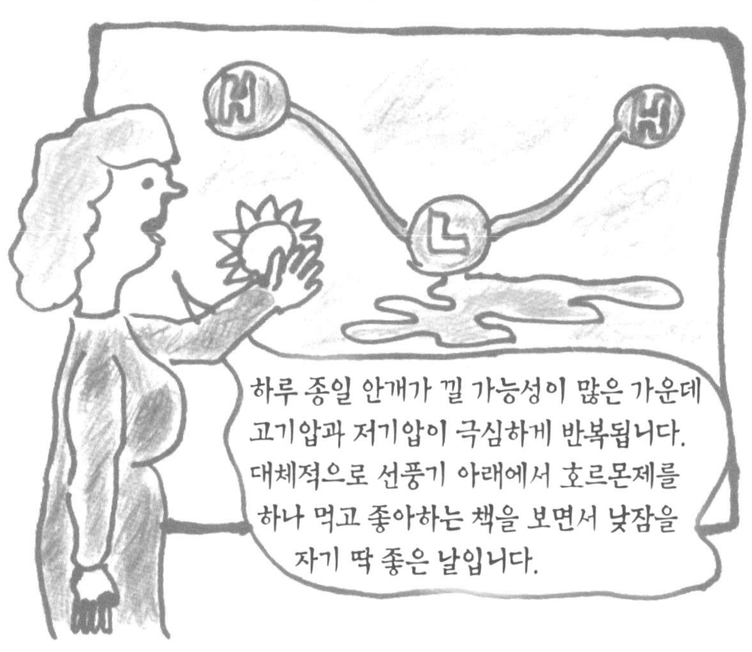

을 이완시키고 스트레스를 줄이는 기술과 호르몬 대체 요법은 호르몬 기복이 심한 때에 여성의 스트레스 대처법으로 도움이 됩니다. 핫플래시로 인한 수면 부족으로 생기는 기분 변화는 핫플래시를 치료하면 좋아집니다.

하지만 그럼에도 불구하고 우울증이 계속되고 만성 피로와 주

위에 대한 무관심, 성욕 감퇴가 생기고 기분 변화를 조절할 수 없다면 약을 처방받을 필요가 있습니다.

허브 요법을 시작하면 가정 상담 전문가나, 심리 치료사, 정신과 의사, 다니는 교회의 목사, 친구, 이웃 등과 대화 치료를 병행해보는 것도 좋습니다.

의학적으로 폐경과 우울증은 꼭 관련이 있는 것은 아닙니다. 하지만 뇌의 화학적인 불균형과 관련이 있습니다. 그러므로 갱년기 우울증이 있다면 항우울제 중 하나를 처방받아 이러한 불균형을 바로잡는 것이 좋습니다. 그러나 기억해야 할 것은 심리 치료를 병행할 때 최고의 효과를 낸다는 것입니다.

불안은 나이와 사람을 불문하고 있는 증상이지만 갱년기 여성에게 더 흔하게 나타납니다. 만일 이러한 상태가 계속되는 것 같다면, 허브 요법이나 호흡요법을 병행하면 상당히 도움이 됩니다. 만일 불안이 갱년기의 다른 증상과 함께 일어난다면 호르몬 대체 요법이 도움이 됩니다. 때때로 심한 불안에서 안정감을 되찾기 위해서 자낙스라는 약이 도움이 될 것입니다. 숨이 가쁘고, 가슴이 아프며, 어지럽고, 맥박이 빨리 뛰어 미칠 것 같은 기분이 드는 공황장애는 심리 치료와 물리적 치료를 병행해야 하는 증상입니다. 때때로 불안 증세도 우울증과 관련이 있을 수 있습니다.

갱년기 여성은 종종 집중력 저하와 경미한 기억력 감퇴를 호소합니다. 하지만 심각한 증상이거나 치매가 생긴 것은 아닙니다. 이러한 문제들은 폐경기의 호르몬 변화는 물론 스트레스와 관련이 있고 에스트로겐 치료로 안정을 찾을 수 있습니다. 허브 요법도 약간의 도움은 되지만 신뢰성이 조금 떨어집니다.

종종 정신과 의사나 심리 치료사를 찾기 꺼려하는 사람들이 있지만 병을 숨겨서는 안 됩니다. 만일 이러한 지속적으로 증상이 나타나고 나아질 기미를 보이지 않는다면 누군가에게 말하십시오. 자주 찾는 병원이나 산부인과에 가면 좋은 곳을 추천해 줄 것입니다. 친구들을 통해 좋은 치료사를 알아보십시오. 여러분이 가지고 있는 종교의 영적인 지도자들도 도움을 줄 것입니다.

7. 비뇨기과적 변화

많은 여성들은 중년에 찾아오는 외음부, 질, 방광의 변화를 인식합니다.

여성들은 성관계 시 건조함을 느끼고 윤활 작용이 적어져 심기가 불편하게 됩니다. 외음부가 화끈거리거나 가렵거나 아플 가능성이 더 높습니다. 또한 종종 소변을 참기 힘들어지며 재채기나 운동을 할 때 소변이 찔끔 나오기도 합니다.

질의 윤활 작용이 없으면 성관계가 점점 불편해지고 오르가즘에 도달하기 힘들어져 점차 성생활을 하기 싫어집니다. 이럴 때에는 윤활제를 사용하는 것이 꽤 도움이 됩니다. 또한 베이비오일 같은 오일을 손으로 비벼 따뜻하게 한 다음 성관계 시 바르면 윤활 효과와 함께 즐거움도 느낄 수 있을 것입니다.

이러한 변화는 단순히 불편한 정도에서부터 몸이 허약해질 정도로 심해지기도 합니다. 그 원인이 매우 다양한 만큼 치료법도 다양합니다.

외음부와 질의 변화는 에스트로겐 분비량이 자연적으로 감소하면서 외음부와 질의 근육이 얇고 건조해지고 탄력도 줄어들게 되기 때문에 일어납니다. 외음부의 털도 감소합니다. 남성이 대머리가 되어가는 것과 비슷합니다. 그리고 성적 자극과 에스트로겐 수치 부족으로 질 벽이 짧고 좁아져서 성관계 시 갈라지거나 찢어질 위험이 있습니다. 경구 제형, 경피 흡수나 질에 직접 삽입하는 에스트로겐 처방 치료가 질 근육을 재빨리 두껍고 탄력성 있게 회복시켜줄 수 있습니다. 콩이 많은 음식이나 콩 성분이 들어간 보조제가도 어떤 여성에게는 도움이 되지만 효과를 내기 위해서는 몇 개월 정도 기다려야 합니다.

폐경이 가까워오면서 줄어든 에스트로겐 분비로 인해 요도 내막이 얇아지고 요도 주변 근육도 약화됩니다. 이렇게 되면 소변을 자주 보고 싶고, 항상 소변이 급해지며, 야뇨증, 요실금, 배뇨 장애 등이 일어날 수 있습니다. 이것에 대해서는 15장에서 자세히 다룰 것입니다.

8. 기타 건강상의 변화

여러분의 몸은 절대 산산이 부서져 가고 있는 것이 아닙니다. 하지만 몸이 변하고 있다는 것은 부정할 수 없습니다. 중년에 여성들은,

＊살이 찌기 쉬운 체질이 됩니다.

＊맥박이 갑자기 빨라지는 심계항진 증상이 빈번해집니다.

＊아침에 일어나기가 힘들어집니다.

＊두통이 빈번합니다.

＊피부가 콜라겐과 탄력성을 잃어 주름이 생기고 피부가 처집니다.

＊머리는 점점 희어지고 얇아집니다.

＊눈이 침침해지고 이도 약해집니다.

자, 이것은 나이가 들면서 생기는 자연스러운 현상입니다. 하지만 여러분은 이러한 변화를 좀 더 평탄하고, 우아하게, 더 행복하게 맞이할 수 있습니다. 어떻게 하면 될까요? 아래의 기본 수칙을 잘 지켜보십시오.

1. 흡연을 하지 마십시오. 어떤 방법으로든 흡연은 여러분을 망칩니다. 흡연은 폐경을 촉진 시키고 핫플래시 현상이 더 심해지게 하며, 안색을 안 좋게 하고, 만성적이거나 치명적인 폐질환과 심장질환을 초래할 수 있습니다. 그리고 대장암 발병 확률도 높아집니다. 그렇다면 어떻게 끊을 수 있을까요? 최면 요법, 금연껌, 금연 패치, 항우울제, 그냥 끊기 등이 있습니다. 어쨌든 여러분은 흡연을 다른 어떤 습관으로 대체해야 합니다. 그렇다면 2번으로 대체하면 어떨까요?

2. 만약 이 세상에 만병통치약이 하나 있다면 바로 운동일 것입니다. 좋은 운동에는 빠른 걸음, 러닝, 자전거타기, 수영, 에어로빅, 근력운동, 공놀이, 테니스 등이 있습니다. 가장 중요한

점은 땀을 흘리고 숨이 차야 한다는 것입니다.

또한 명심해야 할 것은 운동을 하나의 놀이로 보아서는 안 된다는 것입니다. 물론 즐거운 운동도 있지만 대부분의 운동은 힘듭니다. 하지만 우리에게 꼭 필요하고 중요한 일이라는 것이 확실합니다.

운동을 하면 핫플래시가 적어지고 암과 심장병 발병률이 낮아지고, 피부색이 좋아지고, 우울한 기분이 없어집니다. 무엇이든 운동으로 일차적인 효과를 볼 수 있습니다.

다이어트를 하는 여성도 그렇지만 세상에 공짜는 없습니다. 약으로 체중이5kg 정도 빠졌다고 해도 결국에는 빠진 것보다 더 쪄버리는 것처럼 말입니다.

그러므로 어떤 신체적 어려움이 생기든 운동을 하는 것이 우선이라고 할 수 있습니다.

3. 좋은 식습관을 유지하고 비타민을 섭취하십시오. "무엇을 먹느냐가 당신을 좌우한다."라는 말은 사실입니다. 꼭 이렇게 해야 한다는 단언적인 말을 좋아하지는 않지만 운동과 영양에 대해서는 그렇게 하고 싶습니다. 건강한 음식을 알맞은 양으로 먹는 것만큼 건강에 좋은 것은 없기 때문입니다.

그렇다면 좋은 음식에는 무엇이 있을 까요? 아시다시피 신선과일과 채소, 곡물. 콩류, 생선과 닭이 있습니다. 닭을 먹을 때는 껍질째 요리해서 먹기 전에 껍질을 벗겨 내는 것이 좋습니다. 그리고 육류는 지방이 적은 살코기가 좋습니다.

나쁜 음식은 무엇일까요? 기름에 푹 적시고, 지방이 많고, 소

스를 듬뿍 바르고 느끼하며 양도 많은 음식입니다. 어떤 음식인
지 대충 아실 것입니다.

가족 모두가 동참하지 않고서는 식습관을 바꿀 수 없습니다.
만일 기름진 음식을 너무 많이 먹고 살아왔다면 볶은 야채와 두
부로 만든 식사를 하면서 가족들의 건강이 어떻게 변하는지 보
십시오. 참치, 햄, 치킨, 콩, 두부, 땅콩, 후추, 올리브, 새우, 게

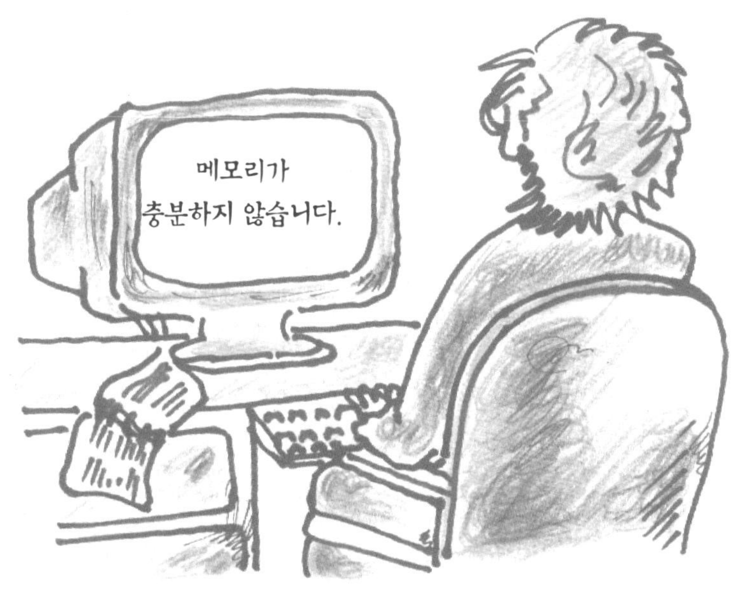

좋아, 내 컴퓨터도 갱년기다 이거지!

살, 채소 등등을 넣은 샐러드를 많이 주는 것도 좋습니다. 버섯,
소시지, 해산물, 닭이나 야채를 넣은 면 요리는 어떨까요? 아니
면 볶은 야채와 살코기로 덮밥을 하거나 살코기 죽을 만들거나

닭볶음탕을 하는 것도 괜찮습니다.

　잡곡밥, 삶은 야채, 과일 샐러드 등도 좋습니다. 식단이 건강하면 여러분이 더 건강해 질 것입니다. 몸이 단단해지고 심장 발작이나 뇌졸중의 위험도 적어집니다. 암도 마찬가지입니다.
　비타민은 어떨까요? 메가 비타민 B와 비타민C, 비타민 E, 비타민 D, 칼슘 및 마그네슘, 생선 기름이나 아마씨 오일, 엽산 등을 섭취하십시오. 치료 목적과 개개인에 따라 다른 것을 추가하셔도 됩니다.
　다음 장에서는 이런 영양 성분을 더 잘 다룰 수 있도록 도와드릴 것입니다.

윈의 이야기

　윈은 병원에 와서는 진료실 의자에 앉기도 전에 자신이 의사를 싫어한다고 했습니다. 하지만 제가 지역 신문에 낸 광고가 시선을 사로잡아서 한 번 와보기로 했다고 합니다. 트럭 운전사인 그녀는 40대 중반에 몸무게가 조금 많이 나가 보였고 헐렁한 청바지에 스웨터 차림이었습니다. 윈에게는 다 자란 딸이 있었고 자신이 일하고 있는 트럭 회사에서 일하는 배송 담당 직원과 사귀고 있다고 합니다.
　"사실 저를 여기로 오게 한 건 그 이었어요. 우리는 정말 잘 지

내고 있었는데 얼마 전에 거의 그 사람 머리를 칠 뻔 했어요.”

윈은 병원이라는 ‘의료 시설’과 좋은 인연이 없다고 했습니다. 삶이 흔들렸던 30대 중반에 윈은 우울증이라는 병명으로 병원에 입원되었고 의사들은 윈의 모든 결정권을 빼앗았습니다. 왜 의사에게 받는 치료를 그렇게 싫어하게 되었냐는 질문에 윈은 울먹이며 이렇게 말했습니다.

“아무도 제 말을 들으려 하지도 않고 제게 설명해주지도 않았어요. 저는 그냥 약만 받을 뿐이었죠.”

결국 윈의 우울증은 회복되었고 잘 지내고 있었습니다.

“제 생리 주기가 이상하게 변하고 기분이 요요처럼 오르락내리락 하기 전까진 말이죠.” 그래서 결국 억지로 병원에 갔지만 의사는 난포 자극 호르몬 검사가 정상인 것을 확인하고는 윈에게 검사 결과로는 아직 갱년기가 아니니 문제가 있으면 6개월 안에 다시 오라고 했습니다. 그 의사는 생리주기 조절을 위해 피임약을 권했지만 윈은 피임할 필요도 못 느꼈고 당시에 흡연을 하고 있었기 때문에 거절했습니다.

늘 그렇듯이 저는 가능한 환자가 겪고 있는 모든 문제를 다루고 그 문제들의 우선순위를 정할 필요가 있음을 설명했습니다.

“그럼 여기에 한밤중까지 있어야겠군요.” 윈이 말했습니다.

우선 가장 시급한 문제는 극심한 기분 변화였습니다.

“저는 처음에 월경 전 증후군이라고 생각했어요. 월경 전에 심해지긴 했으니까요. 하지만 이제는 항상 그런 기분 변화가 있어서 너무 싫어요.”

다른 증상으로 원은 약간의 핫플래시에 대해 이야기했지만 그리 성가실 정도는 아니라고 말했습니다. 잠을 제대로 못 자고 있는 것 같았지만 그게 열이 올라서인지, 소변 때문에 밤중에 깨서 그런 건지, 밤중에 깨서는 다시 잠들지 못해서 그런 건지 확인할 수는 없었습니다.

"그리고 제 성욕도 형편없어요." 원이 뒤늦게 덧붙였습니다.

하지만 원의 걱정스럽고 참혹한 얼굴을 보니 이 문제를 다른 증상보다 더 심각하게 생각하고 있음을 알 수 있었습니다.

"그 사람과 저는 처음엔 정말 좋은 성생활을 했었어요. 하지만 지금 저는 해도 그만 아니어도 그만이라고 생각해요. 그 이는 잠자리를 할 때마다 항상 물어보는데 그것도 지쳤고요."

세부적인 사항으로 넘어가자 원의 생리 주기 또한 이전처럼 정확하지 않다는 점을 알 수 있었습니다.

"생리가 없었던 적은 한 번도 없지만 언제 할 지 도저히 종잡을 수가 없어요. 원래는 28일 만에 꼬박꼬박 했었는데. 이제는 한 3주~ 3주 반 만에 해요. 어쩔 땐 한 달 반 넘게 기다린 적도 있고요."

계속 증상을 이야기하면서 원은 소변이 급할 때가 많고 한 두 번은 화장실 가는 도중에 바지를 적시거나 밤에 소변을 보고 싶어서 몇 번씩 깬다는 사실도 이야기 했습니다.

그리고 원의 식습관 및 평소 습관에 대해서도 알아보았습니다.

"저는 항상 일하는 도중에 밥을 먹어요. 아니면 휴게소에서 먹고요."

저는 윈에게 쓰라고 했던 지난 24시간 동안의 식사 일지를 훑어보았습니다.

"아침: 에그 머핀과 커피. 점심: 햄버거, 감자튀김, 콜라, (케첩). 저녁: 치즈를 곁들인 참치 요리. 감자 칩을 올렸음. 간식: 감자칩 한 봉지, 커피, 사과."

'운동'란에는 "없음"이라고 적혀 있었습니다.

윈의 신체검사 결과 혈압이 약간 위험한 수준(140/90)인 것과 과체중을 빼고는 별다른 사항을 발견할 수 없었습니다. 골반 검사도 양호했고 또한 암 검진 결과도 무사했습니다.

우리는 갱년기가 무엇인지에 대해 이야기했고 저는 윈에게 북미 폐경 협회의 "폐경 가이드북"을 주었습니다. 우리는 유방암 검사, 대장암 검사, 지질 검사, 호모시스틴을 이용한 동맥 경화 검사, C 반응 단백질, 갑상선 자극 호르몬, 타액 속의 테스토스테론 등을 검사했습니다. 윈은 언제 폐경이 올지 알아보기 위한 검사가 있는지 물었고 저는 애석하게도 현재로써는 그런 검사는 없다고 말했습니다.

"검사를 통해 환자 분이 폐경에 가까운지 아닌지를 알아낼 수도 있고 그렇지 않을 수도 있습니다. 검사는 완벽하지 않습니다. 증상에 대한 치료는 할 수 있지만 갱년기에 자주 변하는 호르몬 검사 결과만 가지고는 치료를 할 수 없습니다."

윈은 1주일 후에 다시 왔습니다. 유방암 검사와 대장암 검사 외의 다른 검사는 다 마쳤고 폐경 가이드북도 거의 다 읽었습니다.

"갑상선 검사 결과도 좋고 타액 속에 있는 테스토스테론 수치는 약간 낮은 상태입니다. 나중에 더 많은 이야기를 하기로 하죠. 하지만 지질 검사 결과가 살짝 우려가 됩니다."

윈의 전체 콜레스테롤은 정상 수치와 별로 차이가 없었지만 동맥경화를 일으키는 트리글리세드 수치가 조금 높아져 조금 위험한 상태였습니다. 저밀도 지방단백질 같은 나쁜 콜레스테롤 수치도 살짝 높았고 고밀도 지방 단백질 같은 좋은 콜레스테롤 수치는 낮았습니다.

"가족력이나 유전적 요인 때문에 이런 결과가 나왔을 수도 있습니다. 하지만 이러한 결과의 대부분은 잘못된 생활방식 때문이라는 확신이 듭니다. 환지 분의 식습관으로 인해 저밀도 지방단백질의 수치가 높아졌을 것이고 운동 부족과 상대적으로 낮은 에스트로겐 분비량으로 인해 고밀도 지방단백질 수치가 낮아지게 되었을 것입니다."

사실 윈의 나쁜 콜레스테롤과 좋은 콜레스테롤 비율은 매우 위험한 상태였고 동맥경화가 일어날 가능성도 매우 높았습니다.

"저는 여기에서 호르몬 한두 개 정도 처방 받아서 기분이 다시 좋아지고 성욕을 돌려놓는 것이 목적이었어요. 근데 지금 의사 선생님께서는 마치 제가 죽을 수도 있는 것처럼 겁주고 계시네요." 윈은 불평하기 시작했습니다.

그래도 화가 나진 않은 것 같았습니다.

"아, 환자분이 원하는 것에 대해서는 언급하지 않고 있었군요. 제가 말씀 드리는 건 단지 우리가 그 목표를 조금 우회해서 도달하겠다는 것입니다. 오르가즘을 느끼다가 갑자기 뇌졸중으로 쓰러지는 것도 부끄러운 일이니까요.”

우리는 윈의 일과를 생각하여 현재 식습관에 곡물, 복합 탄수화물, 신선 과일과 채소를 더하면 더 나아질 것이라는 이야기부터 시작했습니다. 저는 신선 과일과 건과일, 당근, 샐러리, 시리얼 바를 간식거리로 트럭 안에 두라고 했고 물을 많이 마시라고 말했습니다. 그리고 점심을 살 때에는 패스트푸드점 보다는 대형 마트의 식품 코너를 이용하라고 말했습니다. 버터 대신에 올리브유를 사용하고 지방, 고기, 튀긴 음식 대신에 파스타, 볶은 음식, 샐러드 등을 먹을 것을 권했습니다.

“무엇을 먹느냐가 당신을 좌우한다는 말은 구태의연하지만 사실입니다.” 저는 윈에게 이렇게 말했습니다.

그리고 운동도 처방했습니다.

“좋은 콜레스테롤을 생성하기 위한 최고의 방법이 운동입니다. 이 처방대로 하신 후에 기분과 수면과 성욕이 훨씬 좋아진 것을 보면 아마 놀라실 겁니다.”

저는 아침에 일어나서 15-20분간 아령을 드는 운동을 처방했습니다. 그리고 운전 중 쉬는 시간에 적어도 2-30분 정도 1kg 무게 아령을 들고 빠른 걸음을 걷도록 했습니다. 윈의 집에서 가까운 곳에 24시간 헬스클럽이 있어서 운전을 쉬는 날에는 그 곳에서 운동을 하도록 했습니다.

그리고 3-4개월 후에 콜레스테롤 검사를 다시 하기로 했습니다. 만약 콜레스테롤 수치가 아직도 정상이 아닐 경우 콜레스테롤 치료제를 바로 처방하겠다고 말했습니다.

원은 2주 동안 장기 운전을 할 예정이었고 다음 진료 약속은 그녀가 돌아온 뒤로 잡았습니다. 저는 다음에 올 때 남자 친구와 함께 오라고 했습니다.

운전을 마치고 돌아온 원은 근육통을 호소했습니다.

"제가 운동을 했다는 걸 증명해 주는 것이죠."

원은 잠을 더 잘 자게 되었음을 인정했습니다. 운동 프로그램과 함께 흡연을 줄여 하루에 2,3개비만 피운다고 했습니다. 우리는 심한 기분 변화를 진정시키기 위해 소량의 에스트로겐 대체 요법과 허브 요법을 하는 것이 어떤지에 대해 논의하였습니다.

"두 가지 모두 기분 변화와 기억력 문제 그리고 핫플래시를 진정시키는데 도움을 줄 것입니다. 하지만 에스트로겐 치료가 조금 더 믿을만하고 치료 기간도 적게 들긴 합니다." 우리는 생리 주기를 안정시키기 위해 피임약을 먹는 것이 좋을지에 대해서도 논의했습니다. 하지만 결국 피임약은 사용하지 않기로 했습니다. 저는 에스트로겐이 요실금에도 도움을 줄 것이라고 말했습니다. 만일 원이 에스트로겐 요법을 원하지 않는다면 아마 질에 바르는 에스트로겐 크림을 이용해 방광 아래 부분에 호르몬이 닿도록 해야 할 것입니다. 일단 우리는 시범적인 치료를 위한 계획을 짰습니다.

저는 원에게 테스토스테론 젤이나 로션을 발라 볼 것을 제안했고 남자 친구와 함께 몇 차례 상담을 하도록 했습니다. 각자의 감각에 집중하여 잠자리를 할 때에 서로에게 제안을 할 수 있도록 하는 감각 집중 훈련에 대해서 논의를 했습니다. 저는 윈에게 '스트레스 줄이기'라는 인쇄물을 주고 명상 기술을 알려주었으며 트럭운전사의 생활에 맞도록 조정된 수면 유도 습관을 알려주었습니다.

"잠을 잘 잘 수 있으면 우리는 이미 절반은 성공한 겁니다."

아직 갈 길이 멀다는 것을 알 수 있지만 이제 시작했을 뿐입니다. 처음 왔을 때는 미궁 같았던 문제들의 해결책이 점점 보이는 것 같습니다.

그래서 윈의 이야기는 진행 중입니다.

제6장

호르몬이냐
비호르몬이냐
그것이 문제로다

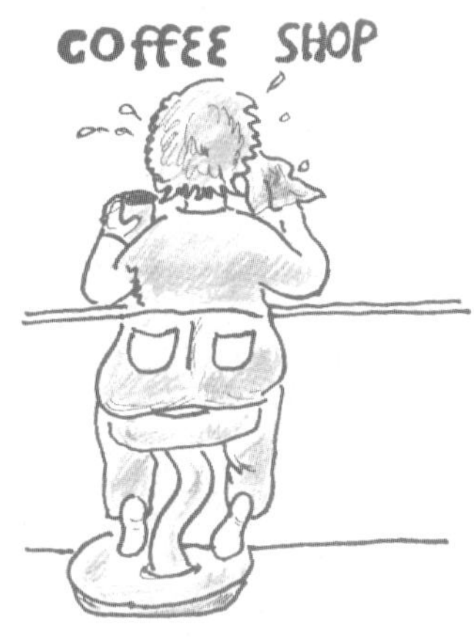

호르몬이냐 비호르몬이냐
그것이 문제로다

　이 부분은 모든 사람의 이야기이며 여러분이 끝맺어야 할 이야기이기도 합니다.

　이 책을 읽는 동안 호르몬 대체 요법에 관련된 최신 규정이 어떻게 바뀔지 아무도 모릅니다. 의학계에서나 언론에서 복합적이고 상충되는 연구 결과와 권장 사항을 많이 내놓고 있기 때문입니다.

　이 장에서는 그 미스터리를 풀어볼 것입니다. 호르몬 대체 요법을 받는 것이 몸에 좋다면 그 이유는 무엇일까요? 호르몬 요법을 하지 말아야 할 이유는 무엇일까요? 식물성 호르몬? 합성 호르몬? 인체 친화형 호르몬? 알약, 패치, 크림이나 로션 중 무엇이 가장 좋을까요? 아니면 또 다른 것이 있나요?

　호르몬은 자연이 준 만병통치약일까요 상업적으로 포장된 시한폭탄일까요? 이 장이 끝날 때면 여러분은 아마 최신 정보를 습득한 상태일 것입니다. 의사들보다 최신 정보를 더 많이 알게 될지도 모릅니다.

정의

우선 우리가 이야기할 것에 대해 짧게 기본적인 정의를 알아보는 것으로 시작하겠습니다.

1. 에스트로겐

에스트로겐은 숙성되는 난포 주위의 세포에 의해 난소에서 분비되는 호르몬입니다. 에스트로겐은 일정한 리듬을 가지고 주기적으로 생산되며 초경 때 생산되기 시작해서 폐경 때 생산이 중단됩니다. 난소가 아닌 다른 부분에서는 에스트로겐 및 에스트로겐과 함께 신진 대사 작용을 할 때 나오는 합성 물질은 아주 적게 생산됩니다. 그 예로는 부신이나 지방 세포 등이 있습니다. 에스트로겐의 세 가지 기본 유형에는 에스트라디올, 에스트리올, 에스트론이 있습니다. 에스트론은 난소와 부신 두 군데에서 모두 생산되고 나머지 두 호르몬은 난소에서만 생산됩니다. 에스트로겐은 신진 대사 기능을 거치면 지방이 신체에서 분해되었을 때와 비슷한 물질로 분해됩니다. 테스토스테론도 이와 비슷한 경로를 거치게 됩니다.

합성 에스트로겐이나 몸에서 자연적으로 만들어지는 몸 안에서는 결국 비슷해집니다. 합성 에스트로겐의 효과는 일정 시간이 지나면 중단된다는 것이 차이점입니다. 비록 기분 제어, 감정, 골밀도, 심장, 피부, 뼈와 체온 조절에도 영향을 주지만 에스트로겐의 주요 활동은 착상을 대비하여 자궁 내막을 쌓고 임신 상태가 되면 영양에 도움을 주는 것입니다.

다른 말로 하면 종족 보존에 도움을 준다고 할 수 있습니다.
종류에 따른 에스트로겐의 강도 차이를 비교해 보면 여성의
난소에서 만들어낸 천연 에스트로겐이 가장 강력합니다. 그
리고 차이는 크지만 두 번째로 강력한 것은 경구 피임약에
사용되는 에스트로겐입니다. 세 번째는 호르몬 대체 요법에
흔히 사용되는 에스트로겐이며 마지막으로는 식물성 에스트
로겐이 있습니다.

2. 프로게스테론: 또 다른 여성 호르몬

프로게스테론은 배란 후에 여성의 난소에서 주기적으로 생
산됩니다. 고로 배란을 하지 않으면 프로게스테론도 생성되
지 않습니다.

이 호르몬은 배란이 일어나는 황체에서 생산되어 에스트로
겐의 자극으로 생성되는 자궁 내막을 성숙하게 하며 수정란
을 착상할 준비를 시킵니다. 만약 착상이 되면 프로게스테론
은 임신 2,3개월 후 스스로 임신이 지속될 수 있을 때까지
계속 생성됩니다. 프로게스테론은 열을 만들어내는 성질이
있기 때문에 몸에서 생성 될 때 미열이 생깁니다. 배란 후에
체온이 0.1도 정도 오르는 것도 바로 이 때문입니다.

만일 배란 일주일 후까지 임신과 착상이 일어나지 않는다면
프로게스테론 생성이 저하되면서 배란 후 12-14일 만에 다
른 주기가 시작됩니다.

3. 프로게스틴

프로게스틴은 프로게스테론의 활동을 조절하기 위해 만들어진 합성 물질입니다. 즉 이 호르몬은 에스트로겐에 의해 두꺼워진 자궁 근육을 성숙시키는 역할을 합니다. 이 호르몬 생성이 중단되면 월경이 시작됩니다. 프로게스틴이나 프로게스테론이 에스트로겐과 함께 작용하거나 에스트로겐 없이 지속적으로 몸에서 생성되면 처음에는 자궁 근육을 쌓게 되지만 얼마 후에는 그 근육이 얇아지면서 점점 퇴화됩니다. 이러한 일이 일어날 때 종종 생리 불순이 생깁니다.

4. 선택적 에스트로겐 수용체 변형제

이 복잡한 이름에 익숙해지길 바랍니다. 이 호르몬은 갱년기와 폐경기 치료의 미래를 보여줍니다. 선택적 에스트로겐 수용체 변형제는 말초 근육에 있는 에스트로겐 수용체가 반응하도록 하는 합성 물질입니다. 여성의 근육에서 에스트로겐에 반응하는 부분인 에스트로겐 수용체는 에스트로겐처럼 보이는 것은 합성 호르몬이라고 할지라도 다 받아들입니다. 그러므로 선택적 에스트로겐 수용체 변형제는 어떤 근육에서는 에스트로겐과 같은 효과를 내다가도 다른 근육에서는 그 반대의 효과를 낼 수 있습니다. 이 변형제는 우리 몸을 속여 에스트로겐인 것처럼 반응하게 하지만 에스트로겐이 일으키는 유방과 자궁 내막에 대한 부작용은 없습니다. 오히려 이 변형제는 유방암 발병 위험을 현저하게 낮춰줍니다. 또한 골 소실과 몸에 좋지 않은 저밀도 지방단백질 콜레스테롤을 줄여줍니다.

하지만 선택적 에스트로겐 수용체 변형제는 핫플래시나 기분 변화, 기억력 변화 등 갱년기 증상에는 효과가 없습니다. 가끔은 이러한 증상을 심화시키기도 합니다.

현재 사용되는 1세대 제품들은 골 흡수 억제제만 포함하고 있지만 연구 단계에 있거나 이미 다른 나라에서 시판되고 있는 제품들은 호르몬 대체 요법을 사용했었던 여성들의 갱년기 증상의 부작용을 줄여주는 동시에 골밀도와 심장보호 효과를 주고 있습니다.

이러한 제품들은 호르몬 대체 요법의 미래를 보여줍니다.

5. 경구 피임약

경구 피임약에는 합성 에스트로겐과 프로게스테론이 혼합되어 월경 주기를 바로잡고 피임을 하게 하는 동시에 호르몬 대체 효과도 비교적 오래갑니다. 이와 같이 불규칙한 생리 주기 및 다른 갱년기 증상이 있는 여성들이 경구 피임약을 종종 사용하며 피임의 효과도 적절하게 누릴 수 있습니다. 경구 피임약은 갱년기 생리 주기 조절과 에스트로겐 보조제로써 아주 우수한 효과를 냅니다.

6. 호르몬 대체요법과 에스트로겐 대체요법

호르몬 대체 요법은 에스트로겐과 프로게스테론 또는 프로게스틴을 연속적으로 사용하거나 동시에 사용하는 치료입니다. 에스트로겐 대체 요법은 에스트로겐만 사용하는 호르몬 대체 요법입니다.

그러나 '대체'라는 말에는 오해의 소지가 있습니다. 왜냐하면 두 가지 대체 요법 모두 난소에서 생성하는 만큼의 에스트로겐만을 제공하기 때문입니다.

테스토스테론의 사용은 별개의 문제로, 호르몬 대체 요법이나 에스트로겐 대체 요법에 포함될 수도 있습니다.

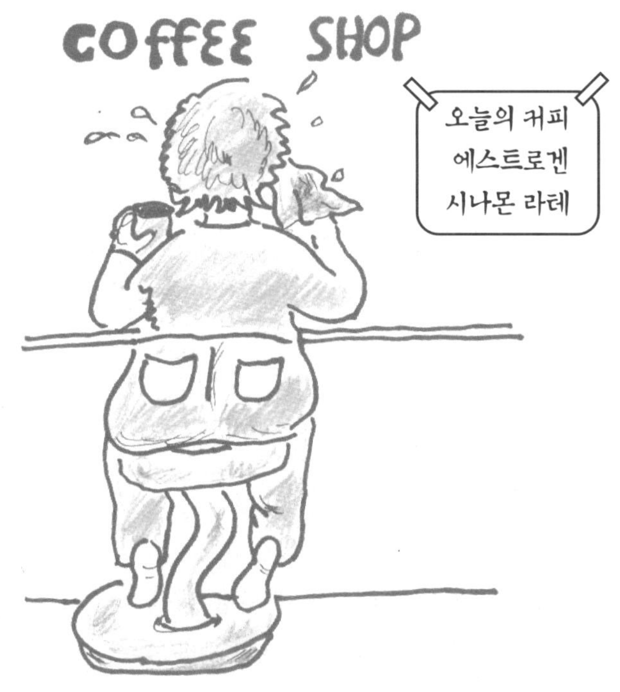

7. 합성 호르몬

자연적으로 생성되는 물질을 조작하여 원하는 치료 효과를 내기 위해 실험실에서 만든 합성물입니다. 역시 피임약에 사용되기도 합니다.

8. 인체 친화형 호르몬

천연 호르몬과 일치하는 성질을 갖는 인공 호르몬입니다. 에스트라디올, 에스트리올, 마이크로 프로게스테론과 테스토스테론이 있으며 경구 투약, 경피 흡수형 제품 모두 가능합니다.

9. 경피 흡수 호르몬

호르몬이 몸으로 들어갈 수 있게 하는 방법으로는 피부에 흡수되어 직접적으로 혈액에 들어가도록 하는 것이 있습니다. 경피 흡수 호르몬은 매트릭스 패치라는 플라스틱 고분자에 호르몬이 응축되어 4-7일 정도의 일정 기간 동안 천천히 지속적으로 몸에 흡수되는 것입니다.

에스트라디올은 물론 테스토스테론, 프로게스테론, 다른 종류의 에스트로겐 및 다른 합성 호르몬도 크림, 로션 혹은 젤을 통해 팔 안쪽이나 사타구니 안쪽 부드러운 피부에 바르면 빨리 흡수됩니다.

왜 호르몬 대체 요법을 해야 하는가?

효능은 무엇이고 위험 요인은 무엇인가?

호르몬 대체 요법을 하고 있다면 스스로에게 물어보아야 합니다. 왜 하는가? 호르몬 요법을 하지 않는 사람도 스스로에게 물어야 합니다. 왜 하지 않는가?

북미 여성의 경우 75퍼센트 이상이 핫플래시와 불면증, 극심한 기분 변화와 같은 갱년기 증상을 겪고 있습니다.

만약 이 책을 1,2년 전에 썼다면 제가 내린 결론과 독자들에게 드리는 권고는 지금과 확실히 달랐을 것입니다. 하지만 호르몬 요법에 대한 사람들의 인식을 묻고, 연구와 통계 및 확실한 정보와 확실하지 않은 정보를 다 분석한 후에 정확한 결론을 내렸습니다.

"왜 호르몬 대체 요법이나 에스트로겐 대체 요법을 생각하는가?"

분명히 잃어버린 것을 대체하거나 있긴 하지만 너무나도 널을 뛰는 것처럼 불규칙한 시스템을 제어하기 위해서일 것입니다.

호르몬 대체요법의 사례

"만약 하나님께서 우리가 호르몬을 영원히 생산할 수 있도록 만드셨다면, 우리의 난소에는 난자가 너무 많아졌을 것이다."

1. 호르몬 대체 요법을 해야 하는 의학적 이유

　1) 뼈: 뼈를 튼튼하게 하는 기본 조직은 역동적입니다. 분해되었다가도 재형성됩니다. 에스트로겐이 몸에 존재하는 한 여

성은 충분한 칼슘을 가지고 있고 근력 운동을 조금씩 하면
뼈를 튼튼하게 유지하여 골다공증이 생기지 않을 것입니다.
하지만 폐경 이후에는 에스트로겐의 분비량이 뼈의 분해 작
용을 막을 만큼 충분하지 않아 뼈가 고통을 받게 됩니다. 에
스트로겐은 과도한 분해 작용을 막아주며 콜레스테롤 수치
를 낮추는 작용을 하기 때문입니다.

2) 심장: 에스트로겐은 좋은 콜레스테롤인 고밀도 지방단백질
의 양을 늘리고 나쁜 콜레스테롤인 저밀도 지방 단백질을 줄
여 동맥 경화 및 심장병, 고혈압 등에 걸릴 위험을 낮추어 줍
니다. 그러나 만약 프로게스틴을 복용하고 있다면 이런 효능
이 억제되기도 합니다. 반면 천연 프로게스테론은 에스트로
겐의 긍정적인 효과를 억제하는 작용은 거의 하지 않습니다.

3) 인지 장애 및 치매: 특히 치매에 대한 가족력이 있는 사람
이라면, 폐경 때 소량의 에스트로겐 치료를 시작하는 것이
그 위험을 현저하게 줄여줍니다. 주목할 점은 폐경 초기 5-
10년 동안 단기 호르몬 치료를 실시했을 경우 이후 오랫동안
인지장애를 앓을 염려를 붙들어 매어도 좋다는 것입니다.

4) 피부색, 머릿결, 안정감: 에스트로겐이 피부 자체에 미치는
영향은 극히 적지만 콜라겐 분해를 제한하여 피부색이 좋아
지고 주름 및 피부가 처지는 현상이 적어집니다. 여성은 에
스트로겐으로 인해 건강하다는 느낌을 받고 기억력과 독해
능력이 좋아지게 됩니다.

5) 질과 요도의 건강 : 성관계를 위한 피부라고 불리는 질의

점막은 에스트로겐 생성량에 직접적으로 반응합니다. 질이 건조하거나 화끈거리는 현상, 혹은 얇은 질 점막 때문에 성관계 시 상처가 생긴다면 에스트로겐 생성량이 줄어들고 있다는 신호이며 경구, 경피 흡수, 혹은 질에 삽입하는 타블렛, 크림 혹은 링을 사용한 에스트로겐 보조제로 조절할 수 있습니다.

6) 우울증: 기본적으로 우울증은 상담과 행동 치료 혹은 항 우울제, 항 간질제, 및 기타 약들과 세인트존스워트라는 허브를 쓰기도 했습니다만 최근에 우울증과 호르몬 사이에 관련이 있다는 이론이 나왔습니다. 심각한 우울증이 있는 여성 중 소수의 경우는 프로게스테론으로 증상을 완화시킬 수 있다는 이론이 많이 있습니다.

또한 갱년기 우울증에는 에스트로겐 보조제를 섭취하면 도움이 된다는 이론도 있습니다.

만일 여러분이 우울증으로 고생을 하고 있고 약이나 다른 치료를 해도 잘 낫지 않는다면 의사와 이것에 대해 상의하는 것이 좋습니다. 시범적으로 피부에 바르는 에스트로겐 보조제나 천연 프로게스테론 크림을 사용해보는 것이 도움이 될 것입니다.

7) 청력과 시력: 최근 연구 결과에 따르면 에스트로겐 분비량이 적을 경우 폐경기의 여성의 청력이 손상된다고 합니다. 반대로, 호르몬 대체 요법은 시력과 눈물 생성에 유익한 효과가 있습니다.

2. 증상의 이유

핫플래시, 기분 변화, 기억력 손상. 수면 부족, 예민함, 우울, 피로는 갱년기의 호르몬 변화에 의한 전형적인 증상이며 에스트로겐 대체 요법이나 호르몬 대체 요법으로 즉시 고칠 수 있습니다.

물론 우리 몸이 호르몬 변화에 익숙해지고 나면 이러한 증상들은 저절로 감소합니다. 하지만 그 '얼마 간'이 몇 년이 될 수도 있습니다. 그러므로 이런 불편을 얼마나 오래 겪어야 할지 확신하기 힘든 것입니다. 이런 증상은 식물성 에스트로겐으로 인해 종종 완화될 수 있습니다. 하지만 식물성 호르몬이 그러한 효과를 내기 위해서는 시간이 오래 걸리고 절반 정도는 기대했던 효과를 얻지 못합니다.

대부분의 여성들은 성가시는 것은 물론 몸까지 상하게 하는 갱년기 증상에 대한 치료를 생각하면서 호르몬 대체 요법에 대한 질문을 하게 됩니다.

사실 이러한 증상이 있을 때 호르몬 치료를 생각하는 것은 당연합니다. 여성의 난소가 마지막으로 일을 할 때에 일어나는 변화에 적절히 적응하기 위해서는 이러한 치료가 매우 필요하기 때문입니다.

단기 에스트로겐 치료가 여성의 유방암 발병률을 높인다는 증거는 없습니다. 최근 여성 75만 명을 대상으로 한 45개의 연구 결과를 분석한 결과 5년 이내의 단기 호르몬 대체 요법이 유방암 사망률을 증가시켰다는 사례는 전혀 없었습니다. 마찬가지로 다년간 피임 및 생리주기 조절을 목적으로 피임약을 먹었던 여성들 가운데 유방암 발병률이 높다는 증거도 없었습니다.

호르몬 대체 요법을 반대하는 이유

왜 필요도 없는 치료를 받으려고 하십니까? 골빌노는 비호르몬제로도 유지할 수 있고 에스트로겐이 심혈관계를 보호하는 기능은 보통 수준이고 콜레스테롤은 콜레스테롤 치료제로 양호한 수준을 유지할 수 있는데 말입니다.

게다가 에스트로겐이 심혈관계를 보호한다고 알려지기는 했지만 호르몬 대체 요법을 시작하고 처음 1,2년 동안은 심장 발작, 뇌졸중 등이 일어날 위험이 높습니다. 이는 심혈관계 병력이 있는 사람에게 주로 일어납니다. 그리고 경구 제형 에스트로겐이나 피부에 바르는 호르몬을 많이 사용하는 여성들 사이에서 혈전 색전증과 담석이 생길 위험이 높아집니다. 성가신 갱년기 증상에 있어서도 식물성이나 비호르몬제를 통해 증상 완화 효과를 누릴 수 있습니다.

게다가, 호르몬 대체 요법의 잠재적인 부작용도 몇 가지 있습니다.

불규칙한 자궁 출혈

유방 압통과 때에 따른 팽창

복부 팽만감

수액 정체(부종)

각막의 모양 변화와 심할 경우 렌즈 부적응

두통

어지러움

유방 밀도가 증가해 유방암 검사 결과 해석이 어려워짐

물론 이러한 불편은 시간이 흐르면서 감소하고 대부분의 여성들에게는 큰 영향을 주지 않습니다. 특히 출혈은 대체 호르몬 양을 줄이면 금방 나아집니다.

체중이 늘어난다는 말도 있지만 에스트로겐 요법을 한다고 살이 찌는 건 아닙니다. 하지만 손발이 붓는 증상이나 복부 팽만감을 일으켜 일시적으로 몸무게가 늘어날 수 있습니다.

프로게스테론은 어떠한가?

종종 자궁 내막이 과다하게 생성되는 것을 막기 위해 인체 친화형 프로게스테론이나 합성 프로게스틴을 에스트로겐과 함께 사용합니다. 자궁 내막이 과다하게 생성되면 유전적으로 자궁이 약한 여성들에게는 자궁암을 일으킬 수 있기 때문입니다. 하지만 대부분 프로게스테론이나 프로게스틴은 필요하지 않거나 생성된 자궁 내막을 몸 밖으로 배출시키기 위해 일 년에 3,4번 정도 사용할 뿐입니다. 프로게스테론의 안정성은 증명되지 않은 상태이지만 에스트로겐보다는 안전하지 않은 것으로 알려져 있습니다. 그러므로 프로게스테론과 에스트로겐을 함께 사용하면 위험합니다.

더 좋은 방법은 천연 프로게스테론이나 합성 프로게스틴을 사용하는 것입니다.

프로게스테론은 하루 정량대로 섭취하면 신체에 많은 영향을 주지 않고 콜레스테롤에 미치는 부작용도 적습니다. 하지만 가끔 졸리거나 더 심한 부작용을 나타낼 수도 있습니다. 그 중 가장 많이 사용하는 프로베라는 가장 서림한 제품이지만 콜레스테롤에 나쁜 영향을 미치고 여성 중 5-10퍼센트에 해당하는 사람들에게는 급작스러운 기분 변화를 일으킬 수 있습니다. 더 강한 프로게스틴은 피임약에 사용됩니다. 황체호르몬은 그 중간쯤의 작용을 합니다. 그러므로 개인에 맞게 선택하시면 됩니다. 모든 제품이 일정 수준의 효과는 있습니다. 만약 여러분이 프로게스토겐을 지속적으로 사용하고 있다면 프로게스테론이 그보다 더 효과가 있을 것입니다. 하지만 주기적으로 사용을 중단해 주는 것이 더 안전한 방법입니다. 프로게스토겐은 프로게스테론을 포함하고 있으며 에스트로겐과 같은 위험 요인을 가지고 있습니다.

선택적 에스트로겐 수용체 변형제

이 약들은 어떤 작용을 할까요? 어떤 사람들이 사용할 수 있는 약일까요?

선택적 에스트로겐 수용체 변형제는 에스트로겐은 아니지만 우리 몸 곳곳에 있는 에스트로겐 수용체들에게는 에스트로겐처럼 보이는 합성물질입니다. 에스트로겐 수용체는 특히 뼈에 많고 심혈관계와 지질에도 있습니다.

이러한 변형제는 에스트로겐 대신 사용할 수 있지만 에스트로겐과 비교했을 때 눈에 띄는 장단점이 있습니다.

때때로 디자이너 에스트로겐이라도 하는 이 변형제는 일종의 약입니다. 현재 사용할 수 있는 제품은 하나밖에 없지만 더 많은 제품들이 출시 준비 중입니다.

이 변형제는 뼈의 소실을 방지하는 데 있어서 에스트로겐만큼 좋은 작용을 합니다. 어떤 경우 에스트로겐을 많이 사용했을 때처럼 뼈를 일 년에 2-3퍼센트 정도 형성하는 데 도움이 되지만 많은 장기적인 에스트로겐 요법을 받았을 때 생기는 위험은 없습니다.

이것은 적절한 콜레스테롤 수치를 유지하고 심장을 보호하는 데 있어 에스트로겐과 같은 기능을 합니다. 그리고 유방을 보호하는 효과도 있어 유방암 발병률을 낮추어 줍니다. 또한 이 약은 자궁 내막을 발달시키지 않기 때문에 자궁암의 위험도 적습니다. 게다가 자궁 내막에 어떤 영향도 주지 않기 때문에 프로게스테론이나 프로게스틴 치료를 병행할 필요도 없습니다.

그러므로 앞에서 나온 에스트로겐 관련 부작용과는 전혀 관련이 없습니다.

매우 좋은 방법이지 않습니까? 그렇다면 그에 따른 문제점은 무엇일까요? 세상에 완벽한 것은 없기 마련입니다.

이것의 단점은 갱년기 증상을 전혀 억제시키지 못한다는 것입니다. 이러한 이유로 여성들은 이 약을 사용하기 위해 미리 호르몬 요법을 받습니다. 또한 이 약은 질의 보습 및 윤활 작용이나 기분, 피부색, 머릿결 등에 대해서도 효과가 없습니다.

현재 선택적 에스트로겐 수용체 변형제는 폐경기 대체 요법이나 보조 치료로 자리를 잡은 상태입니다. 이것에 대해서는 이 책 후반의 호르몬 대체 요법에 대한 의문점을 푸는 부분에서 다시 다루게 될 것입니다.

그러나 새로운 선택적 에스트로겐 수용체 변형제가 개발되어 뼈와 유방, 자궁을 보호할 뿐만이 아니라 갱년기 증상 및 콜레스테롤에도 좋은 효과가 있을 것으로 예상되어 가까운 미래에는 호르몬 보조 치료에 큰 지각 변동이 있을 것입니다.

현재 사용할 수 있는 호르몬 대체 요법과 에스트로겐 대체 요법의 유형

1. 경구 투여 에스트로겐

   1) 암말의 에스트로겐을 합성한 제품들이 있습니다. 가장 오랫동안 사용되었고 가장 많은 검증을 거친 에스트로겐입니다. 사실상 호르몬 대체 요법의 장기적인 효과에 대한 연구는 모두 이러한 제품의 장기 복용량을 기준으로 시행되었습니다.

   프리마린은 천연 호르몬은 맞지만 인간의 호르몬은 아닙니다. 이 호르몬은 인공 임신 상태에 있는 암말의 소변에서 추출한 것입니다.

2) 에스테르화된 변형 에스트로겐이 있습니다. 이것은 합성 호르몬이며 많은 연구가 이루어진 에스트로겐 중 하나입니다.

3) 에스트라디올은 17베타 에스트라디올을 조절하기 위해 콩에서 합성한 인체친화형 호르몬으로 난소에서 분비한 에스트로겐과 가장 비슷합니다.

4) 에치닐 에스트라디올은 합성 호르몬으로 피임약에 포함된 에스트로겐과 같은 성질을 가지고 있습니다. 오랜 기간 연구된 호르몬으로 다른 경구 투여 에스트로겐보다는 다소 강력한 성질을 가지고 있기 때문에 상대적으로 적게 섭취해야 합니다.

이러한 에스트로겐 제품들은 단독으로 처방하거나 프로게스테론 혹은 프로게스틴과 함께 처방합니다.

2. 피부에 붙이는 에스트라디올 패치

패치 제품은 몸의 앞이나 옆에 붙이거나 가슴 아래 혹은 배나 엉덩이에 붙입니다. 그리고 일주일에 한 두 번씩 위치를 바꾸어 줍니다.

대부분의 패치들은 매트릭스 패치로 플라스틱 고분자 접착제 안에 일정하게 들어있는 호르몬이 피부로 스며드는 형태입니다. 모든 패치에는 같은 에스트로겐과 에스트라디올이 들어 있습니다.

다른 점이라고는 크기, 모양, 용량, 패치의 수명뿐입니다.

최신 정보

따끈따끈한 소식을 알려드립니다. 소량으로 피부에 바르는 호르몬 제품은 혈전이나 뇌졸중을 발생시키지 않는다는 새로운 연구 결과가 발표되었습니다. 경구 제형 에스트로겐은 간에서 혈액을 응고시키는 물질을 증가시키기 때문에 이러한 결과를 초래할 수 있습니다. 그런데 왜 과학자들은 에스트로겐이 이러한 위험성을 높였다고 생각하는 걸까요? 그 이유는 이전에 시행된 모든 연구들이 경구 투여 호르몬을 사용했기 때문입니다. 그러므로 에스트로겐 자체의 문제가 아닌 전달 시스템의 차이일 뿐입니다. 하지만 투여 방법상 피부에 바르는 에스트로겐이 경구 투여하는 에스트로겐 보다 더 좋습니다.

3. 크림, 젤, 로션

개개인에 맞춘 처방을 할 경우 에스트리올, 에스트라디올, 에스트론과 프로게스테론은 물론 테스토스테론, DHA, 프레그니놀론까지 자신이 원하는 양만큼 섞을 수 있습니다. DHA와 프레그니놀론을 합성하면 사람의 에너지에 영향을 주어서 만성 피로 치료에 도움이 됩니다.

여성의 난소에서 생성되는 에스트로겐이 가장 좋기 때문에 치료에 쓰이는 합성 에스트로겐의 성분비를 정할 때에 민감한 여성들의 경우 지식이 많은 의사에게 맡기는 것이 시판되는 호르몬 제품을 사는 것보다 더 잘 맞을지 모릅니다.

6. 주사형 호르몬

모든 방법들을 다 써 보아도 소용이 없고 에스트로겐 치료만 남았다면 3-4주에 한 번씩 사용하여 효과도 오래가는 에스트로겐 주사로 효과를 볼 수 있습니다.

7. 질에 바르는 호르몬

소량: 소량으로 사용하는 에스트라디올 크림이나 타블렛, 링 혹은 합성 에스트로겐 크림을 질에 바르거나 삽입하면 질에 윤기와 유연성이 생기고 방광을 지탱하는 부분이 에스트로겐의 영향으로 튼튼해져서 요실금이 줄어듭니다.

이 방법의 장점은 질 외의 부분에서는 호르몬을 흡수하지 않아 자궁 내막에 미치는 영향이 거의 없다는 점입니다.

그러나 다른 부분에서 흡수되지 않기 때문에 다른 갱년기 증상을 개선하지는 못한다는 것이 단점이라고 할 수 있습니다. 또한 심장이나 골밀도 문제에도 도움이 안 됩니다.

물론 유방에도 거의 영향을 주지 않습니다. 이러한 크림과 링 제품은 하루에 에스트로겐을 아주 소량으로 방출합니다. 방출된 양 중 흡수되는 것은 극히 적지만 민감한 여성들은 처음에 유방 압통을 느끼기도 합니다.

크림 제품이 가장 비싸지만 사용하면 보통 1,2달이라는 단시간 안에 효과를 볼 수 있습니다. 얇은 플라스틱 기구와 함께 들어 있는 타블렛형 제품은 사용이 쉽습니다. 링은 질 속에 삽입되어 링 중앙에 에스트라디올을 저장하고 있다가 매일 소량씩 방출합니다. 효과는 3개월 정도 지속되고 성관계시에는 제거할 수도 있습니다.

어떤 것이 제일 좋은가?

아시다시피, 적은 양으로도 효과가 있고 필요한 만큼만 효과가 오래 지속되는 것이 최고라고 할 수 있습니다. 이렇게 볼 때 저의 편견으로는 경피 흡수형 패치나 링, 크림, 젤, 로션 등이 적당하다고 생각합니다.

경구 제형 중에서는 에스트라디올을 꼽고 싶습니다. 에스트라디올은 신체에서 분비되는 에스트로겐을 더 자세하게 조절하면서 다른 제품에 비해 핫플래시 증상도 적고 반감기가 길어 효과를 더 오래 볼 수 있습니다. 정량대로 사용하다가 효과가 있으면 양을 점점 줄이는 것이 좋습니다.

프로게스테론을 장기적으로 복용하기 위해서는 최소량으로 효과를 볼 수 있고 초음파 검사나 몸에서 자연적으로 나오는 프로게스테론에 저항이 없는 경피 흡수형이 좋습니다. 아니면 소량의 경피 흡수 호르몬과 경구 제형 마이크로 프로게스테론을 함께 사용하는 것이 제일 좋습니다.

경피 흡수 호르몬은 피부를 통해 지속적으로 방출되어 효과에 기복이 생기는 것을 막아줍니다. 경피 흡수 호르몬은 사람에 따라 사용량의 조절 폭이 넓고 사용법도 쉽습니다. 이러한 호르몬은 간과 소화기관을 우회하여 순환하기 때문에 혈당지수에 영향이 없고 혈전이나 뇌졸중에 대한 위험도 적습니다. 우리 몸을 순환하는 테스토스테론을 줄여주는 혈중 단백질인 성 호르몬 결합 글로불린(SHBG)을 증가시키는 경구 제형 에스트로겐과는 달리 경피 흡수 에스트로겐은 성욕 감퇴와 같은 부작용이 적습니다. 또한 아래에 나오는 것처럼 사용량을 줄이는 것도 쉽습니다.

패치의 사용량은 어떻게 줄일 수 있을까요? 매우 간단합니다. 일단 적응이 되고 나면 천천히 매달 패치의 10퍼센트 정도를 잘라내고 사용합니다. 처음에는 10퍼센트, 다음에는 20퍼센트, 그 다음에는 30퍼센트를 자르는 식입니다. 여러분은 각자의 느낌에 따라 얼마나 자를지를 스스로 조절할 수 있습니다. 일반적으로 패치 크기가 한 단계 줄어들수록 이전 것보다 용량이 331/3 정도 줄어듭니다. 그러므로 만약 패치의 1/3을 잘라냈다면 시판되는 것보다 적은 용량의 패치를 사용하게 되는 것입니다.

패치의 문제점은 무엇일까요? 피부가 접착제에 민감하다면 패치를 붙인 부분에 발진이 생기기도 합니다. 하지만 패치 붙이기 전에 스테로이드 스프레이를 피부에 뿌려주면 이런 증상이 적습니다. 또한 대부분 패치가 잘 붙어있지만 땀이 많이 나거나 목욕을 해서 패치의 접착 부분이 느슨하게 되는 경우도 있습니다.

이상적인 호르몬 요법은?

여기에서 유념하셔야 할 것은 이상적인 호르몬 요법이란 개인에 따라 다르며 이웃에게 완벽하게 맞는 방법이 여러분에게는 그렇지 않을 수도 있다는 점입니다.

처음에는 증상을 빠르게 완화시킬 수 있을 만큼 높은 용량으로 시작하고 치료 한지 6-12개월부터는 용량을 낮추십시오. 처음 용량의 예로는 경구 제형 에스트라디올 1mg, 에스트라디올 패치 0.05mg, 크림 2.5-3.25mg 등이 있습니다.

패치의 양 소절이 더 쉽습니다. 일부분을 잘라내면 됩니다. 10퍼센트 정도를 잘라내기 시작하시고 6개월 내에 30-35퍼센트 정도를 잘라내십시오. 이러한 패치들은 플라스틱에 호르몬이 포함되어 있는 제품으로 안에 있는 것이 흘러나오지 않습니다.

크림은 여러분이 필요로 하는 성분만으로 합성할 수 있습니다.

그러므로 에스트로겐을 2년 이상 지속하고 싶다면 그 때까지 가장 안전한 사용량을 유지하면 됩니다.

자궁 수술을 하지 않은 사람이라면 프로게스테론이나 프로게스틴을 보통 양으로 사용하면 됩니다. 그러나 일단 에스트로겐을 소량으로 복용하고 있다면 프로게스테론이나 프로게스틴 양을 대폭 줄여야 하며 나중에는 거의 사용하지 말아야 합니다. 자궁 내막이 자라는 것을 막기 위해 초음파 검사를 정기적으로 받는 것이 좋습니다.

질의 윤활 작용이 높아지고 질 근육이 탄탄하고 유연해지기를 원하십니까? 그렇다면 소량의 에스트로겐을 질에 바르는 방법을 사용할 수 있습니다.

호르몬 대체 요법을 얼마나 오래 해야 할까요? 장기적으로 볼 필요는 없습니다. 여러분의 상황을 고려하여 매년 새로운 정보에 대해 의사와 상의하고 일 년에 한 번씩 자신에게 맞는 치료 방법을 결정하십시오. 호르몬 보조제 사용을 시작했다면 장기 계획을 세울 필요는 없습니다. 짧은 기간만 사용해도 효과를 얻을 수 있기 때문입니다. 호르몬 시장의 판도가 바뀌고 있고 안전한 호르몬들이 속속들이 시판되고 있습니다. 그러므로 매년 치료법을 새롭게 결정하는 것이 지속적인 사용을 위한 가장 좋은 방법입니다.

현재 모든 여성에게 가장 안전한 방법은 소량의 패치와 경피 흡수 호르몬의 사용입니다.

호르몬 대체 요법의 유익과 위험을 따져봅시다.

다양한 방법을 생각해 볼 수 있습니다. 여러분의 증상 및 가족력, 병력, 공포심과 소망, 치료의 성공과 실패 확률을 따졌을 때 무엇이 가장 좋을까를 생각하십시오.

여러분은 갱년기를 아무렇지 않게 넘어갈 수도 있고 호르몬 요법 없이도 안전하게 폐경을 맞이할 수 있다는 사실을 명심하십시오. 그리고 호르몬 대체 요법을 영원히 지속할 필요는 없다는 사실도 이해하셔야 합니다.

자신이 최고의 치료법을 안다고 믿는 의사에게는 여성이 치료 방법을 고르도록 한다는 생각이 위협적으로 느껴질 수 있습니다. 하지만 여성들이 늘 아주 사소한 정보를 근거로 판단하고 전문가의 의견과는 다른 결론을 낸다고 단정 짓는 것은 매우 위험합니다.

그리고 전문가의 생각에 도달하는 것이 우리의 목표입니다. 바로 자기 자신에게 꼭 맞는 맞춤형 치료법을 결정하는 것입니다.

1. 단기적인 치료 (보통 2년이지만 5년까지도 가능합니다)

　모피 코트를 좋아하지 않는데 굳이 무리해서 살 필요가 없는 것처럼 현재 가장 필요하고 심리적으로 가장 편안한 것이 좋은 것입니다. 그리고 모든 치료에는 운동과 식이요법이 포함되어야 합니다.

그렇다면 어떤 방법이 있을까요?

　1) 콩, 허브, 식물성 호르몬의 사용

　2) 경피 흡수나 경구 제형 호르몬 보조제. 환자에게 위험 요인이 없다면 경구 피임약과 같이 생리주기를 일정하게 만들어주는 역할도 합니다. 아직 배란을 하고 있거나 급작스러운 기분변화에 대한 치료를 목적으로 한다면 소량만 사용하셔도 됩니다. 만일 자궁을 드러내셨다면 에스트로겐만 사용하시거나 형성된 자궁내막을 몸 밖으로 배출시키기 위해 프로게스테론이나 프로게스틴을 10-14일간 함께 복용하는 것이 좋습니다. 주기적으로 에스트로겐과 프로게스테론 및 프로게스틴을 사용하셔도 됩니다.

　일단 증상이 좋아지면 6-12개월 동안 사용량이 최소가 될 때까지 천천히 줄여주시면 됩니다. 동시에 프로게스테론과 프로게스틴의 사용량도 줄이셔야 합니다. 사실 심장이나 유방에 가장 안전한 방법은 에스트로겐을 줄였을 때 매일 프로게스테론을 사용하기보다3-6개월에 한 번씩 10-14일 정도 사용하는 것이 가지는 것이 좋습니다.

3) 만약 여러분이 뼈의 보호만을 원하신다면 알렌드론산나트륨 (alendronate)과 리세드로네이트(risedronate) 혹은 이반드로네이트(ibandronate)를 사용하십시오.

만일 콜레스테롤 수치를 안전하게 유지하는 것이 목적이라면 콜레스테롤 저하제인 스테틴(statin)계열 제품 중 하나를 사용하십시오.

유방암 발병 가능성이 높은 환자가 뼈의 보호를 원하는 경우 선택적 에스트로겐 수용체 조절제을 사용하십시오.

만일 이에 핫플래시 및 다른 증상까지 있다면 비호르몬제와 허브 및 약초 요법도 추가하십시오.

2. 장기적인 치료 (5년 이상)

에스트로겐 보조제를 장기적으로 사용할 이유가 있을 까요? 골밀도가 낮은 사람이면 그렇게 할 수 있습니다. 나쁜 콜레스테롤 수치가 높고 심장병에 대한 가족력이 있는 사람도 해당됩니다. 질 건조증과 요실금, 피부 건조 등이 있는 사람도 해당됩니다.

하지만 에스트로겐을 장기적으로 처방하는 것이 가장 좋은 방법일까요?

자료에 따르면 5~8년 정도 에스트로겐 보조제를 이용했을 경우에 암 발병 위험이 높다는 증거는 없으며 나쁜 결과가 나온 연구는 보통보다 많은 양을 사용하여 실험했기 때문입니다. 물론 치료기간이 2년이면 5년 동안 치료받는 것보다 더 안전합니다. 하지만 그 짧은 시간 안에 효과를 볼 수 없는 여성도 많습니다.

여기에서는 갱년기가 아닌 폐경 이후의 대체 요법을 이야기하는 것입니다. 여성이 아직 생리를 하고 있을 때 에스트로겐을 소량 투입히는 것은 가득 친 힝아리에 물을 한 방울씩 떨어뜨리는 것과 같습니다. 자신이 방출하는 호르몬이 증상 치료를 위해 사용하는 에스트로겐 보조제보다 훨씬 강합니다.

현재 시중에 있는 정보로 보아, 에스트로겐 치료가 폐경기의 유방암 발병률을 높일 가능성은 복용량과 복용 기간에 따라 다릅니다. 처음 5-7년간은 양에 따라 증가하는 위험은 거의 없고 소량만 사용했다면 7-10년까지도 위험하지는 않습니다. 에스트로겐을 최소량으로10년 이상 사용했을 때 유방암, 혈전, 방광 질환이 걸릴 위험성이 높아질 가능성은 연간 여성 만 명 중 3-8명 내외입니다. 이 정도 위험이면 에스트로겐 보조제의 유익을 누리기 위해 기꺼이 받아들일 사람도 많을 것입니다.

혈관과 신경계는 건강할수록 에스트로겐에 잘 반응합니다. 그러므로 초기에 치료를 시작하면 좋은 결과를 얻지만 늦게 시작하면 좋은 결과를 얻을 수 없습니다.

비교할 걸 비교해야지 - 여성 건강 연구(WHIR)에 대해

미국 여성 건강 연구는 수천 명의 여성에 대해 연구하는 대형 과학 연구 단체입니다. 지난 해 내내 이들이 했던 연구 결과가 신문 1면을 장식하면서 호르몬 대체 요법에 대한 수만 명의 의사 및 수백만의 환자의 인식을 바꾸었습니다. "호르몬을 영원히"라는 생각이 "호르몬은 절대 안 돼"로 바뀐 것입니다.

이런 경우 종종 진실은 양 극단의 중간쯤에 위치해 있습니다.

여성 건강 연구의 실험을 통해 알게 된 것은 호르몬은 유방암을 발병시킬 뿐 아니라 심장 질환을 예방하기는커녕 그 위험을 가중시킨다는 점입니다. 그 결과 호르몬 요법을 받는 여성에 대한 인식은 치매 환자보다 더 나빠졌고 호르몬 치료를 받는 주요한 이유인 갱년기 증상에도 호르몬 치료가 도움이 안 된다는 인식이 생겨버렸습니다.

그렇다면 여기에 숨겨진 사실들을 읽어봅시다.

"피실 험자 집단"이라는 말이 있습니다. 이 실험의 대상은 누구였을까요? 이 실험의 결과를 여러분에게 적용할 수 있을까요?

여성 건강 연구에 참여했던 여성의 나이는 평균67세입니다. 이들은 이미 갱년기를 넘어섰습니다. 그러므로 이 연구는 폐경기의 여성을 대상으로 한 것입니다. 즉, 폐경기 여성의 심혈관계에 에스트로겐이 장기적으로 미치는 영향을 조사하기 위한 연구입니다. 사실 갱년기이거나 갱년기 증상을 가지고 있는 폐경기 여성은 이 연구에 참여할 수 없었습니다. 왜냐하면 이 연구의 대조 집단에게 쓰이는 약에 들어있는 설탕성분이 갱년기 여성의 증상을 더 심하게 만들기 때문입니다.

에스트로겐이 단기적으로는 관상동맥 질환을 앓고 있는 여성에게 위험하다는 사실은 잘 알려져 있습니다. 에스트로겐에 의한 작은 혈류 변화가 이미 혈관이 좁아진 여성에게는 부작용을 일으킬 위험이 크기 때문입니다. 하지만 에스트로겐은 지질에 좋은 영향을 주어 혈관에 쌓인 플라크를 제거하기 때문에 장기적으로는 혈관을 보호하는 작용을 합니다.

하지만 이 연구의 피실험집단은 관상 동맥 질환을 앓고 있는 사람이 많을 것이라고 예상되는 폐경기의 여성입니다. 이들을 상대로 실험자들은 어떤 결과를 예상했던 걸까요? 물론 피실험자 가운데 부작용이 늘었습니다. 왜냐하면 실험 기간이 5년이라서 장기적인 실험에서만 알 수 있는 에스트로겐의 효과가 나타나기에 충분하지 않았기 때문입니다.

치매가 생긴다고요? 또 한 번 비교 대상을 잘못 선정했다는 말을 하고 싶습니다. 다른 대형 연구에서는 폐경기에 에스트로겐 요법을 시작하여 10년 정도 지속했을 경우 장기적으로 치매 발병 위험에서 보호해준다는 결과를 보여주고 있습니다. 반면 60세 이후에 호르몬 대체 요법을 시작하여 5-10년 정도를 지속한 경우 치매 발병률이 높아진 것을 볼 수 있습니다.

그러므로 여성 건강 연구의 피실험자들은 호르몬 대체 요법을 늦게 시작하여 장기적인 효과 보기 전에 끝내버렸기 때문에 이러한 결과를 얻은 것입니다.

또한 눈여겨 볼 것은 경구 제형 에스트로겐이나 프로게스틴을 사용한 피실험자 중 유방암과 심혈관계에 부작용이 나타난 경우가 있었다는 것입니다.

에스트로겐이 핫플래시나 기분 변화, 불면증을 개선시키지 않는다는 연구 결과에 대해서는 이 실험이 갱년기 증상을 가진 여성을 대상으로 하지 않았다는 말을 하고 싶습니다. 그러므로 애초에 갱년기 증상 완화를 예상할 수 없는 것이 당연한 것입니다.

또 한 가지, 여성 건강 연구는 단기적인 에스트로겐 요법이 안전하지 않다는 것을 증명하지 못했다는 것입니다. 하지만 에스트로겐을 심장 보호나 골다공증 예방으로 사용하는 것은 근시안적인 방법이라는 사실을 알 수 있습니다.

그리고 에스트로겐만 사용하는 것이 에스트로겐과 프로게스틴 인체 친화형 프로게스테론을 지속적으로 사용하는 것보다 유방암이나 심혈관계, 인지 작용에 대한 위험이 높인다는 것을 보여줍니다.

이러한 사실은 다음을 보여줍니다.
1. 에스트로겐은 최소량으로 사용하는 것이 효과가 있습니다. 그러므로 경피 흡수 호르몬이 가장 안전하고 효과도 좋습니다.
2. 지속적인 치료를 하시려면 프로게스틴보다는 프로게스테론을 사용하십시오. 인체 친화형 프로게스테론이 합성 호르몬보다 더 안전합니다.
3. 소량의 에스트로겐과 프로게스틴 혹은 프로게스테론을 주기적으로 사용하는 것이 가장 좋습니다. 그리고
4. 과도기가 필요한 동안만 에스트로겐을 사용하십시오. 지난 2-3년 동안 계속 치료를 받아 오셨다면 에스트로겐 양을 줄이고 프로게스토겐을 주기적으로 이용하십시오. 지난 7-8년

간 치료를 받으셨다면 경피 흡수 호르몬을 최소한으로 사용
하시고 프로게스토겐도 가능한 최소한으로 사용하십시오.

수잔이 이야기

수잔 라포앙뜨는 불룩한 지갑과 수북한 서류를 들고는 일곱 살
짜리의 총총 걸음으로 들어 왔습니다.

"만약 제가 여기 있는 걸 제 친구가 알면 매우 안 좋아할 거예
요. 저는 히피 생활을 오래했거든요."

화장을 하지 않은 얼굴에 젊은 사람들이 신는 버켄스톡 슬리
퍼를 신고 흘러내릴 듯 한 치마를 입은 그녀의 겉모습이 그러한
사실을 말해주는 것 같았습니다.

"저는 당귀, 감초, 복분자, 붉은 토끼풀, 승마(black cohosh)
를 달여 먹고 있어요. 하지만 아무것도 효과가 없군요. 사춘기인
제 아이들은 저를 미치게 하고 2주 후에는 시어머니까지 들어와
살기로 하셔서 그 때까지 몸이 나아지지 않으면 그냥 도망쳐 버
릴지도 몰라요!" 수잔은 편한 의자를 찾아 앉으며 한탄했습니다.

수잔의 16살짜리 아들은 이제 막 운전 면허증을 땄고 14살짜
리 딸은 감수성이 너무 예민해져 엄마 마음에 귀신같이 비수를
꽂는다고 합니다.

"마흔네 살쯤 되었을 때 생리 주기가 불규칙해지는 걸 보고 제
가 폐경으로 접어들고 있다는 사실을 알았어요. 작년에는 몸에

열이 오르는 증상이 심해지더니 기억력이 먹통이 되고 잠도 잘 못자겠더군요. 그래서 '자연 요법'을 받으러 갔는데 린이란 사람이 당귀와 폐경 보조제를 추천했어요. 그 보조제에는 감초, 복분자, 승마, 토끼풀 추출액이 들어있었지요. 제 친구 몇 명은 이 방법으로 증상이 거의 멈추었다고 했어요. 시간이 걸리는 건 알고 있었지만 이 요법을 거의 1년 째 하고나니 폐인이 될 지경이더군요. 꺼려지는 감도 있지만 좀 더 강한 치료가 필요해요."

수잔은 이제 46세로 갱년기의 중반이라고 할 수 있습니다. 하지만 유방암이나 심장 질환에 대한 위험 요소는 딱히 많지 않은 상태였습니다. 콜레스테롤 수치도 나쁘지 않았고 혈압도 정상이었습니다.

수잔은 5개월 전에 마지막으로 월경을 했고 그 전에 6-9개월 동안은 생리가 불규칙했다고 합니다.

우리는 치료법에 대해 논의했습니다. 약초 요법을 계속해도 괜찮지만 콩 섭취량을 늘리고 핫플래시와 스트레스 조절을 해야 했습니다.

사실 저는 10대 자녀들을 치료에 연결시키는 데에는 관심이 없었고 수잔 스스로가 증상을 유발시킨다고 인정했지만 절대 끊을 수 없을 거라고 말한 커피를 끊게 할 생각도 없었습니다. 수잔이 그러한 치료에 반대했기 때문입니다. 하지만 수잔은 확실히 치료에 협조할 준비가 되어 있었습니다. 이미 스트레스가 있는 대로 쌓여있는 수잔에게 삶의 무게를 더욱 가중시킨 것은 바로 매우 깐깐한 그녀의 시어머니가 2주 안에 집에 온다는 사실이었습니다. 이 때문에 수잔은 병원 방문을 서두르게 된 것입니다.

"그 때까지 제 자신을 추슬러야 해요. 그렇지 않으면 죽어버릴지도 몰라요. 그래서 저는 호르몬이 필요해요." 수잔은 농담반 진담반으로 말했습니다.

그리고 수잔이 살아온 이야기를 듣는 동안 저는 그녀의 성욕이 지난해에 눈에 띄게 저하되었음을 알 수 있었습니다. 아직 오르가즘은 느끼고 있지만 남편이 자신을 만지는 것에 신경 쓰지 않게 된 것입니다. 그리고 이 것 또한 스트레스가 되었다고 합니다.

수잔이 비교적 빠른 시간 내에 문제를 해결하기 원했고 이미 수치가 낮은 테스토스테론을 더 고갈시키고 싶지 않았기 때문에 에스트라디올을 약간 많이 사용하기로 했습니다. 우리는 시판되는 에스트라디올 패치와 합성 에스트로겐 크림을 제조하는 것 중 무엇이 좋을 지에 대해 말했습니다. 수잔은 의사가 직접 제조한 약에 대해서는 보험 혜택을 받지 못했기 때문에, 그냥 패치를 사용하기로 했습니다. 이와 함께 저는 경구 제형 마이크로 프로게스테론을 처방하여 나중에 경과가 괜찮으면 경피 흡수 크림으로 전환할 가능성을 열어두었습니다. 그리고 수잔의 생리 주기가 몇 달 안에 끝날지도 확인해보려고 했습니다. 저는 수잔에게 에스트라디올과 프로게스테론 치료를 받을 경우 자궁 내막이 형성될 것이며 배란이 계속되고 있다면 불규칙한 출혈이나 생리를 할 수도 있다고 말했습니다. 저는 수잔에게 생리 일지를 기록하기 위한 차트를 주었고 한 달 안에 다시 가져오라고 말했습니다.

4주 후에 돌아온 수잔은 훨씬 나아졌습니다. 불편한 증상들도 모두 까마득해졌고 시어머니는 맞이하는 데에도 아무 문제가 없었다고 합니다. 하지만 아직도 성욕이 많이 낮았기 때문에 테스토스테론 보조제에 대해 논의하게 되었습니다. 그래서 저는 소량의 로션을 처방하기로 했습니다. 마이크로 테스토스테론을 로션같이 만들어 매일 밤에 바르고 상태가 좋아지면 일주일에 3-4회로 줄이도록 한 것입니다. 나중에 얼마나 좋아졌는지 확인하기 위해 타액에 있는 테스토스테론을 검사했습니다. 동시에 호르몬 사용량을 점점 줄이기 위해 에스트라디올 양을 3-4 개월 동안 천천히 줄이도록 했습니다. 처음에는 패치의 10퍼센트를 잘라내고 그 다음에는 매주 5-10퍼센트씩 자르는 것을 계속해서 패치 크기가 처음의3분의 1이 될 때까지 하기로 했습니다.

다섯 달 후인 7월에 수잔은 경과를 확인하기 위해 돌아왔습니다. 수잔은 호르몬 양을 줄이려고 할 때마다 증상이 재발하는 것을 보고는 원래 크기의 패치를 계속 사용하고 있다고 말했습니다. 지난 5개월 간 세 번의 출혈이 있었는데 그 중 두 번은 생리하는 것처럼 일정 기간 동안 있었고 한 번은 그보다 더 짧고 출혈양도 적었다고 합니다. 또한 테스토스테론 로션은 바르지 않고 있다고 말했습니다. 콜레스테롤 수치, 스트레스, 수면의 문제도 훨씬 좋아졌습니다.

저는 다시 한 번 패치의 크기를 서서히 줄여보기로 했고 자궁 내막의 비정상적인 근육 형성을 차단하기 위해 프로게스테론을 매일 소량 복용하라고 했습니다.

그리고 3개월 후에 수잔을 다시 보기로 했고 용량 줄이기와 자궁 내막에 과잉 근육 형성 방지가 잘 되었는지 확인하기 위해 간단한 초음파 검사를 하기로 했습니다. 그 후 6개월 안에 호르몬양을 너 줄이고 프로게스테론 사용량도 함께 줄일 수 있다면 좋을 것입니다. 만일 모든 것이 잘되면, 2년 안에 최소량만 사용하도록 패치를 줄일 수 있을 것입니다.

수잔은 호르몬 요법을 얼마나 오래 해야 하는가에 대한 질문을 많이 했습니다.

"한 번에 한 가지씩, 서두르지 마십시오. 단기적인 에스트로겐 치료는 몸에 부작용이 없습니다. 1~3년 안에 호르몬 사용량을 최소한으로 줄이면 폐경이 왔을 때 호르몬 치료를 계속할 것인지 아니면 최소한으로 지속할지 결정할 수 있을 것입니다. 또 그때가 되면 더 좋은 방법이 나와 있을지 또 누가 알겠습니까."

♥ 팁: '위험'에 대한 철학적인 한마디

어떤 요법의 위험과 부작용을 자신에게 연결시켜 평가할 때, 자신이 "치료"를 목적으로 하느냐 "예방"을 목적으로 하느냐에 따라 감수할 수 있는 위험의 정도가 달라질 수 있습니다.

즉 문제를 예방하려고 할 때보다 그 문제를 치료하려고 할 때 부작용에 대한 가능성을 더 크게 수용할 수 있을 것입니다.

또한 연구 결과나 신문 기사를 읽을 때 상대적인 위험과 절대적인 위험의 차이를 이해하시길 바랍니다. 우선 특정한 질병을 일으키는 숫자나 가능성이 만에 하나나 천에 하나처럼 매우 작다면 상대적인 위험은 클지 몰라도 절대적인 위험은 낮은 것입니다. 예를 들어, 어떤 치료로 인한 부작용이 매년 여성 만 명 중 일곱 건 정도 발생한다면 치료를 받지 않은 여성과 비교했을 때 상대적인 위험은 높지만 사실 만 명 중에 일곱 명이면 많지는 않다는 것입니다.

치료를 받는 사람 중에서 일정한 비율로 부작용이 나타난다고 설명하는 사람이 많습니다. 하지만 이 비율은 실험 군이 아닌 대조군 내에서 부작용이 발생한 비율과도 비교해야 할 것입니다. 치료나 예방법을 결정할 때 이러한 지식을 기본으로 하면 매우 도움이 됩니다.

갱년기 치료에 대한 다양한 대안

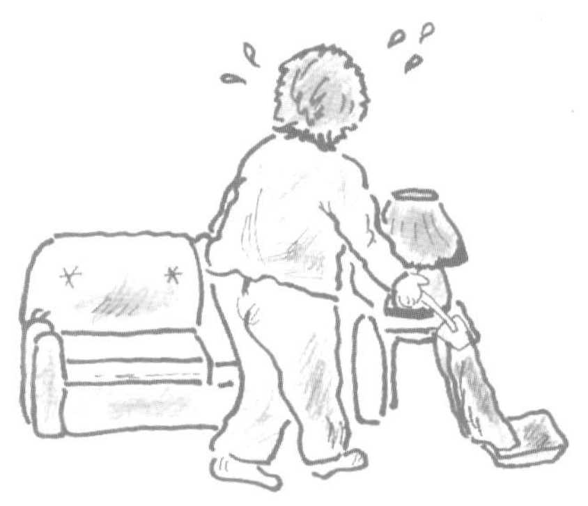

허브, 약초, 보조제 및 기타 비호르몬제

많은 중년 여성들은 갱년기 증상을 치료하기 위해 기존의 호르몬 대체 요법이 아닌 다른 대체 요법을 찾습니다. 그들은 호르몬 요법의 부작용에 매우 신경을 쓰고 유방암을 두려워하며 변형 에스트로겐을 만들 때 암말들을 학대한다는 의혹을 제기하거나 인간이 생성하는 호르몬과 동일하지 않은 호르몬에 대한 비판을 하기도 합니다.

이 호르몬 요법을 대체할 치료법을 이용하기 위한 돈이 매년 10조 원 이상 들어갑니다. 이러한 방법에는 어떤 것이 있을까요? 어떤 것들이 효과가 있고 언제 어떻게 얼마나 사용해야 할까요? 어떤 조합이 효과가 있고 어떤 조합이 위험할까요? 어떤 비호르몬 요법과 생활 습관이 중년 여성의 삶의 질을 높일 수 있을까요?

의사들은 해가 갈수록 대체 요법에 대한 정보를 더 많이 알게 될 것입니다. 그리고 선택의 폭이 넓어짐에 따라 개인에게 맞춘 치료를 하기가 더 쉬워질 것입니다.

"자연적"이란 무엇인가?

식물에서 만든 모든 제품, 동물이든 식물이든 살아있는 유기체에 근원을 둔 제품이라고 대답하신다면 정확합니다. 이러한 정의로 볼 때, 임신한 암말의 소변에서 추출한 프리마린(Premarin)이라는 합성 호르몬은 자연적이라고 할 수 있습니다.

하지만 식물에게 자연적인 것이 사람에게도 자연적일까요? 그 물질은 어떻게 우리 몸에서 대사 작용을 하고 신체에 어떤 영향을 미칠까요? 또 체내의 물질과 어떻게 상호 작용을 하고 다른 약에는 어떻게 반응할까요? 사용하고 있는 약을 의학적으로 충분히 뒷받침할 수 없다면 자기 몸에 직접 실험해보는 것이 가장 빠른 방법입니다. 사실 프리마린을 현재 사용되는 양 보다 훨씬 많이 사용해도 매우 안전합니다. 하지만 최근에 이 약이 폐경기의 여성에게 뇌졸중, 심장 발작, 혈전 및 유방암 발병률을 높인다는 연구 결과가 나온 적이 있었습니다.

그러므로 자연적이라는 말은 호르몬제, 헤어제품, 비타민, 자양강장제, 살충제, 식료품 등 모든 상품을 팔기 위해 사용하는 광고 장치에 불과합니다.

자연적이란 무엇을 말합니까? 프리마린이 자연적일까요? 에스트리올, 에스트라디올, 에스트로겐 복합 호르몬 크림 혹은 경구 에스트로겐이나 에스트라디올 패치는 어떨까요? 이런 것들이 자연적일까요? 에스트라디올 패치는 좀 더 정확히 말하자면 실험실에서 식물로부터 추출한 인체 친화형 합성 호르몬입니다. 즉, 자연에서 찾은 분자를 조작한 것입니다.

그렇다면 콩이나 붉은 토끼풀에서 추출한 이소플라본은 자연적일까요? 더 정확하게 말하면 이것들은 피토에스트로겐이라는 식물성 호르몬으로 에스트로겐은 아니지만 에스트로겐과 같은 역할을 합니다.

승마, 달맞이꽃 기름, 서양모형(chasteberry)와 같은 것은 자연적일까요? 정확하게 말하자면 이것들은 식물성 약초들입니다.

툭 터놓고 이야기 해 봅시다. 자연적이란 말은 사람들을 구슬려 어떤 상품을 사도록 하는 매우 혼란스러운 말입니다. 그냥 인체 친화형 호르몬, 식물성 에스트로겐, 허브나 약초라고 말하는 것이 더 좋습니다.

이러한 보조제의 안전성 및 효과를 변형 암말 에스트로겐과 같은 기존의 호르몬 치료와 비교한 연구는 거의 없습니다. 그러므로 이러한 대체 요법의 안정성에 대한 어떤 평가를 할 수 없는 것은 그 안전성에 대한 실험조차 제대로 된 적이 없기 때문입니다. 라틴어에 카비아트 엠터(Caveat emptor)라는 말이 있습니다. "사는 사람이 주의 깊게 봐야지(누굴 탓해)." 라는 뜻입니다.

운동, 식습관, 생활 방식 개선

세상에 공짜는 없는 법입니다. 호르몬이나 비 호르몬, 허브, 약초 등 무엇을 선택했던지 간에 편히 소파에 앉아 TV를 보면서 맥주를 홀짝홀짝 마시고 사탕을 먹으면서 상태가 좋아지고 건강해질 것을 기대할 수는 없을 것입니다.

각 문화권마다 폐경의 양상이 다른 이유는 식습관과 생활습관 때문일 것입니다. 섬유질이 많은 식단을 사용하면 심혈관계 질병에 대한 위험이 줄어들고 지방을 덜 먹는 식습관은 콜레스테롤을 줄이며, 항산화제 성분과 콩류를 많이 먹으면 핫플래시나 다른 갱년기 증상을 줄일 수 있습니다.

그러므로 생활 방식을 몇 가지 개선하면 증상을 관리하는 데에 도움을 줄 것입니다. 그 예로, 금연은 심혈관계 질환과 골다공증의 위험을 줄여주고 핫플래시도 줄여줍니다. 알코올 섭취를 줄이는 것도 핫플래시와 골다공증에 도움이 됩니다. 정기적인 성생활을 하면 질 건조증에 도움이 되고 우울증을 개선할 수 있습니다. 정기적으로 햇빛을 쐬는 것도 우울증과 골다공증 위험을 줄입니다. 긴장 이완과 스트레스 해소도 심혈관계 질환 및 우울증을 회복시켜 줄 것입니다. 너무 더운 곳에 있거나 스스로 핫플래시를 유발한다고 생각하는 것을 피하면 핫플래시도 줄어듭니다.

하지만 무엇보다 운동이 가장 중요합니다. 단순히 살을 빼기 위해 운동하지 마십시오. 건강해지고 잠을 더 잘 자기 위해, 기분이 더 좋아지기 위해, 행복해지기 위해 운동을 해야 합니다.

운동은 꼭 좋아해서 하는 것이 아닙니다. 여러분이 식탁에 음식을 올려놓기 전에 꼭 해야 하는 것이며 심신의 건강을 위해 꼭 해야 하는 것입니다.

하루에 30~45분 정도 숨이 차고 땀이 나는 운동을 하고 일주일에 적어도 4,5번은 근력 운동을 할 것을 권장합니다.

에어로빅, 파워 워킹, 자전거, 조깅, 수영처럼 집이나 헬스클럽에서 할 수 있는 운동부터 테니스, 농구, 배구 등의 운동까지 뭐든지 하십시오. 숨이 차고 땀이 나는 운동이면 됩니다. 매일 45~60분 정도를 운동 시간으로 떼어 놓으십시오. 여기에 사용하는 시간만큼 다른 곳에서 기분이 좋아질 것입니다.

비타민과 미네랄

1. 칼슘, 마그네슘, 비타민D

어떤 방법을 통해서 골다공증 예방과 치료를 하던지 칼슘과 비타민D 보조제를 적절히 복용하는 것이 핵심입니다.

하루에 30분만 햇빛에 노출되어 있으면 비타민 D의 적정 섭취량을 충족시킬 수 있습니다. 햇빛에 잘 노출되지 않는 여성이라면 보조제로 이것을 보충할 것을 권장합니다. 미국에서는 우유, 요구르트 등의 유제품에 비타민D가 첨가됩니다. 비타민 D는 비타민이나 미네랄 보조제에도 들어 있습니다.

칼슘 권장량은 하루에 대략 1000-1500mg입니다. 그 중 식품으로 섭취하는 것이 아주 중요합니다. 그것이 여의치 않다면 알약 형태로 드셔도 됩니다.

칼슘과 1대 2 비율로 적절히 마그네슘을 섭취하는 것이 뼈 건강에 도움이 될 것입니다. 즉 하루에 600mg 정도 섭취하면 충분합니다.

2. 비타민 E

비타민E를 섭취하면 혈중 콜레스테롤을 낮추어 아테롬성 동맥 경화를 예방하는 데 도움을 줍니다. 또한 갱년기 여성의 핫플래시를 줄이는 데에도 도움이 됩니다.

3. 비다민B6, B12, 엽산

다양한 비타민B군을 보충하면 골다공증과 심혈관계 질환을 줄이는데 도움이 됩니다.

우유 및 유제품, 붉은 살코기는 신진 대사 작용을 통해 혈관과 심장에 안 좋은 영향을 미치는 호모시스테인이라는 혈중 단백질로 변화되기 때문에 이것이 무해한 아미노산이 되기 위해서는 B6, B12, 엽산을 적절하게 섭취해야 합니다. 그렇지 않으면 호모시스테인 수치가 높아져 흡연만큼이나 심혈관계 건강에 안 좋은 영향을 미칩니다. 에스트로겐도 호모시스테인 수치를 조절하는데 도움이 됩니다.

보조 식품: 허브, 약초, 식물성 에스트로겐

폐경에 대한 소위 대안 치료는 매우 광범위하게 사용되어 호르몬 대체 요법을 대안 치료라고 말하는 게 더 정확한 표현이 될 정도입니다. 반 이상의 갱년기 여성들은 비타민, 허브, 콩과 같은 대안 치료를 통해 증상을 치료에 대한 도움을 받고 있습니다. 이들 여성의 약 20퍼센트는 대안 치료만을 이용하고 있고 약 25퍼센트 정도는 기존의 호르몬 대체 요법과 병행하고 있습니다. 이에 비해 호르몬 대체 요법만 사용하는 여성들은 20퍼센트 정도 밖에 되지 않습니다.

많은 여성들이 기존 호르몬 치료에 만족하지 못해서 대안 치료로 전향 하는 것이 아니라 대안 치료가 자신의 건강과 삶을 유지하기 더 좋다고 생각하기 때문에 그렇게 한다고 합니다.

1. 허브와 약초

현재 시판되는 약의 절반 정도는 식물성 호르몬제품입니다. 이들 약품의 원료는 식물에서 추출되어 화학 처리를 거치게 되는데 이를 인체 친화형 호르몬이라고 합니다.

식물은 허브, 기름, 알약, 차, 추출액의 형태로 치료에 사용됩니다.

벌크 허브란 생 허브나 말린 허브를 가루나 미립자 형태로 사용하는 것으로 차나 추출액을 만듭니다. 종종 캡슐이나 타블렛 형태로 제조되기도 합니다.

허브 기름은 허브를 지용성 화학 물질로 압축시킨 것으로 몸에 바르는 등의 용도로 사용됩니다.

타블렛이나 캡슐은 정확한 사용량이 정해져 있어 사용하기 편합니다.

허브 추출액은 허브를 알코올과 함께 압축하여 추출한 것으로 물에 섞거나 입이나 혀 아래 직접 발라 사용합니다.

허브 차는 뜨거운 물을 부어 허브를 우려낸 것입니다. 이러한 경우 우려내는 시간에 따라 그 효과가 달라집니다.

허브라는 말이 식물의 잎이나 줄기만을 가리키는 반면, 식물성이라는 말은 식물의 씨, 꽃, 과일, 뿌리 등 모든 부분에서 추출한 식품이나 보조제를 말합니다.

승마(Black cohosh)

미나리아재비 과인 승마는 인디언들의 재래 의학에서 오랫동안 사용되어 왔습니다. 그들은 이 식물의 뿌리를 달여 생리통, 근육통, 배탈, 관절염 치료를 위해 마셨습니다. 승마 추출액은 독일에서 60년 이상 사용되었고 에스트로겐 수용체가 이것과 결합한다는 연구 결과가 있습니다. 사용하는 데 대한 주의 사항은 크게 없습니다.

여러 연구에서 핫플래시를 50~ 75퍼센트 정도 줄이는 등의 놀랄만한 효과를 보여준 반면, 다른 연구에서는 대조군과 비교한 결과 별다른 효과가 없다고 말하고 있습니다.

정량은 하루에 두 번 추출액 40 방울 정도를 복용하는 것으로 타블렛으로 하면 20mg짜리 두 알 정도가 되겠습니다. 일반적으로 부작용은 없는 편이지만 위에 부담이 가는 경우가 있고 어지러움, 두통, 떨림 등이 나타나기도 합니다.

붉은 토끼풀

붉은 토끼풀은 식물성 에스트로겐을 함유하고 있고 인디언들이 백일해(百日咳), 통풍(痛風), 암 등을 치료하기 위해 사용했습니다.

하지만 연구 결과 엇갈린 분석이 나왔습니다. 어떤 연구에서는 붉은 토끼풀 추출액이 핫플래시를 완화시키는 데 효과가 있다는 점을 입증하지 못한 반면 다른 연구들은 하루에 이 추출액을 40mg 정도 복용한 여성들이 눈에 띄는 효과를 보았다는 결과를 내놓았습니다.

붉은 토끼풀은 1946년 효과가 없다는 이유로 미국 약전에서 삭제되었습니다. 그러나 붉은 토끼풀 성분이 함유된 프로멘실(Promensil)이라는 약은 이 식물에서 합성한 이소플라본을 통해 핫플래시 증상에 전반적으로 긍정적인 효과를 내고 있는 것으로 알려져 있습니다.

이 식물의 정량이 다수의 여성들이 사용하기에는 다소 적었다는 것이 몇몇 연구에서 좋지 않은 결과가 나온 이유가 되었을 가능성도 있습니다.

다른 허브 및 식물성 제품처럼 붉은 토끼풀이 효과를 내기 위해서는 2-3개월 정도가 필요합니다. 하지만 이 식물이 에스트로겐과 같은 효과를 내는지에 대해서는 연구된 바가 없습니다.

달맞이 꽃

인디언들은 달맞이꽃의 잎, 뿌리, 씨받이를 음식으로 만들어 먹었고 추출액을 만들어 다양한 증상을 치료했습니다. 오늘날 사용되는 달맞이꽃과 그 씨를 압착한 기름에는 감마리놀렌산과 오메가 6 지방산이 풍부합니다.

달맞이꽃 기름이 습진 등의 증상을 치료한다는 연구 결과들이 나와 있지만 핫플래시에는 별다른 효과가 없는 것 같습니다. 생리 때에 유방 압통을 줄이기 위해 달맞이꽃 기름을 이용한 연구 결과 그 효과가 매우 불규칙했습니다.

달맞이꽃 기름은 혈액 응고를 방해하는 물질을 함유하고 있어서 출혈의 위험이 있거나 혈액이 잘 응고되지 않는 사람의 경우 의사의 지시에 따라 사용해야 합니다.

세인트존스워트

이 꽃의 추출액은 몇 세기 동안 경미한 우울증을 치료하기 위해 사용되어 왔습니다. 이 꽃은 하이페리신(hypericin)과 엽록소를 함유하고 있습니다.

권장량은 하루에 추출액 300mg으로 하루에 타블렛 3정 정도가 되겠습니다.

항우울제의 그것과 비슷한 입이 마르고 어지럽고 변비가 생기는 등의 부작용이 있습니다.

은행

이 식물은 광범위한 질병에 효과를 내는 것으로 알려져 있습니다. 기억력 향상 및 뇌에 공급되는 혈액과 산소의 양을 늘려 노화에 따른 인지 능력 감퇴를 막아주는 것 등이 있습니다.

은행이 기분 변화에 미치는 영향에 대해서는 정확한 정보가 없지만 항우울제 처방에 따른 성기능 저하를 치료하는 데에 도움이 됩니다.

은행은 혈액 응고를 방지하는 효과가 있기 때문에 아스피린이나 항응고제와 함께 사용해서는 안 됩니다. 또한 은행나무가 비타민E를 만나면 상승작용을 일으키기 때문에 비타민E를 많이 섭취하고 있는 사람이라면 사용에 주의해야 합니다.

당귀

당귀는 안젤리카의 일종으로 여성 질환에 가장 일반적으로 처방하는 중국 약재 중 하나이며 생리 주기를 일정하게 만들어 준다고 합니다. 또한 자궁을 강화시키는 역할을 하고 에스트로겐과 비슷한 활동도 한다고 전해집니다.

어떤 여성들은 당귀로 핫플래시 증상 완화에 효능을 보았다고 말하지만 과학적인 연구로는 그러한 효과를 증명하지 못했습니다. 중국에서 당귀는 다른 약재와 섞어서 처방하는 반면 미국에서는 독립적으로 처방하고 있습니다.

당귀는 혈액 응고를 막는 성분을 함유하고 있기 때문에 다른 항응고제와 함께 사용해서는 안 됩니다. 또한 감광성이있기때문에자외선노출과관련해피부암을유발할가능성도있다는우려가있습니다.

쥐오줌풀

쥐오줌풀이나 털 쥐오줌풀은 전통적으로 정신안정제나 수면제로 사용되었습니다. 이 식물에 함유된 감마아미노낙산에 이러한 효능이 있는 것으로 알려져 있습니다. 카모마일에서도 이 비슷한 성분을 찾을 수 있습니다.

추출액이나 차로 섭취했을 때 안정 작용이나 정신을 차분하게 하는 효과가 있어 천연 수면제로 자주 이용됩니다.

이러한 제품을 선택할 때에는 1회 분량 당 발레리안 산 함유량이 얼마나 되는지 명시되어 있는 것이어야 하며 300~60mg을 복용히는 것이 좋습니다. 취침 1시간 진에 복용하면 최고의 효과를 냅니다.

별다른 주의 사항은 없지만 70세 이상의 환자가 사용할 때에는 소량으로 시작해야 합니다.

감초

감초는 인삼, 호로파, 사르사 뿌리, 고투 콜라, 야생 마, 당귀와 함께 에스트로겐과 비슷한 역할을 하는 것으로 알려진 식물 중 하나입니다.

톱 야자

이 식물은 미약하지만 에스트로겐과 비슷한 활동을 합니다. 그러나 이것의 추출액은 훨씬 더 강한 역할을 합니다. 하지만 성욕을 활성화에 대한 효능은 아직 증명되지 않았습니다.

서양모형

일부에서는 질 건조증, 폐경, 우울증 치료를 위해서 추천하기도 하는 이 식물은 프로게스테론과 같은 효능을 가진 엽록소와 글리코사이드를 함유하고 있고 생리 주기 후반에 사용하면 월경 전에 일어나는 우울감이나 유방 압통을 완화시키는데 도움이 됩니다.

일반적으로 월경 전 증후군을 제어하기 위해서는 매일 추출액 20mg을 섭취하는 것이 좋고 3개월은 지속적으로 복용해야 효과를 볼 수 있습니다.

인삼

인삼의 종류는 가시오가피, 고려 인삼, 서양삼, 백삼, 홍삼 등 다양합니다. 모두 강장제라고 부르며 스트레스에 도움을 주고 면역력을 길러줍니다. 안타깝게도 인삼이 항산화제와 정력제와 같은 효능이 있거나 운동 기능을 강화시킨다는 증거는 아직 없습니다.

인삼 뿌리는 에스트로겐과 비슷한 속성 때문에 질의 출혈과 유방압통을 유발할 수 있습니다. 인삼을 꿀에 재어서 나오는 제품이 많은데 알레르기가 있는 사람들은 조심해야 합니다.

야생 마

마 추출액, 타블렛, 크림에는 프로게스테론 대체 성분이 있으며 천연 DHEA의 보고라고 알려져 있습니다. 이 식물에서 나오는 스테롤 추출물은 주로 프로게스테론, DHEA, 혹은 다른 스테로이드의 생합성에 주요 성분으로 사용됩니다. 멕시코산 마 추출물은 자체 내에 에스트로겐과 비슷한 기능을 하는 식물성 스테롤을 함유하고 있습니다.

이 식물에서 나오는 천연 프로게스테론은 갱년기와 폐경기 증
상에 대한 치료 효과가 뛰어나다는 평을 받고 있으며 최근 연구
의 대상이 되고 있습니다. 골밀도 개선에 대한 눈에 띄는 효과가
발견된 것은 아니지만 핫플래시 치료 효과는 주목할 만 합니다.
적정량을 사용한다면 호르몬 대체 요법을 사용하는 여성들의 자
궁암 예방 차원에서 사용하는 경구 제형 프로게스틴이나 프로게
스테론을 대체하여 사용할 수 있을 것입니다.

카바 카바

이 허브는 몇 세기 동안 남태평양에서 안정제로 사용되어 왔습
니다. 폐경기의 환자들은 수면과 불안감을 진정시키기 위해 이
허브를 사용합니다. 특정한 금기 사항은 없지만 신경안정제나
알코올과 함께 섭취할 때에는 주의해야 합니다.

카바 허브를 이용한 제품은 알약 하나 당 카바 락톤을 70mg
넣는 것이 표준입니다. 그리고 일일 권장량은 140~ 220mg의
카바 락톤을 섭취하는 것입니다. 대부분의 경우 잠자기 전 캡슐
한두 개를 먹는 것이 가장 효과적입니다.

식물성 에스트로겐

식물성 에스트로겐은 에스트로겐과 비슷한 효과를 내는 식물
에서 추출한 천연 합성물입니다. 이러한 에스트로겐은 세 그룹
으로 분류할 수 있습니다.

첫 번째로 이소플라본은 대두, 밤콩 등 콩류나 붉은 토끼풀에 특히 많은 식물성 스테롤입니다.

리그난은 식물 세포벽의 구성요소로 식물과 장내 세균의 작용의 결과로 얻을 수 있는 물질입니다. 씨에서 얻은 기름, 특히 아마씨유에 많이 함유되어 있습니다.

붉은 토끼풀, 해바리가씨, 콩눈에는 고밀도의 코우메스탄이 있습니다.

식물성 에스트로겐의 활동은 다양합니다. 적어도 동물에게 실험했을 때 에스트로겐이나 항 에스트로겐 작용, 항산화작용과 항돌연변이작용, 항염증작용 및 항암 효과가 나타났습니다.

한국, 중국, 일본과 같이 이소플라본 수치가 높은 음식을 섭취하는 나라는 서구식식단을 섭취하는 나라보다 핫플래시나 심혈관계 질환, 유방암, 대장암, 자궁암, 전립선암 발병률이 낮기 때문에 식물성 에스트로겐의 역할에 대한 관심이 고조되고 있습니다.

아시아식 식단으로는 보통 하루에 이소플라본을 40-60mg 섭취할 수 있는 반면 미국식 식단으로는 하루에 3mg도 섭취할 수 없습니다. 서구식 식단은 우리 몸을 순환하는 에스트로겐을 근육에 많이 노출시켜 유방암, 대장암, 자궁암 발병률을 높이고 에스트로겐 수치의 기복이 심할 때 나타나는 갱년기 증상이 심해지게 됩니다.

대두나 다른 콩 함량이 많은 식단은 호르몬의 신진 대사를 조절하고 암세포의 성장을 제어하여 암 발병 위험을 줄여줄 뿐만

아니라 다량의 섬유질을 공급하여 장운동을 활성화시켜 성호르
몬의 수치를 조절합니다.

　콩은 아무리 잘게 자른다 해도 효과가 줄어들지 않습니다. 콩
의 유일한 단점이 하나 있다면 때때로 복부 팽만감이 생긴다는
것입니다.

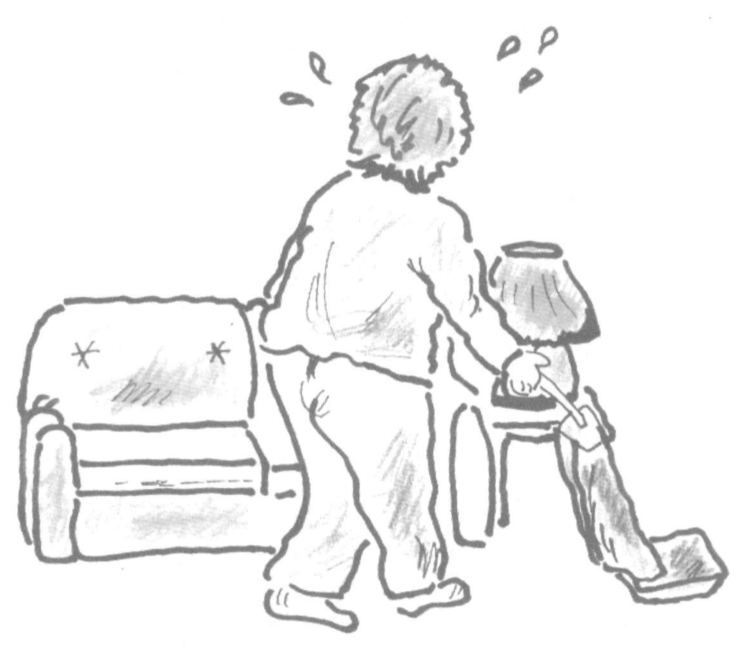

콩 단백질만큼 집안일에 힘을 주는 건 없는 것 같아.

DHEA

DHEA는 때때로 '어머니 호르몬'이라고도 불리는데 우리 몸의 부신에서 자연적으로 생성하며 약국에서 처방전 없이 구입할 수 있습니다. 이 호르몬은 에너지를 고양시키는 효과를 내고 에스트로겐과 안드로겐 같은 효과를 내기 위해 만들어졌습니다. 하지만 DHEA의 장기적인 효과와 권장 섭취량에 대해서는 아직도 더 검증할 필요가 있습니다.

이전의 연구들에 의하면 DHEA가 골밀도와 면역 기능을 개선시키며 전체적인 콜레스테롤 수치를 낮추고 우리 몸이 설탕을 분해하는 기능을 높인다고 합니다. 그런데 이 호르몬을 하루에 25mg만 섭취해도 테스토스테론과 에스트로겐 수치가 눈에 띄게 높아진다는 사실이 발견되었습니다. 그러므로 이러한 호르몬의 증가로 인해 DHEA가 골밀도와 에너지 수준에 영향을 주게 되는 것입니다. 최근의 연구들에 따르면 DHEA가 인슐린 저항, 비만, 코티졸 증가에 의한 스트레스, 면역 기능 이상에 효과가 있다는 것을 보여주고 있습니다.

이미 알고 있는 사실과 더 알아야 할 것

몇몇 새로운 연구들이 진행되고 있긴 하지만 미국에서 식물에 대한 과학적 정보의 양은 매우 제한적입니다. 게다가 아시아 및 유럽에서 나온 몇몇 연구 결과들은 혼란을 가중시키고 있습니다.

1. 대두 및 이소플라본에 관한 연구입니다. 제한적인 연구에 기초하긴 했지만 대두를 사용하면 핫플래시를 줄이는데 분명 도움이 됩니다.

2. 승마(Black cohosh)에 대한 연구 결과는 상충되는 점이 있습니다. 어떤 연구에서는 환자를 안심시키는 효과 외에는 없다고 하지만 다른 연구에서는 수면 장애, 기분 악화, 핫플래시에 대해 실질적인 효과를 얻을 수 있었다고 합니다.

3. 달맞이 꽃 기름에 대해 대규모 과학 연구를 한 결과 핫플래시를 감소시키는 효과를 입증하지 못했다고 합니다. 하지만 이 식물이 해로운 것은 아닙니다. 몇몇 사람들에게는 효과를 냅니다. 그러므로 만일 이것을 이용해 효과를 보셨다면 계속하시기 바랍니다.

4. 인삼이 핫플래시 증상을 개선시킨다는 점은 발견되지 않았지만 피로나 우울, 전체적인 건강과 몸 상태를 향상시키는 데에는 큰 효과가 있다는 결과가 나왔습니다. 인삼이 여성의 성욕에 미치는 효과에 대해서는 아직 연구된 바가 없습니다.

5. 당귀가 그 자체로 핫플래시를 줄이는 효과가 있다는 증거는 아직 없습니다. 하지만 당귀는 중국 의학에서 단독으로 사용된 적이 없고 약초 치료를 하는 사람들은 식물들을 적절히 배합할 때 생기는 시너지 효과를 이용해야 한다고 말합니다. 최근 연구에서는 당귀와 인삼을 섭취한 여성들에게서 유방암 세포주(MCF-7)가 증식되는 결과가 나타나고 있으며 승마나 감초를 섭취한 여성에게서는 이러한 현상이 나타나지

않았다고 합니다.

6. 세인트 존스 워트는 많은 연구를 통해 경미한 우울증과 계절에 따른 우울증에 대한 효과가 입증되었습니다.

7. 기존의 연구에 따르면 쥐오줌풀이 수면 효과를 준다는 증거는 거의 없습니다. 하지만 저의 환자 중 몇몇은 효과가 있다고 말하고 있습니다.

8. 체스트베리에서 추출한 바이텍스에 항호르몬 작용이 있다고 하여 유방 압통 치료에 사용되지만 실제로는 그 효과가 거의 입증되지 않았습니다. 하지만 기분 변화, 분노, 두통, 유방의 압통에 대한 연구에서는 큰 효과를 보였습니다. 그러나 복부 팽만감과 같은 생리 증상에는 영향을 미치지 않았습니다.

9. 인체 내에서 생산하지 못하는 성분이기 때문에 야생마나 멕시코산 마에서 나온 호르몬에 효능이 있을 거라고는 생각하지 않았지만 연구 결과 역시 에스트로겐이나 프로게스테론의 효능 둘 다 가지고 있지 않습니다.

야생 마 추출물을 이용한 상품의 다수는 마 성분이 거의 없고 프로게스테론으로 효과를 위장하고 있습니다. 그러므로 마 성분 자체가 아닌 호르몬 때문에 갱년기나 생리 이상 치료에서 효과를 내는 것이라고 할 수 있습니다.

하지만 이러한 사례는 야생 마에서 추출한 인체 친화형 호르몬이나 직접 제조하는 호르몬과는 별개입니다.

이처럼, '천연'이라는 말이 항상 안전성이나 효능을 보장하는 것은 아니며 약과 허브를 같이 섭취했을 때의 위험도 무시할 수 없음을 알게 되었을 것입니다.

식물성 제품의 표준을 설정하지 않으면 사용량과 제조자에 따라 내용물과 효능이 다양해지게 됩니다. 품질 관리와 규제가 없으면 감염, 오염 혹은 제품을 잘못 식별할 우려가 생깁니다. 배합 과징의 오류로 인해 위의 약초를 달여 만든 약을 먹었을 때 치명적인 결과가 나타날 수 있습니다.

그러므로 식물성 제품들은 권장량과 복용 권장 기간을 초과해서 섭취하면 안 됩니다.

핫플래시를 치료하기 위한 대체 요법

혈관 운동 불안정, 즉 핫플래시는 폐경을 알리는 가장 첫 번째 징후이자 가장 흔한 현상으로 몇 년 간 지속될 수 있습니다. 갑작스럽게 열이 오르는 현상은 단지 에스트로겐 수치가 낮기 때문이라기보다는 에스트로겐이 체내에서 빠져나가기 때문에 일어납니다. 이로 인해 체온을 조절하는 뇌의 중추에 영향을 주어 민감한 여성의 경우 미묘한 온도의 변화로도 핫플래시가 나타나게 됩니다.

갱년기 증상 관리의 주축은 호르몬 대체 요법이지만 부작용이 두려워 호르몬 치료를 중단하거나 암이나 호르몬 요법 자체에 대한 두려움 때문에 시도조차 하지 않는 여성들이 많습니다.

하지만 대부분의 연구에서 가짜약을 먹은 대조군 환자들도 증상이 약 2-30퍼센트 정도 완화되었습니다. 그러므로 어떤 약을 섭취할 때 내가 약을 먹었다는 생각만으로도 효과가 나타날 수 있음을 유념해야 합니다.

그렇다면 어떤 것이 효과가 있단 말일까요?

1. 비타민과 식물성 제품

비타민E를 섭취하면 증상을 약간 완화시킬 수 있습니다. 비타민E는 저렴하고 독성이 없으며 처방전 없이 구입할 수 있습니다. 하지만 혈관이 얇은 여성들은 비타민E를 다량으로 섭취해서는 안 됩니다.

핫플래시 치료에 있어 대두의 효능에 대한 논쟁이 계속되고 있습니다. 몇몇 소규모 연구에서는 하루에 대두 이소플라본을 80-120mg 섭취하였을 때 긍정적인 효과를 나타냈다고 하지만 다른 연구에서는 별다른 효과가 없었습니다.

대두는 1g당 1~2mg의 이소플라본을 함유하고 있습니다. 하지만 콩 단백질이 모두 이소플라본을 가지고 있는 것은 아닙니다. 어떤 대두 성분이 들어있는 가루약이나 알약은 이소플라본을 제거하는 성분인 알코올과 함께 가공되어있습니다. 그러므로 여러분의 콩 성분 보조제가 기대했던 효능을 내고 있는지를 알기 위해 약의 성분 표시를 확인해야 합니다.

독일에서는 핫플래시 증상을 치료하는 데 있어 승마의 효능에 대한 연구가 이루어지고 있습니다. 승마는 핫플래시 및 땀을 줄이는데 도움을 줍니다.

2. 행동치료

차가운 음료를 마시고, 매운 음식과 술을 피하고 방의 환기를 잘 하며 호흡과 이완 운동을 통해 스트레스를 줄이는 것이 도움이 됩니다.

3. 새로운 항우울제 및 정신 활성제품들

가장 연구가 많이 되어 있고 가장 효과가 좋다고 평가되는 비호르몬 제품으로는 에펙소(Effecxor)라는 항우울제를 꼽을 수 있습니다. 이 제품은 한 번에 37.5mg씩 하루에 한두 번 섭취하면 좋습니다.

프로작(Prozac)이나 셀렉사(Celexa), 졸로프트(Zoloft)나 다른 항우울제들도 도움이 될 것입니다.

뉴론틴(Neurontin)과 같은 경련 억제제는 정신과 의사들이 우울증이나 조울증 치료에 자주 이용하며 비타민E나 행동 치료와 같은 방법이 듣지 않는 여성들에게 핫플래시 치료용으로 좋을 것입니다.

4. 기타 제품들

지르텍(Zyrtec)을 하루에 10mg 섭취하면 효과가 있습니다. 벨레갈-SR(Bellergal-SR)은 오랜 기간 동안 핫플래시 치료에 사용되어 왔습니다만 이 약의 효능을 뒷받침해줄 의학적 자료는 부족합니다. 주로 패치 형태로 사용되는 클로니다인(Clonidine)은 핫플래시에 약간의 효능이 있는 것으로 나

타났지만 불면증, 구강 건조, 변비와 같은 부작용이 있습니
다.

5. 프로게스테론과 프로게스틴

프로게스테론 크림이나 로션을 취침 전에 피부의 부드러운
부분에 마사지하면 핫플래시 치료에 도움이 될 때가 많습니
다.

메드록시 프로게스테론 아세테이트는 대용량을 주사하는 형
식으로 이용하는데 에스트로겐을 이용했을 때와 비슷한 수
준으로 핫플래시를 완화시켜 줍니다.

이와 관련된 프로게스틴인 메게스트롤 아세테이트는 자궁암
치료제로 사용되기도 하는데 하루에 40mg씩 사용하면 핫플
래시를 줄이는 데 도움이 됩니다.

자연요법, 유사요법과 타액 검사

이 주제로는 책 한권도 낼 수 있습니다. 그리고 이미 이 주제
를 가지고 쓴 훌륭한 책도 많습니다.

하지만 이 주제에 대해 너무 자세히 다루는 것은 이 책에서
할 일은 아닌 것 같습니다. 단지 이러한 방법이 매우 우수하
고 대체로 안전하다고 말하는 것으로 충분합니다.

이미 말씀드린 대로 자신에게 맞는 치료법은 아주 많습니다.

자연 요법은 특정 상황을 개선시키는 것뿐 아니라 몸 전체를 치료하는 방법입니다. 이 치료에는 적절한 영양 상태 유지와 자신의 몸 상태를 자각하는 것을 포함하는 자가 치료와 허브 치료, 동물의 조직에서 추출한 물질과 약 등이 있습니다.

갱년기와 폐경 보조식품에 대해 자연적인 접근을 하려면 각 사람의 폐경 유형을 확인해야 하며 할 수 있으면 위에서 소개된 제품을 가지고 개인에 맞춘 치료를 생각해야 합니다. 대부분 이러한 치료를 할 때에는 항에스트로겐, 항프로게스테론, 항안드로겐 작용을 하는 물질을 섭취하지 않고 복합적으로 호르몬의 손실이 일어나거나 특정 호르몬이 수치가 높아지는 현상을 막는다고 호르몬 대체 요법을 받는 일을 피해야 합니다.

연륜이 있는 치료사의 치료를 받아야 하며, 그 이후에 타액을 통한 호르몬 검사로 후속 조치를 하는 것이 필수적입니다.

타액 검사

혈액을 통해 호르몬 검사를 할 때의 문제는 혈액 내의 호르몬 수치는 시시각각으로 변하고 정상 호르몬 수치의 범위가 사람에 따라 다양하다는 점입니다.

폐경에 대한 호르몬 요법이나 비호르몬 요법 모두 증상 치료와 경험을 위주로 합니다. 그러므로 딱히 이상이 없는 한, 그리고 상식에 어긋나지 치료를 하지 않는 한 증상이 완화되면 치료도 끝납니다.

만일 더 과학적이고 정확한 것을 원하신다면 피부에 바르는 호르몬 치료를 받은 후에 타액 검사를 하는 것이 좋습니다. 물론 치료를 받기 전에 타액 검사를 먼저 해야 치료 후와 대조를 할 수 있습니다. 혈액 검사가 더욱 정확하지만 호르몬 수치의 기복이 심한 갱년기 여성에게 사용하기에는 무리가 있습니다.

새로운 기술로 인해 타액으로도 호르몬 수치를 알아볼 수 있게 되었습니다. 타액 속의 호르몬 수치는 혈액 속의 그것과 일련의 관계가 있습니다. 타액 검사는 호르몬제를 사용한 지 12-24시간 후의 타액을 담아 실험실에 보내기만 하면 되기 때문에 측정 방법이 매우 간단합니다.

타액 검사는 코티졸이나 DHEA뿐만 아니라 에스트로겐, 프로게스테론, 테스토스테론 등과 같은 다양한 호르몬 검사에 사용됩니다.

하지만 여러분이 균형 잡힌 건강 상태를 유지하고 있는지 알아보기 위해 아무 때나 타액 검사를 한다면 그야말로 돈과 시간을 낭비하는 것입니다. 주로 지압 요법을 하는 사람이나 약사, 자연 요법을 하는 사람, 또는 의사들이 푼돈을 벌거나 자기가 하는 치료에 대한 확신을 주기 위해 이런 일을 합니다.

그 예로 프레그니롤론이라는 호르몬은 타액 검사 보다 혈액 검사를 할 때에 측정이 잘 됩니다.

갱년기 증상표(MENSI)

이름 : ______________________   날짜 : ______________________

증 상	아니오	때때로	네	생활에 지장이 됩니까?
핫플래시 혹은 열감	0	1	네	아니오
가슴 두근거림	0	1	네	아니오
두통	0	1	네	아니오
숙면을 취하기 어려움	0	1	네	아니오
가슴 압박감이나 통증	0	1	네	아니오
숨가쁨	0	1	네	아니오
무기력함	0	1	네	아니오
피로	0	1	네	아니오
관절의 통증	0	1	네	아니오
기억력이 안 좋아짐	0	1	네	아니오
불안감	0	1	네	아니오
우울함	0	1	네	아니오
집을 떠나기 두려움	0	1	네	아니오
소변 제어가 어려움	0	1	네	아니오
질 건조함	0	1	네	아니오
성욕 감퇴	0	1	네	아니오
성관계시 통증	0	1	네	아니오
가정에서의 기능 저하	0	1	네	아니오
직장에서의 기능 저하	0	1	네	아니오
다른 증상	0	1	네	아니오

점수(0~38) :   "네"라고 대답한 문항 수 :

여성 건강 돌보기 – 마이클 굿먼

유사요법

유사요법은 세계 28개국에서 통용되고 있고 70개의 유사 요법들이 갱년기 증상을 가진 여성들에게 있어 의학적인 성과를 거두었습니다.

유사요법은 증상 완화를 위해 물질들을 아주 조금씩 혼합하여 사용합니다. 핫플래시 증상을 완화시키기 위한 기초 요법으로는 주로 오징어 먹물, 탄산칼슘, 인, 할미꽃, 혈근초, 황을 사용합니다.

다이앤의 이야기

다이앤과 함께 진료실에 왔을 때 저는 그녀가 저의 치료를 받고 있던 한 친구의 추천을 받아 여기에 왔다는 것을 알 수 있었습니다. 언제나 그랬던 것처럼 분위기가 조금 편안해진 후 저는 다이앤에게 이 치료를 통해 어떤 결과를 얻기 원하는지 물었습니다.

"기분이 조금 더 좋아졌으면 좋겠고 잠을 더 잘 자고 좀 더 힘이 났으면 좋겠어요."

처음 증상을 보았을 때는 심각한 것 같지 않았지만 더 깊이 이야기 할수록 다이앤의 증상이 생각보다 더 심하다는 것을 알게 되었습니다.

다이앤의 생리 주기는 거의 정상이었지만 6개월 전부터 점점 심해지는 핫플래시와 밤중에 나는 식은땀 때문에 잠을 잘 못자는 상태였습니다.

"일어날 때마다 너무 피곤해요." 그녀는 한숨을 지으며 말했습니다.

우리는 렘수면이 무엇인지와 난소에서 에스트로겐 생산 변화에 따라 뇌의 체온 조절 부분에서 어떤 반응이 일어나는지에 대해 이야기했습니다. 다이앤을 가장 괴롭히는 것 중 하나가 피로라는 것은 두말할 것도 없었습니다.

하지만 증상은 상상 이상이었습니다. 물론 직장이나 가정에서 큰 불편을 일으키지는 않았지만 다이앤은 기억력의 문제도 겪고 있었습니다.

"예를 들면 적절한 말을 찾아야 할 때 생각나지 않을 때가 많아요. 이런 증상들은 그 자체로는 별다른 영향을 미치진 않지만 이것들이 다같이 일어날 때엔 제 삶에 큰 영향을 미치게 되죠."

다이앤이 그 동안 어떻게 살아왔는지에 대해 이야기하면서 그녀가 68세의 어머니를 치매 때문에 기관에 맡겨야 하는 가슴 아픈 결정을 내려야 했던 사실을 알게 되었습니다. 어머니의 병은 폐경이 시작되는 50세에 나타났고 현재 다이앤은 45세입니다.

그래서 그녀는 갱년기 증상이 삶에 어떤 영향을 줄지, 혹여나 자신의 어머니처럼 되지는 않을지에 대한 것이었습니다.

이와 동시에 다이앤은 가능한 자연적으로, 약을 쓰지 않고 치료를 받기 원했습니다.

저는 난소 및 다른 기관에서의 호르몬 생산과 우리 몸에서 자연적으로 시작되는 폐경에 대해 간단한 설명을 하고는 대체 요법에 대해 이야기 했습니다. 저는 다이앤이 말한 '가능한 자연스러운' 방법이 무엇인지, 그 의미에 대해 물었습니다.

"음, 저는 호르몬 치료는 어떤 것이든 받고 싶지 않아요." 그녀는 대답했습니다.

저는 자연 식품이지만 난소에서 생성되는 에스트라디올의 작용을 조절하여 호르몬과 같은 효과를 내는 허브들을 소개했습니다. 그리고 저는 이 허브들을 승마, 감초, 체스트베리 등에서 직접 추출되어 기분 변화를 완화하는 효과가 있는 식물성 에스트로겐과 혈관 팽창 효능으로 대뇌의 혈류를 활성화시켜 기억력 감퇴를 예방하는 은행을 이용한 식물성 호르몬과 비교해서 설명했습니다. 그리고 이러한 제품들은 모두 치매를 치료하거나 예방하는 효과가 없지만 에스트로겐은 특히 치매에 대한 가족력이 있는 사람에게 도움이 된다는 사실에 대해 이야기했습니다.

저는 다이앤이 일주일에 4-5번 정도 자전거나 걷는 운동을 하다가 최근에는 한두 번으로 줄였다는 사실을 지적했습니다. 그래서 그녀의 몸무게는 1년 간 4.5kg이 늘었습니다. 그녀의 몸 상태에 잘 맞지 않는 체중입니다.

"목표에 체중 줄이기도 추가해야겠어요." 다이앤이 한숨을 쉬며 말했습니다.

그리고나서 우리는 우선적으로 생활 개선에 대한 개요를 짜기 시작했습니다.

"가장 중요한 것은 생활 방식에 변화를 주는 것입니다."

우리는 그녀의 생활에서 핫플래시를 유발하는 술, 매운 음식,

헤어드라이어를 찾아내어 이런 것들을 이용하지 않기로 했습니다. 또한 엔도르핀과 세로토닌의 대사 작용에 대해 이야기하고 절대 빼먹어서는 안 되는 운동 요법을 계획했습니다. 다이앤은 헬스클럽 회원이지만 거의 가지 않고 있었습니다. 월, 수, 금요일에는 출근 전에 에어로빅을 20분 하고 웨이트 트레이닝을 20분 합니다. 그리고 일요일 아침에는 친구들과 함께 자전거를 탄다고 합니다. 그래서 자전거를 타는 거리를 16km로 늘리고 32km를 목표로 잡을 것이라고 말했습니다.

"운동하는 날을 하루 더 추가하셔야 합니다. 적어도 일주일에 4,5일을 하셔야 합니다." 다이앤은 이미 콩에 대해 많은 지식을 가지고 있었습니다. 저는 다양한 제품들 중에서 올바른 이소플라본 함량을 가진 것을 선택하는 방법을 알려주었습니다. 그리고 하루에 60-100mg의 보조제를 섭취할 것을 권고했습니다. 그녀는 하루에 은행을 60mg씩 두 번 먹었고 비타민E를 아침과 취침 전에 복용했습니다.

우리는 그녀의 무기력증이 수면 부족 때문이라는 점에 동의했고 그래서 '피곤하게 만드는 정밀 검사'는 하지 않았습니다. 저는 다이앤에게 스트레스 줄이기와 수면유도 습관에 대한 소책자를 주었습니다. 수면 유도 습관이란 취침 전 4시간 안에는 알코올이나 카페인을 섭취하지 않고 15-30분 간 명상을 하며 잠자기 전에 따뜻한 음료를 마시면서 목욕을 하는 것입니다. 우리는 카바 카바와 쥐오줌풀 이라는 허브를 사용하면 어떨지에 대해 논의했습니다. 하지만 다이앤은 당장은 허브 요법을 사용하지 않기로 했습니다.

"이 치료로 효과를 보시려면 조금 기다리셔야 합니다."

저는 경과를 보기 위해 6주 후에 다시 진료 약속을 잡았습니다. 그리고 나중의 데이터와 비교해 보기 위해 다이앤이 병원을 나서기 전에 갱년기 증상표를 작성하도록 했습니다.

6주 후, 다이앤은 약간 좋아졌습니다. 이따금씩 기억력이 안 좋아지기도 하고 낮에는 핫플래시 증상도 있었지만 잠은 더 잘 자게 되었고 원기도 회복했습니다. 하지만 낮에 일어나는 핫플래시가 다소 큰 문제였습니다.

그래서 저는 이소플라본을 추가했고 운동 요법을 철저히 지킬 것을 강조했습니다.

"운동을 좋아할 필요는 없습니다. 그저 하기만 하면 됩니다. 상태가 더 나아지길 원하신다면 아무 생각 없이 운동을 하세요." 저는 이렇게 다시 상기시켜 주었습니다.

저는 진료를 통해 다이앤에게 힘을 실어주려 했습니다. 그리고 두 달 후에 진료 약속을 잡기로 했습니다.

7월에 다시 병원을 찾은 다이앤은 날씨가 꽤 더웠는데도 불구하고 행복해 보였습니다. "완전히 나은 건 아니지만 이제 살 만해졌어요."

저는 다이앤에게 다시 갱년기 증상표를 작성하도록 했습니다. 원래 전체 점수 16점에 "네"라고 대답한 문항이 7개였지만 이제는 전체 점수 9점에 2개 문항에만 "네"라고 대답했습니다.

저는 다른 치료법에 대해서도 간단한 설명을 했습니다.

“선택의 여지는 아주 많습니다. 갑작스러운 변화 때문에 몸이 고통스럽다면 내버려 두지 마세요. 증상을 더 안전하게 해결할 수 있는 치료법이 있을 겁니다.”

다이앤은 행복해보였습니다.

“지금 치료가 잘 되고 있으니까요. 이제는 왜 제 성욕이 이 모양인지에 대해서도 이야기할 수 있겠네요.”

그러면 이제 그 문제를 해결하러 8장으로 갑시다!

성?!
무덤덤해질 문제가
아닌데..

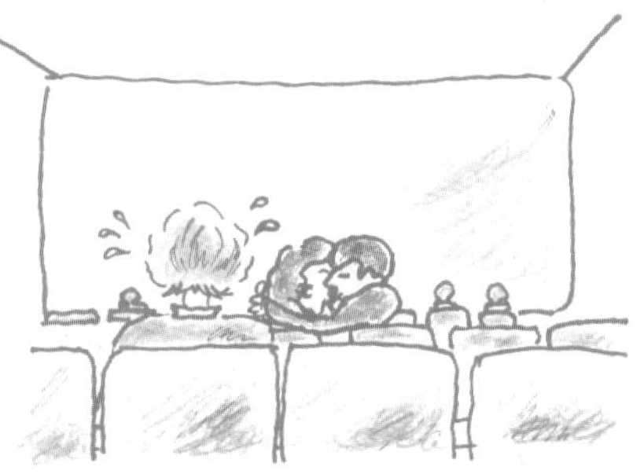

성?!
무덤덤해질 문제가 아닌데..

'여성에게 성은 마치 여행과 같다. 항상 변수가 있고 좀처럼 한 자리에 머물러 있지 않는다. 성적인 욕망과 성에 대한 반응은 사춘기, 청년 시절, 결혼, 임신, 육아, 폐경, 노화에 따라 변화한다. 성은 항상 있지만 한 가지 이상의 형태로 존재한다.'

위의 글은 여성의 성에 대해 훌륭하게 설명하고 있는 어떤 책의 도입 부분입니다.

삶에는 재미있으면서 자유로운 것들이 별로 없습니다. 성은 잘만 한다면 그렇게 될 수 있는 것들 중 하나입니다. 그러므로 여성들이 성적인 세계에서 원하는 것을 얻고, 그것을 얻을 수 있도록 동기를 부여하는 것은 전혀 이상한 것이 아닙니다.

삶의 다른 목적과 같이 성적인 목표는 갈등 없는 안정감과 기쁨, 만족감, 배우자와의 조화라고 할 수 있습니다.

이 부분을 쓴 목적도 바로 여러분이 이러한 목표에 이르도록 돕는 것입니다.

하지만 이 책이 중년 여성들의 문제를 주로 이야기하기 때문에 여기에서 다루는 성적인 문제들과 그 해결책들은 대부분 갱년기와 폐경기에 관련된 것들입니다.

중년기의 성적인 문제와 해결책

저의 진료실에 방문하는 여성들이 가지고 오는 성적인 문제는 무엇일까요? 몇 가지 종류로 나누어 볼 수 있습니다.

1. 성적인 욕구에 관한 문제들: "잠자리를 하는 것 같지 않아요..." "그것에 대해 별로 신경 쓰지 않게 되요." "남편에게 나쁜 감정이 생겼어요." "부부 관계에 영향을 미칠 정도에요."

2. 질의 건조함과 불편함

3. 오르가즘의 문제

   a. 오르가즘의 문제를 전혀 느껴본 적이 없는 여성의 경우 "...그 시점까지 왔는데 시작할 수 없었어요."

   b. 오르가즘을 거의 느껴본 적이 없는 여성의 경우 : "가끔 저는 그런 걸 흉내 내 본 적도 있었지만 한 번도 그런 걸 진짜로 느껴본 적은 없었어요."

4. 중년 시기의 배우자와의 관계 문제

5. 골반 수술 이후의 외상

6. 심리적 요인: 신체적 자아, 자존감, 스트레스, 우울증 등

성적 욕구에 관한 문제들

갱년기 여성들 중 약 40-45퍼센트 정도는 약간의 '성기능 장애'를 가지고 있다고 추정되고 있습니다. 이러한 비율은 폐경기에는 80-85퍼센트로 치솟습니다.

진료를 하나보면 갱년기와 폐경기의 문제가 삶의 질에까지 영향을 미치는 경우를 많이 봅니다. 우리는 핫플래시와 불면증, 기억력 손상, 급작스러운 기분 변화와 피로에 대해 다루었습니다. 성적인 문제는 항상 마지막 질문을 할 때에나 환자들이 기입하는 검사지의 '성적 만족도'란을 확인한 후에나 드러납니다. 하지만 대부분의 환자들은 그러한 문제를 항상 겪고 있습니다.

'욕구의 문제'란 무슨 뜻일까요? 성적 욕구의 부족, 즉 성욕이 저하된 상태를 말하는 것입니다. "성생활을 바라지 않아요.""이전보다 관심을 덜 가지게 되었어요."

하지만 성적인 활동은 시작되기만 하면 매우 즐겁고 오르가즘도 자주 느낄 수 있습니다. 물론 시간이 좀 걸릴 수도 있지만 말입니다. 하지만 저를 찾는 환자들은 그런 것을 시작하지 않는 것 같습니다.

성적인 문제는 환자가 어떤 것이 부족하다고 느꼈을 때나 낮은 성욕으로 인해 배우자와의 관계가 삐걱거릴 때, 혹은 어떤 변화가 생겨 이 문제를 언급해야겠다고 느꼈을 때 불거져 나옵니다.

갱년기나 폐경기에 성적인 불만을 가지는 것은 매우 일상적인 것입니다. 그러나 그 원인은 다양합니다. 안타깝게도 많은 갱년기 여성들이 성욕이 떨어지고 성감이 줄어드는 것이 정상적인 노화의 일부라고 받아들이고 있다는 것입니다.

아래를 보면 그렇게 생각하실 필요가 없습니다.

여성의 성욕 감퇴의 원인

1. "삶의 붕괴"

만약 여러분이 계속 하혈을 하고 있다면 성욕이 생기기 어려울 것입니다. 혹은 잠을 잘 못 자거나 열이 오르고 피곤해서 신경이 예민해져도 그럴 것입니다. 젊었을 때 개방적이고 감각적이었던 많은 여성들도 속이 더부룩하거나 살이 찐 것 같으면 자신을 드러내고 싶지 않다고 생각하게 됩니다.

2. 배우자와의 문제

많은 것들이 이 문제와 연결됩니다. 결혼의 스트레스, 금전적인 스트레스, 결혼 생활의 지루함, 배우자의 발기 부전 등이 있습니다.

3. 호르몬의 문제

이 문제에는 에스트로겐이나 테스토스테론, 혹은 둘 다 관련이 있을 수 있습니다. 예를 들어, 에스트로겐이 적거나 분비량이 계속 변하면 성욕에 거의 도움이 되지 않습니다.

애리조나 성적 경험 정도 (ASEX) – 여성

방법 : 각 문항 당 오늘을 포함한 지난 일주일간의 전반적인
수준을 표시하십시오.

1. 성적인 욕구가 얼마나 강합니까?					
1. 극도로 강하다	2. 매우 강하다	3. 강한 편이다	4. 약한 편이다	5. 매우 약하다	6. 없다
2. 성적인 흥분을 느끼기 쉽습니까?					
1. 극도로 쉽다	2. 매우 쉽다	3. 쉬운 편이다	4. 어려운 편이다	5. 매우 어렵다	6. 느끼지 않는다
3. 성관계 시에 질이 건조하지 않습니까?					
1. 전혀 건조 하지않다	2. 매우 건조 하지 않다	3. 건조하지 않은 편이다	4. 건조한 편이다	5. 매우 건조하다	6. 윤기가 전혀 없다
4. 오르가즘에 잘 도달합니까?					
1. 극히 잘 도달한다	2. 매우 잘 도달한다	3. 잘 도달하는 편이다	4. 다소 도달 하기 어렵다	5. 매우 도달 하기 어렵다	6. 전혀 도달 하지 못한다
5. 오르가즘에 만족하십니까?					
1. 극히 만족한다	2. 매우 만족한다	3. 만족하는 편이다	4. 만족하지 못 하는 편이다	5. 매우 만족 하지 못한다	6. 오르가즘에 도달하지 못한다

점수 보는 법:
점수가 아래와 같이 나왔다면 성기능 장애의
위험이 있습니다.

＊전체 점수가 19점 이상인 경우
＊한 가지 항목의 점수가 5점 이상인 경우
＊3가지 이상 항목의 점수가 각각 4점 이상인 경우

전체 점수

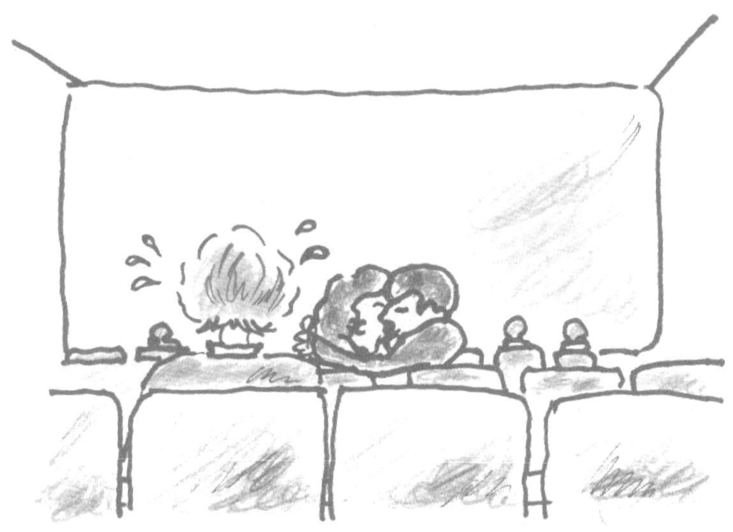

에스트로겐과 테스토스테론은 모두 난소에서 분비됩니다. 남성의 고환에서 소량의 에스트로겐이 분비되는 것처럼 여성도 일정량의 안드로겐을 분비합니다. 난소에서는 테스토스테론을 분비하고 부신에서는 DHEA와 안드로스테네디온을 방출합니다. DHEA와 안드로스테네디온은 나중에 테스토스테론과 디하이드로테스토스테론, 에스트라디올로 분해됩니다.

난소가 마지막 활동을 하기 전 테스토스테론 분비량이 감소하기 시작합니다. 이러한 움직임은 갱년기와 폐경에 따라 급격한 움직임을 보이는 에스트로겐과는 달리 느리지만 확실하게 나타납니다.

테스토스테론 부족을 더욱 심각하게 만드는 것은 이 시기에 상당히 많은 여성들이 경구 제형 에스트로겐이나 경구 피임약을 복용하여 갱년기 증상 완화나 생리 주기 관리를 하고 있다는 사실입니다.

지금쯤 여러분은 경구 제형 에스트로겐이 성 호르몬 결합 글로불린이라는 혈중 단백질 수치를 높인다는 사실을 알고 있을 것입니다. 이 단백질은 체내에 떠돌아다니는 테스토스테론을 감소시켜 그렇지 않아도 낮은 테스토스테론 수치를 더 낮추어 성욕에 대한 부작용을 초래하게 됩니다. 여러분이 전혀 원하지 않는 것이지요!

체내의 DHEA는 분해되어 디하이드로테스토스테론과 에스트라디올이 됩니다. 그리고 DHEA는 근육의 뼈 형성에 도움을 주고 피지선을 자극하고 유선(乳腺)을 억제하고 근육의 부피를 늘리는 등 안드로겐과 같은 작용을 합니다. 또한 질의 근육을 강화하고 인슐린 저항을 줄여 당뇨병 예방에 도움을 주는 등 에스트로겐과 같은 역할을 하기도 합니다. 하지만 자궁 내막에는 영향을 주지 않습니다.

테스토스테론, 디하이드로테스토스테론, DHEA와 같은 안드로겐의 유익으로는 뼈의 무기질 밀도를 향상시키고 에스트로겐을 도와 핫플래시를 줄이고 성욕과 성적인 만족도를 높여주는 것이 있습니다. 일부 여성에게 나타나는 단점으로는 피지 분비가 늘어 여드름이 생기거나 피부에 기름이 많아진다는 것입니다.

4. 의학적인 문제

물론 질병이나 장애, 피로를 겪고 있다면 성적인 느낌이나 성에 대한 반응에 분명한 영향을 주게 됩니다. 그 중 가장 흔한 증상으로는 우울증, 고혈압, 당뇨, 심장 질환과 암이 있습니다.

하지만 이러한 증상을 치료하기 위해 사용하는 약들이 양날의 검이 되어 성욕을 더욱 저하시킬 수 있습니다.

여기에서 자주 언급되는 것들은 항우울제와 선택적 세로토닌 재흡수 억제제(SSRI), 고혈압 치료제 등이 있습니다.

성욕에 나쁜 영향을 미치는 다른 약으로는 신경 안정제나 경련 억제제, 항정신병 약물, 궤양 약, 피임약도 일부 포함됩니다. 만약 성욕 감퇴를 겪고 있고 위와 같은 치료를 하나 이상 받고 있다면 의사와 상의해서 다른 대안을 생각해보시길 바랍니다.

성욕 감퇴의 치료

이것을 문제라고 드러내게 되었다면 이미 치료가 시작된 것입니다.

처음으로 해야 할 일은 우리 몸에서 정확히 무슨 일이 일어나고 있는지 파악하는 것입니다. 성욕 자체만 문제가 되었을 수도 있고 다른 요인이 있을 수도 있습니다. ASEX 질문지에는 질의 윤활 부족 문제, 통증과 오르가즘의 문제들이 언급되어 있고 이 장의 뒷부분에서도 이러한 문제들을 다룰 것입니다.

낮은 성욕에 대한 치료에는 네 가지의 과정이 있습니다.

1 갱년기 및 폐경기 증상 완화와 불면증 치료.

가장 먼저 해야 할 치료입니다. 만일 이 문제가 지겹다고 생각하신다면 핫플래시, 수면 장애, 짜증나고 식은땀 나는 성관계가 여러분에게 그다지 심각한 문제가 아닌 것입니다.

핫플래시와, 밤중의 식은땀, 기분 변화, 불면증을 먼저 제어하십시오.

2. 질 건조증과 화끈거리는 증상의 완화

질이 건조하고 아프다면 성관계를 하고 싶지 않을 것입니다. 그러므로 질이 성욕을 좌우할 수 있습니다. 뒷부분에서 이것에 대해 다룰 것입니다.

3. 테스토스테론

각종 자료들로부터 안드로겐 결핍, 즉 낮은 테스토스테론 수치가 여성에게 일으키는 문제에 대한 정보들을 매우 많이 볼 수 있습니다.

폐경 시에 에스트로겐 분비량이 갑자기 줄어드는 것에 비해 난소에서 생성하는 테스토스테론과 부신에서 생성되는 다른 안드로겐의 분비량은 폐경이 일어나기 10년 전부터 서서히 줄어들기 시작합니다. 즉, 테스토스테론은 에스트로겐이 줄어들기 전부터 감소하기 시작하며 이 과정은 매우 천천히 일어납니다. 반면 에스트로겐은 들쭉날쭉하다가 갑자기 줄어듭니다.

그래서 여성은 생산기 후반에 안드로겐 결핍 증상을 경험합니다. 보통 30대 중후반부터 이런 일이 생깁니다. 이것은 점진적으로 진행되어 거의 이 사실을 눈치 채지 못합니다. 이에 따른 증상에는 우울증, 의욕 부진, 만성피로, 성욕 감퇴 등이 있습니다.

여성의 안드로겐 결핍을 정의할 만한 분명한 기준은 없으며 혈액이나 타액 검사를 통해 "수치가 낮다"거나 "이 정도면 충분하다"고 말할 수 있는 기준도 없습니다. 그래서 어떤 여성이 타액 검사에서 테스토스테론 수치가 22로 나왔는데 검사한 기관에서 설정한 정상의 범위가 17에서 57까지라면 이 여성의 테스토스테론 분비량은 낮은 것입니다. 아마 이 여성의 정상적인 갱년기 테스토스테론 수치는 항상 20점대일 것입니다. 하지만 테스토스테론 분비가 왕성했을 때에는 4~50점대였을 것입니다. 그러므로 그 여성은 안드로겐 결핍이라고 할 수 있습니다.

그러므로 치료의 기준은 실험실 검사 결과보다는 환자의 증상에 두어야 합니다.

성욕이 낮으십니까? 자기주장이나 자존감이 낮아지고 있습니까? 힘이 없고 무기력합니까? 이러한 일은 얼마든지 있을 수 있습니다. 테스토스테론이나 DHEA 보조제를 시도해 보십시오.

테스토스테론 검사를 받는 데에는 아무 문제가 없습니다. 저는 혈액 검사보다는 타액 검사를 선호하는데 근육에 있는 테스토스테론 수치를 더 정확하게 반영한다고 생각하기 때문입니다. 하지만 그렇다고 해서 여기에 더 큰 비중을 둔다는 것은 아닙니다.

저는 양쪽을 다 볼 때가 많습니다. 만일 테스토스테론 수치가 중상 정도라면 테스토스테론 치료를 계속할 것입니다. 하지만 아직도 수준이 정상 기준만 살짝 넘은 정도라면 테스토스테론 치료를 하기에 앞서 이 여성의 증상을 유발하는 다른 원인이 있는지 고려해볼 깃입니다.

하지만 테스토스테론 수치가 중간 치보다 낮다면 테스토스테론 보조제를 추천하고 양을 서서히 늘리면서 주기적으로 호르몬을 검사하여 과잉치료를 방지할 것입니다.

생식 호르몬은 정신 활성 기능과 세로토닌 대사에 영향을 줍니다. 세로토닌이라는 물질이 기분을 전환과 항우울 효과로 유명하다는 사실을 기억하십니까? 일반적으로, 테스토스테론이 체내에 왕성하면 성적인 기쁨, 오르가즘, 욕구가 충족되고 적절한 시기에 적절한 성적 흥분이 일어납니다. 그래서 테스토스테론을 에스트로겐 치료에 추가하면 종종 성적 욕구와 성적 흥분, 성관계의 빈도가 높아지는 것을 볼 수 있습니다.

그렇다면 테스토스테론은 우리 몸에서 어떻게 작용할까요? 그리고 무슨 일을 할까요? 그리고 그러한 효과를 어떻게 발휘할까요? 그리고 어떻게 투여해야 할까요?

테스토스테론의 신진 대사 과정에서 부산물로 에스트로겐이 생성되기는 하지만 이것은 큰 영향은 미치지 않는 하나의 과정과도 같습니다.

테스토스테론과 안드로겐은 여성이 난소나 다른 신체 기관에서 에스트로겐을 만드는 것을 촉진하는 호르몬들니다. 테스토스테론은 여성의 골 소실을 방지할 뿐만이 아니라 뇌기능을 개선시키는데 이는 이 호르몬 자체의 작용이 아니라 대사 작용과 분해 작용 중에 나오는 에스트로겐이 이러한 작용을 하는 것입니다.

어떻습니까?

이러한 사실은 골다공증과 치매가 남성보다 여성에게서 훨씬 일찍 온다는 점을 뒷받침합니다. 남성은 몸을 순환하는 테스토스테론의 적정량을 유지할 수 있기 때문에 '비생식적인' 에스트로겐 생산이 계속되어 뼈와 뇌를 더 오랫동안 건강하게 지킬 수 있습니다.

테스토스테론의 신진 대사 과정은 매우 복잡합니다. 난소에서는 에스트로겐과 테스토스테론과 강력한 안드로겐인 황산 DHEA를 생산합니다. 부신에서는 DHEA와 안드로스테네디온을 생산합니다. 몸에서 순환하는 테스토스테론의 반 정도는 DHEA와 안드로스테네디온이 결합하여 테스토스테론을 발생시킵니다. 테스토스테론은 그 다음 대사 작용을 거쳐 몸의 각 부분에서 강력한 안드로겐 디하이드로테스토스테론이나 에스트로겐이 됩니다.

이 호르몬의 밀접한 관계에 대해 이야기해 봅시다. 중요한 것은 치료를 통해 에스트로겐만을 대체하려고 하면 매우 중요한 요소들을 무시해야 한다는 것입니다.

더 난처한 사실은 성호르몬 결합 글로불린이라는 혈중 단백질이 테스토스테론의 대사 작용을 더욱 통제하는 역할을 한다는 것입니다. 이 단백질 수치가 높아질수록 테스토스테론 수치는 낮아지고 그 반대 경우도 일어날 수 있습니다. 그러므로 성욕이 낮아지고 있다면 경구 제형 에스트로겐을 피하십시오.

테스토스테론이 부족해서 여성에게 미치는 결과는 무엇일까요? 테스토스테론 결핍은 우울증, 성불감증, 만싱 피로와 관련이 있습니다.

만일 경구 제형 에스트로겐을 복용하면서 이러한 증상을 겪고 있다면, 첫 번째로 에스트로겐을 피부에 바르는 형태로 바꾸어야 합니다. 의사들은 환자의 피로나 성 불감증, 단조로운 기분이 지속될 경우 테스토스테론 대체 요법을 고려해야 합니다.

테스토스테론 대체 요법

테스토스테론 대체 요법에는 여러 가지가 있습니다. 이러한 방법들은 구세대, 신세대, 차세대 방법으로 나눌 수 있습니다.

구세대(효과가 없다는 의미는 아닙니다.)

한 가지 예외를 제외하고는 시판되는 테스토스테론 보조제는 남성을 대상으로 만들어졌으므로 권장량을 조절해야 합니다. 그 한 가지 예외는 경구 에스트로겐과 테스토스테론 복합 알약입니다.

테스토스테론 패치도 살 수 있지만 여성이 쓰기에는 너무 높은 용량 밖에 없습니다.

(비교적) 신세대

개인에게 맞춘 약을 처방받을 경우에는 약사들이 환자의 특성에 맞게 약의 성분이나 복용량, 약 효과가 몸에 전달되는 방식 등을 조절할 수 있습니다. 에스트로겐, DHEA, 프레그리놀론, 프로게스테론, 테스토스테론은 경구 제형이나 로션, 크림, 젤, 패치와 같이 경피 흡수 형태로 제조될 수 있습니다. 숙련된 간호사나 이에 정통한 의사가 이러한 과정을 도와줄 것입니다.

신체의 어느 부위에 크림이나 로션을 발라야 할까요? 팔 안쪽이나 사타구니 안쪽, 외음부와 같은 부드러운 피부에 발라야 합니다. 성욕 향상을 위해 사용하는 것이라면 외음순과 음핵 부분에 크림을 바르는 것이 좋습니다.

이러한 작업을 혼자 할 필요는 없습니다. 배우자가 도움이 될 수도 있습니다. 이 크림을 배우자의 음경에 바를 수도 있습니다. 테스토스테론과 에스트로겐이 질과 음핵에 침투하면 좋은 점도 있습니다. 하지만 이렇게 하려면 의사가 주기적으로 테스토스테론 검사를 통해 흡수가 잘 되고 있는지를 확인해야 합니다.

만일 테스토스테론 치료에 몸의 저항이 있는 것 같다면 몸을 순환하는 테스토스테론 및 전체적인 테스토스테론과 성호르몬 결합 글로불린에 대한 검사를 받으십시오.

차세대

일주일에 한두 번 교체하는 여성만을 위한 테스토스테론 패치가 곧 시판될 예정입니다.

또한 테스토스테론 스프레이도 곧 사용가능해집니다.

4. 자각의 필요성

테스토스테론 외의 치료를 할 가능성을 항상 열어두십시오. 성욕 감퇴는 종종 부부 생활의 지루함이나 단조로움, 신체 자아에 대한 불확실성과 제한적인 성관계 패턴에서 비롯됩니다.

여기에 집에서 할 수 있는 비교적 쉽고 효과적인 방법이 있습니다. 저는 이 방법을 성생활 회복을 위한 4단계 방법이라고 부르지만 사실 이것은 카플란과 하트만, 피시안 및 다른 전문가들이 고안한 PLISSIT 모형이라는 것입니다. PLISSIT이란 허용(Permission), 제한적인 정보(Limited Information), 간단한 제안(Simple Suggestions) 그리고 필요할 때 집중적인 치료(Intensive Therapy)를 하는 것을 말합니다. 이러한 치료는 몸에 대한 자극을 자각하는 과정을 통해 이루어집니다. 이 방법이 효과를 나타내기 위해서는 한 달 내지 세 달의 시간이 필요하며 배우자의 완전한 협조가 필수적입니다. 하지만 적절한 시간을 안배하시면 그만한 보상을 받을 수 있을 것입니다.

이 프로그램에 대한 대략적인 개요는 이렇습니다.

1) 배우자의 협조를 얻으십시오. 여러분이 배우자를 받아들일 수 있을 때까지 모든 성관계를 자제한다는 것에 대해 동의를 구하십시오. 첫번째 과정에는 보통 몇 주일이 걸립니다. 그리고 그 후에 여러분이 준비가 될 때까지 음경을 이용한 성

관계를 자제하도록 하시오. 배우자가 이런 노력을 자발적으로 해주어야 합니다. 개인적이나 종교적인 금기를 내세워 억지로 시켜서는 안 됩니다.

2) 적어도 일주일에 두 번, 30분 정도 자신의 신체를 살피는 시간을 가지십시오. 여러분의 몸이 좋아하는 것과 싫어하는 것, 민감한 정도, 약한 곳, 성감대에 대해서 알아두십시오. 침실이나 욕실 문을 잠그시고 아무도 여러분을 방해하지 못하게 하십시오.

옷을 다 벗고 침대에 누워도 좋고 따뜻한 물이 담긴 욕조에 누워도 괜찮습니다. 약한 불빛이 흐르게 하시고 원한다면 부드러운 음악이 나오는 것도 좋습니다. 와인 한 잔을 곁들여도 됩니다.

자신의 몸을 보고 부드럽게 만지면서 자신을 탐색하십시오. 어떻게 만질 때에 기분이 좋은지, 정확히 어느 부분인지, 어떤 감촉이 좋은지, 부드러운 것이 좋은지 강한 것이 좋은지, 가볍게 쓰다듬는 것이 좋은지 활기차게 마사지 하는 것이 좋은지를 살펴보십시오. 이러한 작업은 자기 탐색 및 발견과 관련이 있습니다.

이러한 작업은 한 번으로 끝나지 않습니다. 될 수 있으면 충분할 정도로 많이 하십시오. 대부분의 여성들은 5~10번이면 자신의 몸을 속속들이 알 수 있다고 합니다. 몸의 윤곽과 구석구석, 깊숙한 곳까지 알게 됩니다. 가장 중요한 것은 좋은 느낌과 나쁜 느낌을 구별하는 것입니다. 어떤 식의 터치를 좋아하는지 어떤 시선을 좋아하는지, 어떤 말을 좋아하는지는 물론 어떤 것이 싫은지도 알아서 나중에 배우자에게 정확히 알려 주어야 합니다.

그 다음, 이 과정을 반복하면서 좋았던 것이 있다면 얼마간 계속해 보십시오.

3) 여러분이 준비가 되었다면 배우자를 초대하십시오. 배우자에게 여러분이 좋아하는 것을 알려주십시오. 좋은 느낌에 대해 설명하십시오. 어떤 말투와 말을 좋아하는지 알려주십시오. 그리고 배우자에게 같은 정보를 요구하십시오. 한 가지 원칙을 정하셔야 합니다. 음경을 이용한 성관계를 해서는 안 됩니다. 그 외의 것은 혼자서나 같이 즐기셔도 괜찮습니다.

4) 준비가 되셨다면 배우자에게 삽입을 허락하십시오. 그리고 여러분이 이것을 제어하시길 바랍니다.

5) 언제든지 준비가 되면 스스로의 힘으로 할 수 있습니다.

분명히 이 프로그램은 충분한 시간과 배우자의 온전한 협조가 있어야 성공할 수 있습니다. 그리고 자주 짧게나마 지금까지의 과정을 정리하고 뒤돌아보는 시간을 가지는 것이 도움이 됩니다. 이 시간이 가져다주는 보상은 어마어마할 것입니다.

2. 질의 건조함과 불편함

만일 질의 건조함과 따가움을 느끼고 있다면 성관계를 갖는 것이 상처를 사포로 문지르는 것처럼 느껴질 것이 당연합니다.

여성이 성행위에 사용하는 외음부, 질, 회음부의 피부는 에스트로겐과 테스토스테론 분비량이 줄어들었을 때 가장 민감하게 반응하는 부분입니다. 생리의 변화와 핫플래시 및 만성피로, 질 건조증은 갱년기에 나타나는 대표적인 증상들입니다.

외음부에 혈액 공급이 줄어들거나 골반 수술을 하기 위해 절개했을 경우에 불편함과 건조함이 생기며 오르가즘을 방해할 수 있습니다.

치료

꼭 성적인 흥분을 의미하는 것은 아니지만 질의 윤활 작용이 조금만 회복되어도 많은 일을 할 수 있습니다.

에스트로겐을 부분적으로 바르는 것이 도움이 됩니다. 이러한 치료에는 에스트로겐 질 크림, 에스트라디올 질 삽입 타블렛, 작은 고리 모양으로 에스트로겐이 들어 있는 질 좌약이 있습니다. 이러한 제품 중 하나를 선택해서 사용하면 상대적으로 짧은 시간에 질에 충분한 호르몬을 공급하면 질에 윤기가 생긴 것을 느끼게 될 것입니다. 종종 경구 에스트로겐이나 피부에 적용시키는 에스트로겐 치료를 시작했을 때에도 질에 삽입하는 에스트로겐을 함께 사용하기도 합니다. 일반적인 호르몬 대체 요법이 질에까지 영향을 미치기 위해서는 몇 개월의 시간이 필요하기 때문입니다.

하지만 그만큼 질이 윤기 회복은 되면 값을 따질 수 없을 정도의 가치가 있습니다.

질에 사용하는 윤활제는 수성과 지성이 있는데 각각 장단점이 있습니다. 기름을 매개로 한 윤활제는 사용감이 매우 뛰어납니다. 그 예로는 베이비오일, 올리브 오일, 마사지 오일 등이 있습니다. 윤활제를 소량 손에 바르고 문질러서 따뜻하게 한 후 원하는 곳에 바를 수 있습니다. 특히 마찰이 문제가 되었던 곳에 바르면 좋습니다. 그리고 한 가지 더 좋은 점은 이러한 가벼운 기름 종류는 어느 집에나 다 하나씩은 있다는 것입니다.

그렇다면 기름 윤활제의 단점은 무엇일까요? 한 가지는 여기저기 묻을 수 있다는 것이고 다른 한 가지는 콘돔을 사용할 때 기름이 라텍스를 분해시켜 질 염이 있었던 여성은 재발할 수 있다는 것입니다.

물을 매개로 한 윤활제는 미끄러운 느낌을 주는 글리세롤, 프로필렌 글리콜이라는 성분을 함유하고 있습니다. 이러한 윤활제들도 성적인 즐거움을 줄 수 있지만 기름 윤활제보다 차가울 수 있습니다. 그리고 기름 윤활제와는 반대로 말라버리거나 진득진득해질 우려가 있습니다.

질 보습제도 성관계 전에 사용하면 건조함과 긁히는 것 같은 느낌을 개선할 수 있습니다.

3. 오르가즘의 문제

소수의 여성만이 오르가즘을 경험한다는 사실을 알고 계십니까? 이것은 소수의 여성만이 오르가즘을 느낄 수 있다는 말이 아닙니다. 많은 부부들이 오르가즘을 느끼기 위해서는 어떤 방법이 필요하다는 것입니다. 남성도 가끔 이런 문제를 느끼지만 남성의 문제는 상담으로 대부분 해결됩니다.

원래 오르가즘을 잘 느꼈던 여성들이 중년기를 지나면서 그 선을 넘기가 더 어렵다는 말이 있습니다. 그 이유에는 이미 많이 언급되었던 갱년기의 호르몬 문제, 피로, 질 건조, 배우자와의 관계에서의 불편함 등이 있겠습니다.

또 하나의 이유는 매우 의학적이고 물리적인 문제로 나이가 들거나 골반 수술 때문에 혈액의 공급이 줄어들어서 생기는 것입니다. 피부로 덮인 스펀지 같은 남성의 음핵에 혈액이 차면 발기가 일어나는 것과 같이 여성의 음핵과 질 벽이 충혈 되어 오르가즘에 이르려면 혈액과 신경이 손상되지 않고 전달되어야 하는데 두 가지 모두 노화와 골반 수술에 의해 영향을 받을 수 있습니다.

이전에 한 번도 오르가즘을 느껴본 적이 없는 여성에게는 또 다른 문제가 있습니다. 이 문제는 치료법을 말 할 때 다룰 것입니다. 갱년기 오르가즘 문제에 대한 치료는 원래 오르가즘을 느꼈던 여성인지 한 번도 경험한 적이 없는 여성인지에 따라 달라집니다. 전자의 경우 갱년기에 이르러 외음부에 혈액 공급이 줄어들어서 오르가즘에 이르기 힘들어진 경우입니다. 만약 이런 경우라면 두 가지 치료법이 효과가 있습니다.

1. 비아그라

비아그라라는 약품 이름으로 더 잘 알려진 실데나필은 제약 회사 파이저에 수억 원의 수입을 안겨준 동시에 많은 남성들의 기를 세웠습니다. 이 약은 제한적이나마 이전에 오르가즘을 느꼈던 여성들의 성욕을 매우 성공적으로 돌려놓습니다. 하지만 결과적으로 오르가즘을 느끼기 더 어렵게 만들 수도 있습니다. 비아그라는 성적 흥분, 질의 윤활과 성감을 높이는 데에도 도움이 됩니다. 성관계 30분 전이나 한 시간 전에 복용하는 것이 가장 좋습니다.

이 약은 외음부의 혈관을 팽창시켜 음핵과 외음부 질의 근육이 충혈 되도록 하기 때문에 혈관 질환이나 고혈압, 콜레스테롤과 호르몬 모두가 정상인 상태에서 당뇨가 있는 여성에게 매우 적합합니다.

비아그라는 성욕 감퇴는 물론 성적 흥분과 오르가즘의 문제에 특히 좋습니다.

2. 자각 치료

한 번도 오르가즘을 느껴본 적이 없는 여성에게는 앞에서 언급한 PLISSIT 모형에 따른 치료를 하는 것이 좋습니다.

의사의 감수를 거친 이러한 방법은 성욕을 높이고 오르가즘에 도달하는데 매우 도움이 됩니다.

이러한 방법을 이용하면 여성은 자신의 몸을 열고, 탐험하고, 자신에 대해 솔직해지며, 몸을 관찰하고 만지고, 자신과 배우자의 몸을 교감시키는 것을 허용하게 됩니다. 의학적인 정보, 성감대, 자극에 대한 반응, 배우자와의 상호적인 기쁨이 충족됩니다. 자기 자신이나 상호 관계에 대해 이런저런 제안을 할 수 있게 됩니다. 종종 이러한 과정에서 어느 순간 오르가즘에 도달합니다. 만일 그렇지 않다면 마지막 집중 치료로 자신을 방해하는 생각들을 쫓아내어 오르가즘에 도달할 수 있도록 해야 합니다.

이 방법은 시간이 걸리고 성욕을 회복하기 위해 다루었던 많은 기술들을 사용해야 합니다. 하지만 효과가 있습니다. 그리고 이 과정은 여러분 혼자 애써야 하는 것은 아닙니다. 좋은 가이드가 있다면 이루 말할 수 없이 좋을 것입니다.

4. 중년의 관계 문제

만일 여러분과 배우자가 싸우고 있거나 관계에서 풀리지 않는 문제를 가지고 있다면 배우자에게 성적인 접근을 하고 싶지 않을 것입니다. 다른 사람과 함께 삶을 산다는 것은 종종 고통스럽고 중년의 스트레스도 그 고통 중 하나가 됩니다.

그러므로 좋은 치료사가 필요합니다. 심리학자, 정신과 의사, 의료 봉사자, 결혼 및 가정 상담사는 모두 다른 배경과 치료 방법을 가진 사람들입니다. 이 중 정신과 의사만이 유일한 의사이지만 모든 사람들이 상담자로서 손색이 없을 것입니다. 심리학자와 결혼 가정 상담사와 사회 봉사자는 대화 치료에 더 좋을 것이고 산부인과 의사나 기초 진료 의사는 적절한 처방을 해줄 것입니다. 그러므로 가장 신뢰하고 도움이 되는 조언을 해줄 수 있는 사람을 찾아야 합니다.

여기서 알아두어야 할 것은 치료사들도 사람이기 때문에 자신만의 편견과 경험을 치료에 끌어들일 수 있다는 것입니다. 단순히 여러분의 편견을 합리화시켜줄 "예스맨"을 찾는 것이 아니라면 반드시 여러분과 배우자가 존경하고 신뢰하는 사람을 찾아야 합니다.

다시 강조하자면 배우자도 신뢰하는 사람이어야 합니다. 이러한 이야기는 여러분에 대해 아무것도 아는 것이 없는 사람과 상담하기는 힘들기 때문입니다.

5. 골반수술과 외상

항상 그런 것은 아니지만 골반수술과 질 부위의 외상이 외음순과 질에 혈액과 신경이 공급되는 것을 방해할 수 있습니다. 이렇게 혈액 공급이 줄어들면 보습과 윤기가 원활하지 못해서 질과 음핵이 제대로 충혈 되지 못해 오르가즘을 느끼기가 어렵게 됩니다.

실데나필(비아그라)은 이러한 증상에 매우 유용합니다. 외음부, 질, 음핵에 혈액의 공급을 늘리기 때문입니다.

만일 골반 수술을 받는다면 의사에게 신경과 혈관을 최대한 남길 수 있도록 하여 이러한 상황을 예방하십시오.

6. 심리적 요인

자기 몸에 대한 안 좋은 이미지, 낮은 자존감, 우울증으로 인해 성욕이 감퇴할 수 있습니다. 특히 중년에는 이러한 감정들이 극대화됩니다. 성은 여러분의 정신과 독립된 상태가 아니기 때문에 심리적인 문제들로 인해 영향을 받습니다.

중년 여성들은 기분부전장애라고 하는 경미한 우울증을 자주 겪습니다. 이러한 상태에서는 어떤 것에도 흥분되지 않고 삶의 기쁨을 느낄 수 없게 됩니다.

제어하기 힘든 기분 부전 장애나 우울증을 위한 일차적 치료로는 선택적 세로토닌 재흡수 억제제가 있습니다. 하지만 이러한 약으로 우울증은 나아졌는데 성적인 반응이 감소했다면 의사와 다시 상담하시길 바랍니다.

관계의 문제와 심리적인 문제, 질 건조, 기분 변화, 핫플래시 등의 갱년기 증상을 해결한 것은 물론 테스토스테론 치료를 했는데도 성적인 문제가 계속된다면 우울증 및 기분 부전 장애나 미묘한 관계의 문제를 완벽히 해결했는지 돌아보아야 합니다. 스트레스도 중요한 역할을 할 수 있습니다.

그러므로 아시다시피 중년 여성의 성욕이 문제를 일으킬 요인은 다양합니다. 그냥 테스토스테론을 몸 안에 던져놓는 것은 너무도 단순한 접근일 수 있습니다.

만일 만족스럽지 못한 성기능을 중년의 당연한 수순으로 생각하며 살고 계셨다면 이 장에서 자신의 경우에 해당한다고 생각하는 항목을 찾아 의사와 함께 좋은 치료법을 상담하십시오.

7. 반응이 없는 배우자

가끔 기분이 좋아지고 힘을 되찾았다고 느낄 때에도 성욕이 좋지 않다면 이 공은 배우자에게 넘어갑니다. 이때에는 배우자의 발기 부전이나 성욕 감퇴가 문제시 될 수 있습니다. 이런 경우에는 배우자를 설득하여 의사에게서 체내의 테스토스테론에 대한 검사와 상담을 받고 테스토스테론 보조제나 발기 치료 처방을 받으십시오.

클로에의 이야기

클로에 데이비스는 이웃의 추천을 받아 저의 진료실에 왔습니다. 39세였지만 3년 전 불규칙했던 생리가 끝난 후부터 월경이 없었고 조기 난소 불능 즉, 조기 폐경이라는 진단을 받았습니다. 그녀는 호르몬제를 사용하고 있었지만 두 달 전부터 호르몬 치료에 대한 두려움이 생겨 사용을 중단하였습니다. 클로에는 극심한 핫플래시를 겪고 있었고 숙면을 취하지 못했습니다.

저는 그녀와 상담한지 몇 분 안 되어서 이러한 사실을 많이 발견할 수 있었습니다. 클로에는 두 번의 난포 자극 호르몬 검사를 한 것 외에 별다른 검사를 해 본 적이 없었습니다. 두 번의 검사 결과 수치는 매우 높은 편이었습니다. 난포 자극 호르몬은 난소의 난자를 성숙시키는 역할을 합니다. 그래서 클로에는 호르몬 대체 요법을 시작했다고 합니다.

상담을 시작하면서 저는 그녀에게 성적으로 왕성한지, 성적인 만족도는 어느 정도인지 물어보았습니다. 클로에는 성욕을 거의 느끼지 않았고 이것이 남편과의 사이에서 장애물이 되고 있다고 말했습니다. 저는 ASEX 질문지를 기입해달라고 했습니다.

몇 가지 검사를 더 한 결과 난포 자극 호르몬 수치가 많이 높은 반면 갑상선의 기능이 정상인 것을 감안했을 때 일단 자기 면역 체계의 이상은 아니라는 결론을 내렸습니다. 그리고 클로에의 상황에 맞는 호르몬 대체 요법을 상담하기 시작했습니다. 그녀의 성욕 감퇴 및 다른 증상으로 보아 에스트라디올 패치를 처방하기로 했습니다. 하지만 클로에는 호르몬 대체 요법을 많이 하고 싶어 하지 않았습니다. 그래서 저는 일단 비호르몬제로 핫플래시와 수면 장애를 치료하기로 했습니다. 클로에는 3주 후에 다시 진료를 받을 때까지는 호르몬 보조제의 필요성을 느끼지 못했습니다.

첫 진료 날 우리는 그녀의 성적인 상태에 대해 간단히 이야기했고 성욕 증진을 위해 경피 흡수 에스트로겐과 경피 흡수 테스토스테론을 처방했습니다. 일단 오르가즘 문제는 나중으로 미루었지만 조만간 상담하기로 했습니다.

조기 폐경이라는 이야기를 듣고 저는 타액 내의 테스토스테론 검사를 하기 전부터 테스토스테론 치료를 시작해야겠다는 생각을 했습니다. 물론 검사를 통해 체내의 있는 테스토스테론의 수치를 알아야 했지만 말입니다. 검사 결과 13.9라는 낮은 수치가 나온 것도 놀랄 만한 것은 아니었습니다.

그리고 그녀에게 조기 폐경 때문에 비교적 위험도가 높은 골밀도 검사를 할 것을 권했습니다.

10일 후에 클로에는 정기 검진 및 유방암 검사를 받았고 간단한 난소 초음파 검사를 받았습니다. 저는 그녀에게 새로운 치료와 약이 잘 듣는다는 것을 확인했습니다.

처음 진료를 받고 한 달 후에 클로에가 다시 찾아왔습니다. 처방했던 약은 중단한 상태로 핫플래시는 90퍼센트 정도 나았으며 잠도 잘 자고 있다고 말했습니다. 에너지가 눈에 띄게 증가했고 성욕도 완만히 회복되었다고 말했습니다.

저는 클로에에게 오르가즘을 치료하고 싶은지 물었고 그녀의 대답은 긍정적이었습니다. 물론 조기 난소 불능으로 외음부에 공급되는 혈액양이 변경되었을 경우 비아그라를 처방하면 되었지만 성적 흥분은 문제의 일부였습니다. 클로에는 여태까지 한 번도 오르가즘을 느껴본 적이 없었던 것입니다.

저는 일반적인 치료법의 개요를 작성한 후 클로에에게 남편과 함께 방문해 달라고 했습니다.

"남편 분도 이 문제에 많이 연결되어 있습니다. 그리고 치료를 위해서는 그분의 협조와 격려가 필요합니다. 진료 기간 내내 함께 오실 필요는 없지만 한 번쯤 초대할 필요가 있습니다."

"그이가 오고 싶어 하지 않을 것 같아요. 스티브는 치료나 병원에 열심인 사람이 아니거든요. 그이는 저한테 그냥 필요한 건 다 해보라고 했어요." 클로에가 대답했습니다.

예상했던 대로 일주일 후 클로에가 재방문을 했을 때 스티브는 함께 오지 않았습니다. 저는 클로에의 어린 시절과 부모님, 종교적 배경에 대해 물었습니다. 어릴적 부모님의 성에 대한 태도가 영향을 주었는지의 여부와 이전 남자친구 및 스티브와의 성관계 패턴에 대해서도 알아보았습니다.

"저는 도시 외곽 지역에서 두 명의 오빠와 함께 자랐어요. 기독교 모태신앙이고요. 부모님은 열심히 교회에 나갔지만 저는 가끔 나갔지요." 클로에는 이렇게 대답했습니다.

그녀는 어린 시절 성에 대한 엄격함이나 금기 사항은 딱히 없었던 것으로 기억했습니다. 물론 성이라는 것이 가족 간의 대화 도중 어떤 식으로든 쉽게 입 밖으로 낼 수 있는 주제는 아니었지만 말입니다. 클로에는 10대 때 부모님의 성관계 중에 침실에 들어간 적이 있었다고 합니다. 그녀의 말에 따르면 부모님이 자신보다 더 당황한 것 같았다고 합니다.

그녀가 전 남자친구들이나 남편과 가졌던 성경험들은 별다른 것이 없었습니다. 클로에는 자위에 대해 묻자 당황스러워하기보다는 한 번도 해본 적이 없다고 했습니다.

저는 치료 방법에 대한 개요를 다시 작성했습니다. 일주일에 세 네 번이면 좋지만 적어도 두 번은 따뜻한 물이 담긴 욕조와 같이 몸을 이완시킬 수 있는 곳에서 자신의 몸을 들여다보고 만져보는 자기 발견의 시간을 가지는 것이었습니다.

"몸을 살펴보고 만져보세요. 원하신다면 몸의 각 부분과 대화도 해보세요. 머리끝부터 발끝까지 말입니다. 부정적인 말은 하지 마시고 좋고 싫은 것에 대해서도 말하지 마십시오. 몸을 탐험하면서 어떻게 만지는 것이 좋은지를 기록해야 합니다. 그러다가 느낌이 좋아서 계속하고 싶다면 그렇게 하셔도 됩니다. 예를 들어, 유두 끝과 가슴 아래의 부드러운 피부를 만지는 것이 좋다고 느낄 수도 있고 유두를 잡아당겼을 때 불편한 느낌을 받을 수도 있습니다. 이런 것들을 모두 기록하세요." 저는 클로에에게 이렇게 말했습니다.

"이 단계를 진행하려면 몇 주가 걸리거나 한 달이 걸릴 수도 있습니다. 그리고 다음 단계로 넘어갔을 때 성교를 해서는 안 됩니다. 스티브 씨의 동의를 구하세요. 이것은 강박적으로 해야 할 것이 아니라 단지 자신의 몸을 알기 위한 시간입니다. 상황이 어떤지를 알 수 있도록 저에게 잘 하고 계신지 가끔 이야기해주세요. 전화상으로 하셔도 되고 방문하셔도 됩니다."

저는 다시 한 번 남편에게도 이 치료에 직접적으로 참여하도록 권했습니다. 클로에는 마지막 방문 후 남편에게 이야기했고 그도 참여 중이라고 말했습니다. 저는 그들을 독려했지만 남편이 활발히 참여하고 있는지는 잘 몰랐습니다.

일주일 후 그녀에게 직접 연락을 해보았습니다. 그녀는 진료 후 딱 한 번 자신의 몸을 탐색했다고 합니다. 그리고는 이상한 느낌을 받았다고 합니다.

"괜찮습니다. 처음엔 원래 다 그런 법입니다. 하지만 진정 몸을 탐험하고 싶다면 적어도 일주일에 세 번은 하셔야 합니다."

저는 클로에를 북돋웠습니다. 클로에는 욕조에서 하는 건 너무 우습다는 생각이 든다며 침대에서 해도 되냐고 물었습니다.

2주 후, 클로에가 돌아왔습니다. 그녀는 호르몬 대체 요법을 아주 잘 하고 있었습니다. 타액 검사 결과 25.5가 나온 것을 보고 밤에 사용하는 호르몬 양을 25퍼센트 정도 늘리는 것이 어떻겠냐고 물었습니다.

"아시다시피, 처음엔 이 모든 치료에 대한 확신이 없었어요. 하지만 어쨌든 계속했는데 지난주에는 제 몸을 네 번 정도 탐색 했어요. 그리고 이제는 그러한 과정이 부끄럽지 않고 오히려 좋 아하게 되었어요."

스티브도 매우 잘 도와주고 있었고 그녀의 몸 탐색을 함께 하 는 것이 매우 좋다고 넌지시 말했다고 합니다.

짧게 요약하자면 클로에는 자신이 성을 즐길 수 있고 오르가즘 도 느낄 수 있음을 알았습니다. 스티브는 그녀가 일주일 후에 자 신을 초대했을 때부터 도와주기 시작했습니다. 당시에 성교는 할 수 없었고, 클로에는 오르가즘을 느끼지 못하는 상태였습니 다. 하지만 이제 오르가즘이 어떤 느낌인지 알게 되었다고 합니 다.

현재 스티브와 클로에는 원만한 성관계를 갖고 있습니다.

"저는 성욕에 대해 별 문제를 느끼지 못하고 있어요. 이제 제 가 스티브를 놀라게 할 정도랍니다."

제9장

생각보다 무섭지 않은 호르몬과 유방암의 관계

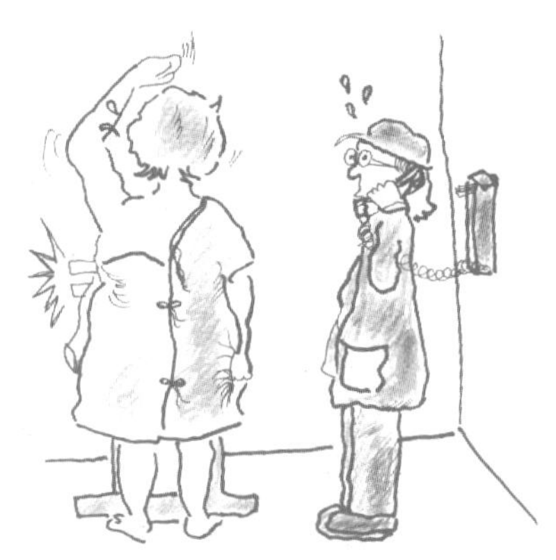

생각보다 무섭지 않은
호르몬과 유방암의 관계

저는 이 주제에 대해 짧게 언급해 보려고 합니다. 중요하지 않아서도 아니고 대부분의 여성들이 유방암을 두려워하지 않는다고 생각해서도 아닙니다. 이 책을 읽고 있는 여성들의 친구, 이웃, 친척 혹은 아는 사람 한 명쯤은 유방암을 앓고 있다고 생각해서도 아닙니다.

유전적인 요인을 배제하면 여성에게 가장 큰 위험은 자신의 난소입니다. 난소에서 분비하는 에스트로겐은 고용량의 에스트로겐 대체 치료제보다 더 강력합니다. 이것이 바로 조기 월경이나 늦은 폐경 혹은 자녀가 없거나 첫 자녀를 늦게 가졌을 경우 유방암 발병 가능성이 높아지는 이유입니다. 이 모든 것들이 장기적으로 높은 수준의 에스트로겐에 유방을 노출시키기 때문입니다. 에스트로겐 치료에 의한 위험은 장기적으로 체내를 순환하며 축적된 에스트로겐의 수치를 더 높이는 부수적인 역할을 합니다. 반대로, 늦은 월경, 빠른 폐경 및 아이를 많이 낳거나 6개월 이상의 수유는 체내의 에스트로겐 양을 낮추는 좋은 역할을 합니다.

한 가지 예가 도움이 될 수 있겠습니다. 여성 일란성 쌍둥이의 이야기입니다. 이들은 모두 아이가 둘 있고 둘 다 모유 수유를 했습니다. 그런데 한 명은 치명적인 골반염 때문에 난소 전체 적출 수술을 했고 35세에 중간 정도 양으로 에스트로겐 대체 요법을 시작했습니다. 쌍둥이 자매는 현재 55세이고 난소 적출 수술을 하지 않은 여성은 폐경이 되었습니다. 쌍둥이A씨는 20년 간 에스트로겐 대체 요법을 했습니다. 쌍둥이B씨는 난소에서 분비한 호르몬 외에 다른 호르몬 요법을 해 본 적이 없습니다. 이들 중 누구에게 유방암이 발병할 위험이 더 클까요?

쌍둥이B씨의 위험이 더 크다고 말한다면 아마 놀라실 겁니다. B씨가 20년 간 난소에서 분비한 에스트로겐의 양이 A씨가 20년 간 대체 요법을 통해 얻은 호르몬 양보다 훨씬 더 많았기 때문입니다.

호르몬의 양 및 암과 세포 변이에 대한 민감도의 차이는 유방암 발병과 관계가 있습니다. 비만인 여성은 전반적으로 유방암 발병 위험이 더 큽니다. 지방이 에스트로겐과 비슷한 물질로 분해되기도 하지만 음식 섭취에 따른 요인도 있기 때문입니다. 마르고 체질량 지수가 낮은 여성의 체내를 순환하는 에스트로겐이 체질량 지수가 높은 여성의 그것보다 더 적기 때문에 유방암 발병 위험이 적습니다. 그러나 마른 여성이 장기적으로 호르몬 대체 요법을 받을 경우 호르몬 치료로 유방암이 발병할 확률이 비만인 여성보다 더 큽니다. 왜냐하면 이러한 경우 체중 1kg 당 투입되는 에스트로겐의 비중이 상대적으로 더 커져서 이 여성의 유방이 더 밀도가 높은 에스트로겐에 노출되기 때문입니다.

대부분의 경우 유방암은 세포의 이상 변이에 의해 발병하고 우리 몸에서 일어나는 엔자임 및 세포 성장을 통제하는 다른 요소들의 영향을 받습니다. 호르몬은 DNA 복제 횟수에 따라 암세포의 분열 횟수에 영향을 줍니다. 많은 자료들에 의하면 에스트로겐이 많은 것도 유방암의 한 요인이 된다고 합니다.

밀도가 높은 유방 근육도 미묘하게 위험 요인이 될 수 있습니다. 이런 유방을 가진 여성들은 유방 조직을 더 많이 가지고 있는데 이것으로 인해 유방에 있는 세포가 양성인지 악성인지를 구별하기 어렵게 됩니다.

이 모든 것들이 호르몬 대체 요법의 사용 여부에 대한 결정과 어떤 관련이 있을까요? 유방암 발병 위험이 낮은 여성과 높은 여성, 유방암 병력이 있는 여성과 유방암이 발병할 징후가 보이는 여성들에게는 각각 어떤 위험과 유익의 차이가 있을까요?

7만 5천 명 이상의 여성이 해당되는 방대한 자료를 분석한 결과 소량으로 단기적인 에스트로겐 보조 치료를 한 여성들 가운데 유방암이 증가했다는 근거는 없었습니다. 중요한 것은 이들이 '단기간'에 '소량'으로 치료를 받았다는 점입니다.

'단기간'이란 얼마를 의미하는 것일까요? 4-5년 이하, 더 정확하게는 2-3년 미만을 뜻하는 것입니다.

그렇다면 호르몬 대체 요법 및 다른 대체 요법을 다룬 장을 다시 봅시다. 허브와 식물성 대체 요법도 도움이 될 것입니다. 자연 식품을 섭취하고 정기적으로 운동을 하면서 갱년기를 조절하는 것도 도움이 될 것입니다. 또한 소량의 인체 친화형 에스트로겐 보조제 섭취를 시작해도 됩니다.

이러한 치료는 영원히 지속되어야 할 필요는 없습니다. 일 년 안에 증상이 통제되었다면 그 후 1-2년간은 천천히 복용량을 줄이다가 어느 순간에 확 줄이거나 중단하셔도 됩니다.

그렇다면 유방암 병력이 있거나 최근에 유방암 진단을 받아 항암 치료나 방사선 치료를 해야 하는 여성의 경우는 어떨까요? 이러한 치료는 폐경을 앞당기게 되는데 현재 환자가 갱년기 증상을 가지고 있다면?

최근 유방암이 완치된 여성과 유방암 치료를 받은 여성들을 대상으로 한 몇 개의 연구 결과를 알게 된다면 매우 놀라실 것입니다. 폐경기로의 이행을 부드럽게 하기 위해 2년 미만으로 호르몬 대체 요법을 받았던 여성들은 그렇지 않은 여성에 비해 유방암 사망률이 적었습니다. 그 여성들의 생존율을 높일 가능성이 있는 다른 모든 가능성을 배제하고서도 2-3배 정도 높았습니다. 물론 이 이야기는 유방암을 치료를 받고 나서 에스트로겐 치료를 받으면 절대적으로 안정이 된다는 말은 아닙니다. 단지 만일 매번 호르몬 패치나 알약을 사용할 때마다 죽을 까봐 두려워하는 것은 물론 에스트로겐을 사용하는 것도 꺼려하는 사람들이 안심하기를 바라는 마음에서 하는 말입니다. 여러분이 만일 매번 이 호르몬을 사용할 때마다 부정적인 생각을 한다면 면역 시스템에 어떤 정신적인 충격이 가해질지 생각해 보십시오.

자, 만약 여러분이 유방암 발병 위험이 높은 사람이거나 유방암에서 완치된 사람인데 현재 몸에서 분비하는 에스트로겐이 적어 다음과 같이 몸에 불편함이 계속된다면 어떻게 하시겠습니까?

1. 질 건조: 질에만 적용되는 제품을 사용해서 에스트로겐 흡수를 최소화 하십시오. 질 삽입형 링은 매일 최소량의 에스트라디올을 방출합니다. 질에 바르는 에스트로겐 크림도 좋지만 권장량의 1/4만을 사용하십시오.

2. 핫플래시와 급작스러운 기분 변화: 여러분이 할 수 있는 최고의 방법은 이소플라본 등의 식물성 식품을 섭취하는 것과 매일 비타민E와 선택적 세로토닌 재흡수 억제제(SSRI)를 복용하는 것입니다. 또한 경구 투약 이나 크림 타입, 또는 합성 호르몬 등의 강도 높은 프로게스틴 치료를 매일 밤마다 하면 핫플래시 증상을 완화할 수 있습니다.

하지만 앞에도 이야기 했듯이 유방암 발병 위험이 높다고 호르몬 대체 요법을 받을 수 없거나 절대 받으면 안 된다는 굳은 신념은 잘못된 것입니다. 다시 말해, 유방암 치료 후에 호르몬 대체 요법을 받은 여성에게 암이 재발이나 사망할 위험은 거의 없다는 뜻도 됩니다. 중요한 것은 얼마만큼의 양을 사용하는가에 상관없이 '단기간' 이어야 한다는 점입니다. 호르몬 대체 요법에서 호르몬의 사용량이 얼마만큼의 역할을 하는지, 정확한 합성 비율이나 가장 효과적인 전달 체계가 무엇인지는 분명하지 않습니다. 에스트라디올이나 에스트리올 같은 인체 친화형 호르몬들이 합성 호르몬 보다 위험 할까요? 피부로 흡수하는 호르몬이 알약보다 더 위험 할까요? 일반적인 상식으로는 소량을 사용하는 것이 안전하다고 하지만 단정할 수는 없습니다. 우리가 이 질문에 대한 정확한 답을 얻기 위해서는 5~10년은 더 기다려야 할 것입니다. 또한 폐경기에 장기적인 호르몬 대체 요법을 받아 유방암 발병이 증가한 사례는 비만이나 하루에 술을 한 병 이상 마셔 유방암이 증가한 사례보다 적다는 사실도 알아두면 좋겠습니다.

영양 상태를 개선하든 보조제나 약초, 호르몬을 통해서든 여러분의 몸에서 일어나는 변화를 통제할 수 있기를 바랍니다. 만일 호르몬 대체 요법을 선택하셨다면 증상을 완화한 후에 1-2년 간 몸이 민감하게 반응하지 않을 정도로 서서히 호르몬 최소량까지 줄이셔야 합니다.

만일 에스트로겐을 사용하지 않는다면 골밀도를 주기적으로 검사하십시오.

또한 흥미로운 것은 폐경기에 호르몬 대체 요법을 받는 동안 유방암이 발병했다고 해도 사망률이 적다는 것입니다. 이러한 사실은 두 가지 원인 때문인데 첫째로 암에 대한 경계심이 높아 초기에 발견한다는 점과 둘째로 호르몬에 의해 기존에 있던 종양의 성장에 가속도가 붙어서 적어도 악성이나 위험한 수준으로 보여 발견이 쉽다는 것입니다.

에스트로겐과 유방암의 관계에 대한 모든 질문에 해답이 되는 한 가지 열쇠는 에스트로겐 수용체라고 알려진 미세한 물질입니다. 이 수용체는 근육 안에 있는 작은 자물쇠와 같습니다. 유방 근육, 뼈 근육, 뇌 근육, 피부 등에 이런 수용체가 있습니다. 서로 다른 물질들이 이 수용체에 붙거나 이 자물쇠를 풀어서 각자의 역할을 합니다. 그래서 암을 유발하거나 예방하고 뼈의 손실을 예방하며 피부 탄력성과 질의 윤활 기능 등에 영향을 주는 것입니다..

호르몬 대체 요법에서의 선택적 에스트로겐 수용체 변형제의 위치와 유방암에 미치는 영향

선택적 에스트로겐 수용체 변형제는 에스트로겐처럼 보이는 합성 물질이지만 유방 근육에서는 항 에스트로겐처럼 행동합니다. 그러므로 이 호르몬은 에스트로겐이 아닙니다.

현재 선택적 에스트로겐 수용체 변형제는 유방암 치료와 예방에서 절대적인 위치를 차지하고 있습니다.

이것은 수술로 종양을 제거한 후 3-5년 간 화학 요법에 사용됩니다. 타모시펜이라는 물질이 유방과 주변 근육의 에스트로겐 수용체와 반응해서 암이 재발하거나 새로운 암이 발병하는 가능성을 최소화하게 되는 것입니다.

여러분이 다니는 산부인과의 의사에게 유방암 위험도를 측정하는 게일 모형(Gail Model)을 해보고 싶다고 이야기해보십시오. 이 모형은 짧은 시간에 유방암이 발병할 상대적인 위험을 컴퓨터로 쉽게 통계 분석해줍니다. 이 때 고려하는 사항에는 나이,

유방암이 있는 직계 가족의 수, 초경 연령, 자녀 수, 수유 유무, 첫 아이 출산 시기, 유방 조직 검사 횟수와 이상 발견 유무 등이 있습니다.

이러한 분석은 유방암에 걸릴 위험이 높은 여성이 자신의 위험을 인식하는데 도움을 주어 경계심을 높이고 의학적인 예방을 할 수 있도록 합니다. 또한 이전에 유방암의 위험에 과다하게 반응했던 여성들이 안심하도록 재확인시켜주는 역할도 합니다.

선택적 에스트로겐 수용체 변형제(SERM)의 두 가지 중요한 역할은 다음과 같습니다.

첫째로 게일 모형 결과가 2 이상이 나온 경우입니다. 이것은 유방암에 걸린 위험이 다른 사람보다 2배 높다는 것을 의미합니다. 이러한 경우 선택적 에스트로겐 수용체 변형제를 이용하여 누적된 위험을 줄일 수 있을 것입니다.

둘째로 이 물질은 유방암과 골밀도 보호효과가 좋아 호르몬 대체 요법을 했었던 폐경기 여성의 장기적인 치료에서 선호할 만한 약이 될 것입니다.

유방암 이후의 성

유방암은 종종 성기능, 성에 대한 반응, 심리적, 신체적 요소를 다 포함한 부부 관계에 영향을 미칩니다.

유방암에서 살아남은 여성의 7,80퍼센트 정도가 전체적으로 긍정적인 심리 상태와 삶의 질을 누리고 있지만 성기능과 성 만족에서도 이것이 적용되는 것은 아닙니다.

그렇다면 여러분의 의사와 어떤 상담을 할 수 있을까요? 우선 증상적인 면을 보아야 합니다. 성욕, 성적 흥분, 오르가즘, 성적 만족, 관계의 문제와 호르몬 대체 요법 등입니다.

테스토스테론이 이 부분에서 많은 도움이 되고 비아그라와 같은 약에 들어 있는 실데나필도 도움이 됩니다. 앞에도 나왔듯이 질의 보습과 윤활은 필수입니다. 개인과 부부의 심리 치료는 성관계를 지속하고 성만족도를 개선시키는데 있어 매우 도움이 됩니다. 몸을 다시 탐험하고 성을 재확립하고 다시 발견하는 시간이 중요합니다. 배우자와 함께 논의하는 것도 도움이 됩니다.

요약

1. 여러분의 유전자를 바꿀 수 없고 세포 변이를 임의로 조절할 수 있는 획기적인 방법이 없는 상황에서 유방암 발병 위험을 줄이기 위해 여러분이 택할 수 있는 방법은 무엇일까요?

   식단 개선: 동물성 지방을 줄이고 신선 과일, 채소, 콩, 곡물, 생선 등을 늘이십시오.

   생활습관 개선: 운동량을 늘리고 칼로리 섭취량을 조절하십시오. 비만은 유방암 발병 위험을 높입니다. 알코올 섭취를 최소한으로 줄이십시오. 가장 좋은 것은 와인이나 맥주를 하루 한 잔 이상 마시지 않는 것입니다. 담배는 절대적으로 피하십시오.

   약: 유방암 발병 위험이 높다라면 선택적 에스트로겐 수용체 변형제를 폐경 전에 복용하는 것을 고려하십시오. 유방암 외

에 골 소실이 우려되는 사람은 폐경 후에 이 약을 복용하도록 하십시오.

2. 조기 발견 가능성을 높이려면?

사가 신단: 매일 샤워를 할 때 자신의 유방의 단단한 정도에 익숙해지기 위해 자가 검진을 할 것을 추천합니다. 자신의 차 엔진 소리를 무의식적으로 알 수 있는 것처럼 보통 때 자신의 유방이 어떤 느낌인지 알아야 미묘한 변화가 생겼을 때 즉각 의사에게 이 점을 말할 수 있습니다. 1, 2개월에 한 번씩 정식으로 주의 깊게 자가 진단과 유방 모양 체크를 하는 것도 좋습니다.

유방 엑스선 촬영(Mammography): 이 검사는 조기 발견 확률을 높여줍니다. 발병 위험이 적은 경우 40대는 2,3년에 한 번씩, 50세 이후에는 1,2년에 한 번씩 검사를 받을 것을 권장합니다. 위험도가 높은 여성은 35세부터 2년에 한 번씩 40대에는 매년 받을 것을 권장합니다.

새로운 방법은 유즙 도관 세척, 적외선 체열 진단 등이 있습니다. 이러한 방법들은 위험도가 높은 여성들에게 적절합니다. 18장에서 자세한 내용을 보십시오.

3. 에스트로겐 보조 요법: 소량을 단기간에 사용하는 것은 위험도가 높거나 암을 앓은 적이 있는 여성의 갱년기 증상을 해결하기에 매우 안전합니다.

4. 허브와 약초: 별다른 위험은 없지만 이소플라본을 급격히 높

이는 것은 위험 요인이 됩니다.

5. 여성 건강 연구(WHI)에서 실시한 연구 결과와 다른 연구들의 결과 에스트로겐과 프로게스토겐을 합성한 호르몬 보다는 에스트로겐을 단독으로 사용했을 때 안정성이 높아졌다고 합니다. 프로게스토겐 성분은 유방암 위험을 높이는데 특히 주요한 역할을 하는 것 같습니다. 에스트로겐과 프로게스틴을 합성해서 사용하면 에스트로겐 단독으로 사용했을 때보다 유방 세포 성장을 더 자극한다고 합니다. 사실 여성 건강 연구에서 실시한 연구 결과 에스트로겐과 프로게스테론을 함께 지속적으로 사용한 여성은 4, 5년 후 유방암에 대한 위험이 약간 상승한 반면 에스트로겐만 보통 양으로 7년간 사용한 여성의 경우 위험도가 전혀 증가하지 않았습니다. 그러므로 에스트로겐 치료를 받는 가장 안전한 방법은 한 가지 호르몬을 가능한 적게 사용하는 것입니다. 만일 자궁 적출 수술을 하지 않았다면 자궁 보호를 위해 매달 혹은 네 달에 한 번10~14일 정도 프로게스틴이나 인체 친화형 프로게스테론을 섭취해야 합니다. 의사에게 여러분에게 맞는 방법을 추천받으십시오.

놀라운 소식

프로게스테론도 중요한 역할을 합니다. 에스트로겐 수용체에 양성 반응을 보이는 종양은 모두 프로게스테론에도 양성 반응을 보입니다. 하지만 프로게스테론이 에스트로겐보다 더 안전하다는 보장은 없습니다. 이 호르몬 또한 같은 위험을 가지고 있습니다. 그리고 두 호르몬을 함께 사용하는 것이 가장 위험합니다. 프로게스테론을 너무 많이 처방해주는 의사를 경계하십시오.

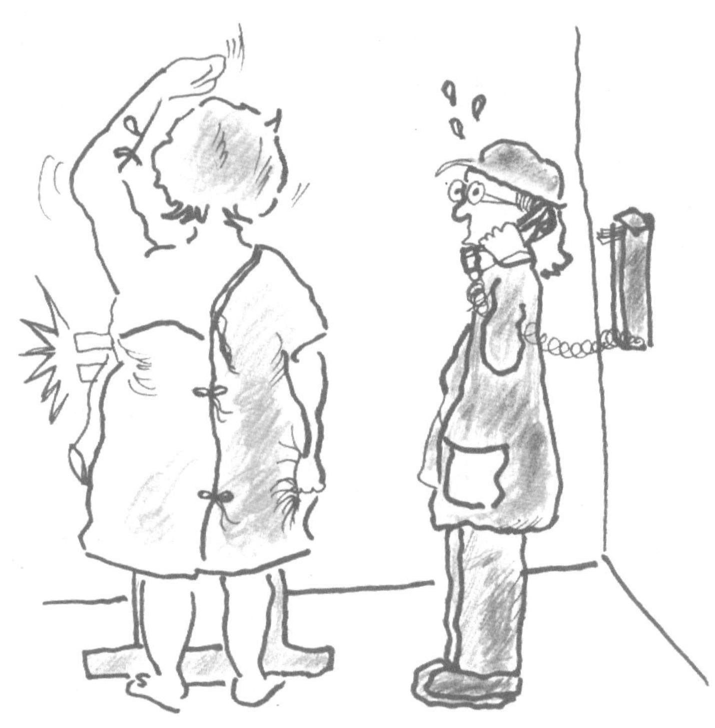

셜리의 이야기

셜리 발레티는 오자마자 용건을 분명히 말했습니다. "질이 건조해 미치겠어요. 화끈거리고 따끔거려요.”

셜리는 막 61세를 맞았고 성생활을 계속하고 있다고 합니다.

“제 남편은 매우 자상하고 인내심이 많아요. 우리는 성생활을 계속 하고 있지만 제 질이 너무 약해서 성교는 할 수 없어요. 그래서 선생님이 세미나에서 하시는 말씀을 듣고 도움을 받을 수 있을 것 같아서 왔어요.”

이야기를 진행하면서, 저는 셜리가 왼쪽 유방암 수술을 한 후 재발을 방지하기 위해 2년 반 동안 선택적 에스트로겐 수용체 변형제를 복용하고 있다는 사실을 알게 되었습니다. 암 진단을 받기 전 그녀는 10년 동안 호르몬 대체 요법을 받아 왔습니다. 셜리는 에스트로겐이 자신의 암에 일조했다고 확신하며 이에 화가 나 있었습니다. 그녀는 내게 자신이 양성 에스트로겐 수용체를 가지고 있다고 말했습니다.

셜리는 매우 활동적이라 기회가 있을 때마다 하이킹과 스키를 즐겼습니다. 그런데 호르몬 대체 요법을 받다가 선택적 에스트로겐 수용체 변형제로 전환할 때 핫플래시와 급격한 기분 변화가 생겨 전혀 다른 사람이 되었다고 합니다. 이소플라본과 인체 친화형 호르몬, 비타민E, 항우울제 등을 써봤지만 증상이 약간 좋아졌을 뿐입니다. 합성 호르몬을 사용하면서 핫플래시는 현저하게 줄었지만 몸이 붓는 듯 한 느낌을 참을 수 없었고 장기적으로 사용했을 때에 골밀도에 부정적인 영향을 미친다는 보도에도 신경이 쓰였다고 합니다.

“골다공증은 저희 집 집안 내력이고 10년 전에 골밀도 검사를 했을 때 수치가 조금 낮게 나왔거든요." 그녀가 말했습니다.

셜리는 제가 있는 지역 대학에서 영어학 교수를 하고 있었고 매우 합리적인 사람이었습니다. 검사 결과 증상을 일으킬 가능성이 있는 외음부 상피 질환은 발견되지 않았습니다. 그리고 이전에 받았던 치료에 의한 자궁 질환이 있는지를 보기 위해 간단한 자궁 초음파 검사를 했습니다.

"합성 호르몬의 효과가 점점 떨어지고 있는지 핫플래시가 다시 생기고 숙면은 여전히 취하지 못하고 있어요."

하지만 무엇보다도 그녀의 첫 번째 방문 목적은 질 기능 회복이었습니다. 저는 질 삽입형 링을 소개했고 그녀는 이 생각을 마음에 들어 했습니다. 처음 두 주 동안은 에스트라디올 크림을 추가해서 성관계 전에 질 안쪽에 있는 회음부에 마사지하도록 했습니다. 마사지 오일이 질 윤활 기능과 성적인 즐거움이 있다는 것을 넌지시 말하자 이 방법도 사용하게 되었습니다.

진료를 마칠 때가 다가오자 셜리는 다른 작은 증상들도 호소하며 어떤 치료 방법들이 있을지 물었습니다. 저는 유방암 완치자들을 위한 호르몬과 대체 요법들에 대해 쓴 기사들을 몇 개 보여주었고 3주 후에 다시 진료 약속을 잡기로 했습니다.

3주 후, 진료실에 들어온 셜리는 장난스럽게 싱긋 웃으며 "효과가 있었다"고 말했습니다.

우리는 결과에 매우 기뻤습니다.

하지만 아직 숙면을 취하지 못했고 핫플래시도 성가신 존재였습니다.

"일반적인 경우는 아니군요. 셜리씨 나이에 이러한 증상이 있고 이렇게 오랜 기간 선택적 에스트로겐 수용체 변형제 치료를 했는데도 이러한 증상이 있다는 건 아직 마음이 젊어서 그런 가 봅니다." 저는 농담조로 말했습니다.

"그 치료를 계속 하면서 경피 흡수 에스트라디올을 사용해서 증상을 완화시키는 것을 권해드리고 싶습니다. 저는 처음엔 에스트라디올을 0.05~0.0375 mg으로 사용하다가 그 다음엔 0.025 mg으로 줄일 것이고 그 후2,3년 동안 선택적 에스트로겐 수용체 변형제 치료가 끝나는 기간에 맞추어 호르몬 치료를 중단할 것입니다. 그리고 암 예방과 골밀도를 위해 장기간 골다공증 치료약으로 치료할 것입니다. 암 초기라면 이러한 치료가 별다른 부작용을 미치지 않을 것입니다. 하지만 암전문의에게 검사를 받고 이것을 다시 생각해보십시오. 대체 요법들을 신중하게 생각하십시오. 이러한 치료는 다른 방법을 시도한 후에 나온 대안들이라 성공의 가능성이 높습니다."

셜리는 확신하지는 못했지만 조언을 받아들였습니다. 그녀의 삶의 질은 매우 우수했지만 핫플래시와 그에 따른 불면증으로 인해 학자로써의 인내심에 한계를 느끼고 있었기 때문입니다.

우리는 오랫동안 에스트로겐과 유방암의 상관관계에 대해 이야기했습니다. 그리고 단기적인 에스트로겐 치료는 유방암 치료자들에게 부작용이 없다는 사실에 대해서도 이야기했습니다.

셜리는 2주 후에 돌아왔지만 치료를 논의하기 위해서가 아니라 이스트 감염이 있어서 온 것이었습니다.

셜리는 아직 에스트라디올을 추가하는 것을 확신하지 못하고 있었습니다. 저는 만일 유방이 계속 아프고 에스트라디올을 시범적으로 사용했을 때 괜찮다는 생각이 들면 언제든지 이 치료를 시작하라고 말했습니다. 어쨌든 우리는 치료 경과를 보기 위해 두 달 후에 나시 보기로 했습니다.

셜리는 질에 에스트라디올 보조제를 사용하여 효과를 보고 있었고 얼마 간 경피 흡수 에스트로겐은 추가하지 않기로 했습니다. 하지만 유방암과 관련하여 에스트로겐 보조제를 사용하는 것에 대한 그녀의 입장은 더 명확해졌습니다.

"저는 실용 주의자에요. 다음 달에 호르몬 치료를 추가할 생각이에요. 얼마간 선생님이 수면용으로 주신 수면제를 사용할 거예요. 매우 도움이 되었거든요. 하지만 이 치료에 너무 의존하지는 않을 거예요." 그녀가 말했습니다.

"저는 에스트로겐 요법을 결사반대하진 않아요. 조금 기다리면서 지켜보자고요."

제10장
골다공증에 대해

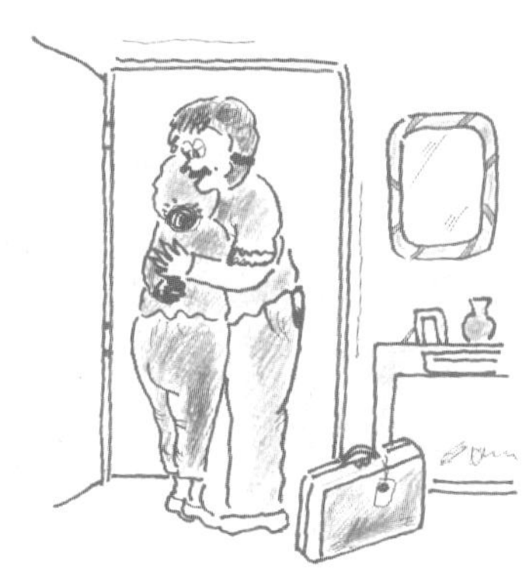

골다공증에 대해

미국 국립 보건원(National Institutes of Health)에 따르면 골다공증을 앓고 있는 천만 명 중에 8백만 명이 50대 이상의 여성이라고 합니다. 게다가 골밀도가 낮은 천팔백만 명의 여성들이 치료는 고사하고 진단도 받지 않은 상태라고 합니다.

골다공증은 매우 파괴적인 질병입니다. 여성에게 골다공증성 골절은 심장 발작, 뇌졸중, 유방암을 다 합친 것보다 더 흔하게 나타나는 질환입니다. 특히 노인 인구가 많은 미국은 골다공증성 골절 환자가 세계적으로 많은 나라입니다.

아마 독자 여러분들은 분명히 골다공증을 앓고 싶지 않을 것입니다. 65~80세 사이의 여성이 엉덩이뼈 골절 이후 1년 간 사망할 확률은 25~30퍼센트 정도입니다. 그리고 80세가 넘어가면 그 확률은 40~50퍼센트가 됩니다. 일단 움직일 수 없는 것은 질병의 징조라고 할 수 있습니다.

여러분들은 분명 골다공증을 앓을 필요가 없습니다. 이러한 상태는 예방할 수 있기 때문입니다. 생활 방식 개선 및 의학적인 방법으로 골 소실과 골절을 예방할 수 있습니다.

뼈의 무기질 밀도가 낮다고 해서 자동적으로 골절 위험이 커지는 것은 아니며 이후의 상황을 살펴보면서 골 형성을 늘리면서 골 소실을 최소화할 수 있는 예방 조치를 취해야 합니다.

이 책의 취지는 여러분의 골 밀도가 낮은 것이 문제라고 생각하기 전에 그것이 큰 문제가 되지 않도록 하는 것입니다. 골밀도가 좋아지려면 어떻게 해야 할까요?

병리학적인 설명

뼈는 역동적이며 지속적으로 변화합니다. 뼈를 리모델링한다는 것은 뼈를 형성하고 재흡수하는 과정입니다.

뼈의 중심에는 조골세포라고 하는 세포들이 콜라겐 덩어리를 석회질로 만들어 골 미네랄을 만들고 뼈를 형성합니다. 조골세포는 오래된 뼈 미네랄과 단백질을 분해하는 엔자임이라는 것을 만들어 뼈의 재흡수 작용을 촉진시킵니다.

오래된 것이 없어져야 새로운 것이 생깁니다. 오래된 것이 아예 없어지지 않는다면 그것을 대체할 새로운 것이 필요 없을 수도 있습니다.

보통 뼈의 재흡수는 새로운 뼈의 형성과 보조를 맞추어 일어납니다. 뼈의 손실은 뼈의 소실과 그것을 대체할 새로운 뼈 사이의 불균형이 일어날 때에 발생하며 그 결과 뼈의 강도가 낮아져 골절의 위험이 생깁니다.

뼈의 질량은 어린 시절을 거쳐 20대가 될 때까지는 늘어납니다. 하지만 중년과 폐경에 가까워지면서 뼈의 소실이 가속화되기 시작합니다. 게다가 여성에게 가장 큰 뼈 소실이 일어나는 시간은 갱년기와 폐경 직후입니다. 여성이 호르몬 치료를 끊으면 폐경 직후와 같이 뼈 소실이 가속화됩니다. 뼈의 손실 속도는 생활 습관 및 여러 가지 위험 요인에 의해 좌우됩니다. 그 중 에스트로겐 수치가 줄어드는 것이 여성의 뼈 소실 가속화에 영향을 미치는 주요 요인이라고 할 수 있습니다.

골다공증을 일으키는 위험 요인

골 소실을 가속화시키는 위험 요소는 무엇일까요?

가장 큰 요인은 유전입니다. 흑인 여성들이 선천적으로 백인과 아시아계 여성들보다 골밀도가 더 높다는 것은 이러한 사실을 뒷받침합니다.

이 외에 여러 가지 생활 방식도 골다공증을 일으키는 요인이 될 수 있습니다.

1. 영양:

성인이 되어 뼈의 질량이 최고치를 달성한 이후에는 적절한 영양 상태가 필수적입니다. 칼슘과 비타민D는 뼈의 신진대사에 중요한 역할을 합니다. 영양 상태가 좋지 않거나 만성적으로 칼슘과 비타민D가 부족하면 뼈에 치명적인 위험 요소가 될 수 있습니다.

2. 신체적 활동:

정기적으로 운동을 하면 골절의 위험이 줄어듭니다. 반대로 좌식 생활이나 침대에 오래 누워 있는 습관은 위험합니다. 운동은 조골 세포의 활동을 자극합니다.

3. 흡연:

흡연자들은 그렇지 않은 사람보다 뼈의 소실을 더 빨리 경험하며 뼈 질량이 남들보다 적어 폐경에 평균적으로 2년 빨리 도달합니다.

4. 알코올 섭취:

알코올 섭취가 많으면 골밀도에 악영향을 줍니다. 게다가 알코올을 과다하게 섭취하면 낙상 및 엉덩이 뼈 골절의 위험이 높아집니다. 하지만 하루에 한 잔 이하로 마실 경우 이러한 위험을 줄일 수 있습니다.

여성의 뼈 질량에 대한 호르몬의 영향도 분명히 있습니다. 갱년기에 에스트로겐 생산이 감소하게 되면 여성이 남성에 비해 뼈의 재흡수가 적게 이루어지는 현상이 일어납니다.

다양한 의학적 조건과 약들이 골소실과 연관되어 있습니다. 골다공증의 간접적인 원인에는 만성적인 에스트로겐 부족, 갑상선 기능 항진증이나 갑상선 호르몬 대체제의 과다 복용, 경련 방지제 사용, 유방암에 대한 항암 치료, 천식, 류머티즘, 폐색성 폐질환 치료를 위한 경구 제형 코르티졸 사용 등이 있습니다. 또한 자궁 내막증을 억제하거나 유섬유종을 줄이기 위한 약을 장기간 사용하거나 피임 및 다른 이유로 6~12개월 이상 주사형 피임약을 사용하는 것도 빠른 골 소실의 원인이 될 수 있습니다.

평가 : 괜찮은지 아닌지를 어떻게 구별할 것인가

골다공증의 신체적 징후:

여성의 키가 줄어드는 것은 척추 골절의 징후가 됩니다. 갑자기 혹은 만성적으로 등에 통증이 있거나 폐경 이후에 사소한 넘어짐에도 쉽게 뼈가 부러진다면 골다공증을 의심해 볼 수 있습니다.

골 미네랄 밀도 측정:

골밀도를 측정하는 데에는 여러 가지 방법이 있습니다. 하지만 단순한 엑스레이 검사는 포함되지 않습니다.

측정 방법은 두 가지로 나눌 수 있습니다. 중심적인 골밀도 측정과 주변적인 골밀도 측정입니다. 중심적인 골 밀도 측정은 골 미네랄 밀도를 가장 정확하게 측정 수 있는 방법입니다.

중심적인 골밀도 측정의 표준 기술은 골밀도 표준검사(DEXA)입니다. 엉덩이뼈와 요추는 60세 이상 여성의 골 미네랄 밀도를 측정에 선호되는 부분입니다. 정확한 촬영을 위해 컴퓨터 단층 촬영도 사용되며 척추 아래쪽의 골밀도 측정을 할 때 사용됩니다.

검사 결과는 Z 점수와 T 점수로 나타납니다. T 점수는 정상적인 성인과 비교한 골밀도이고 Z 점수는 같은 연령대 및 같은 민족의 여성들과 비교한 골밀도 입니다. 점수는 평균치에서 얼마나 벗어나느냐에 따라 매겨집니다. 가장 의미 있는 것은 T 점수라고 할 수 있습니다. T 점수로 -1점 이상이면 정상, -1~-1.5점 까지는 경미한 골 소실, -1.5~ -2 까지는 경미한 골감소증, -2~-2.5는 심각한 골감소증이며 -2.5 이하는 골다공증이라고 평가합니다.

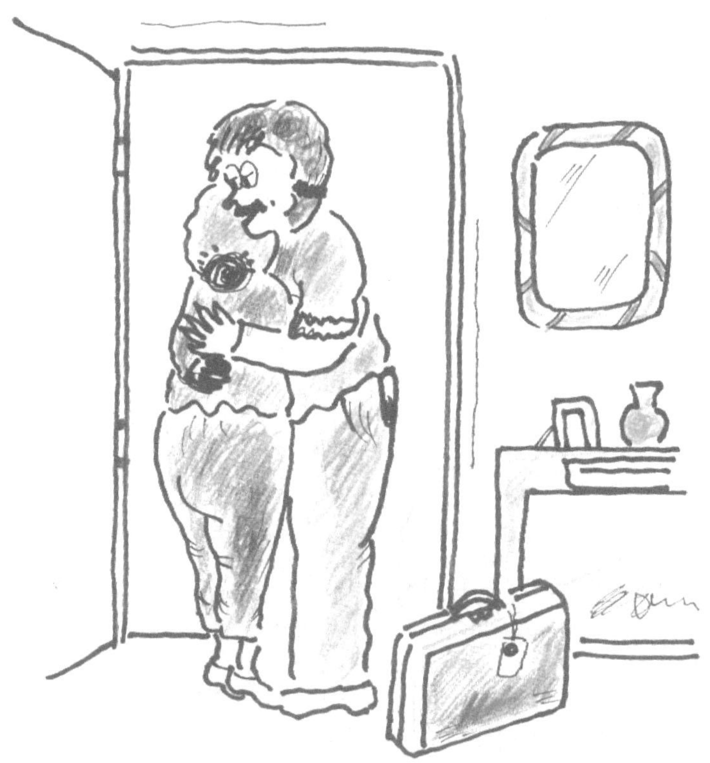

골밀도 측정을 얼마나 자주 해야 하나요?

만일 골다공증 치료를 받고 있다면 1년에 한 번씩 받는 것이 골소실의 안정과 받고 있는 치료의 효과를 평가하기 위해 적절합니다.

경미하거나 심각한 골감소증이나 골다공증은 치료 후 2년 마다 재검사를 받는 것이 좋습니다.

소위 손목이나 발목에다가 하는 주변적인 골밀도 측정은 자신이 정상이라는 것을 확인하기 위해 도움이 됩니다. 만일 골다공증의 가능성이 보이면 골밀도 표준 측정을 진행해야 합니다.

골밀도가 정상이 경우와 그렇지 않은 경우의 검사 방법은 어떻게 다른가요?

1. 위험 요소가 없는 폐경기 여성의 주변 골밀도 측정: 5년에 한 번씩 하는 것이 좋습니다.
2. T 점수 −1.5 이상의 위험 요인을 가진 폐경기 여성의 골밀도 표준검사: 표준검사는 5년에 한 번씩, 주변 골밀도 검사는 3년에 한 번씩 하는 것이 좋습니다.
3. 골감소증이 있는 폐경기 여성의 골밀도 표준검사: 2년에 한 번씩 하는 것이 좋습니다.
4. 골다공증 환자에 대한 검사: 증상이 안정될 때까지는 매년 검사하고 골다공증 증세가 더 이상 지속되지 않을 때에는 2,3년에 한 번씩 하는 것이 좋습니다.
5. 65세 이상의 여성: 처음에 골밀도 검사를 해서 T 점수가 −

1.5 이상이면 5년에 한 번씩 검사하고 −1.5~ −2.5이면 2,3
년에 한 번씩 검사합니다. 만일 골다공증 가능성이 있으면
1,2년에 한 번씩 검사해야 합니다.

골감소증이나 골다공증 증상이 있다면 반드시 운동과 칼슘
및 비타민D를 섭취를 병행하고 추가적인 골 소실을 막기 위
해 몇 가지 치료를 받아야 합니다,

어떻게 새로운 뼈를 형성하면서 현재 가진 뼈의 손실을 예방할까요?

뼈는 역동적이라는 사실을 기억하십시오. 뼈가 계속적으로 만
들어지고 있다면 과도한 소실을 예방할 수 있습니다.

그렇게 어려운 일은 아닙니다. 아래에 몇 가지 뼈 형성에 대한
팁이 있습니다.

1. 균형 잡힌 식단은 전반적인 건강뿐이 아닌 뼈의 형성에도 중
   요한 역할을 합니다. 과일과 채소를 더 많이 먹고 지방 섭취
   를 최소화하십시오. 충분한 단백질 섭취도 필수적입니다. 식
   단으로 보충할 수 없다면 단백질 보조제도 좋습니다.

2. 칼슘과 비타민D를 섭취해야 합니다. 65세 이하라면 칼슘을
   비타민D를 매일 먹고 마그네슘도 섭취하여야 합니다. 만일
   65세 이상이라면 칼슘 섭취량을 좀 더 늘려야 합니다. 칼슘
   섭취를 위해서는 어떤 칼슘 보조제를 사용하셔도 좋습니다.
   우유, 요구르트, 아이스크림, 치즈 등에 칼슘이 많이 들어있
   습니다. 흥미롭게도 브로콜리, 케일, 중국 양배추, 순무, 정

어리, 두부 등에도 200~300mg의 칼슘이 함유되어 있다고
합니다.

3. 모든 운동이 도움이 되지만 특히 근력 운동이 좋습니다. 일
   주일에 네 번에서 여섯 번 정도 15~45분 동안 운동하십시
   오. 운동은 칼슘이 뼈에 이르노록 도와줍니다.

4. 불소도 도움이 됩니다. 만일 복합 비타민제 성분 중에 불소
   가 들어있지 않다면 불소 보조제 사용을 고려해 보십시오.
   하루에 1mg이면 충분합니다.

골밀도를 높이기 위해서는 다양한 방법을 쓸 수 있지만 유전
적으로 뼈가 약한 사람이라면 과도한 골 소실도 예방해야 합
니다.

골다공증 및 다른 위험 요인에 대한 가족력이 있거나 골 미
네랄 밀도 검사 결과가 낮게 나온 사람이라면 과도한 골 소
실을 예방하기 위한 조치를 취해야 합니다. 보통 아래의 방
법 중 하나만 선택해도 충분하지만 골 소실이 심하거나 골다
공증이 있다면 두 가지 정도를 함께 실시하는 것이 좋습니
다.

골 소실을 예방하는 것으로 알려진 물질

1. 에스트로겐이 있습니다. 경구 제형이나 경피 흡수형, 합성
   호르몬이나 인체 친화형 모두 차이는 없습니다.

2. 선택적 에스트로겐 수용체 변형제(SERMs): 현재 랄로시펜

이 유일한 물질이며 많은 연구들이 이 물질의 골 소실 예방 효과를 입증했습니다. 다른 새로운 물질들도 곧 출시될 것입니다.

3. 비스포스포네이트(Bisphosphonate) 계열: 현재 사용 가능한 것으로는 포사막스(Fosamax), 액토넬(Actonel), 보니바(Boniva) 등이 있습니다. 앞에 언급한 두 약품은 매일 먹거나 일주일에 한 번씩 먹으면 됩니다. 보니바는 한 번 먹거나 한 달에 한 번씩 먹을 수 있습니다. 다른 약품들이 나올 것이라는 전망도 있습니다. 아침에 식전 30분을 꼭 지켜 먹어야 하며 복용 후 30분 동안 누울 수 없는 등 규칙이 까다로운 것이 단점입니다. 소화기관이 예민한 사람의 경우 메스꺼울 수도 있습니다. 하지만 대부분의 경우 이 약을 잘 받아들입니다.

4. 테스토스테론도 뛰어난 예방 효과가 있습니다. 그래서 남성 골다공증의 비율이 여성의 20퍼센트 정도 밖에 되지 않는 것입니다. 간을 한두 번 통과한 테스토스테론은 에스트라디올로 분해되어 뼈 내에 있는 수용체와 반응하게 됩니다. 하지만 에스트로겐 치료를 하고 있지 않다면 테스토스테론 수치가 지나쳐 털이 자라거나 피부에 기름기가 도는 등의 남성성이 나타나지 않는지 주의 깊게 살펴야 합니다.

골 소실 예방을 위해 만들어진 성분

이 성분들도 물론 도움이 되긴 하겠지만 위에 언급된 성분보다는 덜 합니다.

1. DHEA는 다른 것보다도 테스토스테론으로 분해가 된다는 점에서 중요합니다.

2. 콜레스테롤 치료제: 이 약들을 대상으로 한 연구 결과들이 혼선을 빚고 있습니다. 어떤 연구에서는 뼈 보호 효과가 있다고 말하고 다른 연구에서는 확실하지 않다고 말하고 있기 때문입니다. 아무튼 콜레스테롤 치료제는 뼈를 손상시키지 않으면서 과도한 뼈의 소실을 예방하는 데에 도움이 됩니다.

3, 프로게스테론: 에스트로겐 부족으로 인한 증상처럼 갱년기에 프로게스테론이 부족하면 뼈의 소실에 영향을 줍니다. 어떤 연구에서는 경구 제형 마이크로 프로게스테론이 뼈를 향상시키는 효과가 있다고 밝혔습니다. 하지만 이러한 효과는 에스트로겐보다는 덜합니다. 프로게스테론 크림은 골 미네랄 밀도 수치를 높이는 데에는 크게 효능이 없었지만 많은 여성들의 핫플래시를 줄여줍니다.

복합 치료

호르몬 대체 요법이나 선택적 에스트로겐 수용체 변형제와 비스포스포네이트계열을 함께 사용하면 심각한 위험에 처한 사람들의 골 소실을 예방하기 가장 좋습니다. 여기에 테스토스테론이나 DHEA를 첨가하는 것도 좋습니다.

골다공증 치료:

최근까지만 해도 심각한 골다공증을 가진 환자의 뼈를 빨리 형성할 수 있는 급진적인 치료법은 없었습니다. 하지만 2002년에 포르테오라는 약이 승인을 받으면서 상황이 바뀌었습니다. 이 약은 엘리 릴리라는 회사에서 만든 부갑상선 호르몬 추출액인데 척추 골절을 65퍼센트 정도 감소시키며 엉덩이뼈와 손목 뼈 골절은 50퍼센트 이상 감소시킬 수 있는 것으로 알려져 있습니다. 이 약은 뼈 자체의 미세 구조를 재구성합니다.

지금까지는 우유 다음으로 뼈 형성 효과가 가장 높은 포르테오는 뼈 형성만큼이나 뼈의 재흡수도 촉진시키기 때문에 재흡수 방지제와 함께 사용하시는 것이 좋습니다.

하지만 이 부갑상선 호르몬의 단점은 매일 주사해야 한다는 점과 너무 비싸다는 점입니다. 그래도 이 약은 엄청난 양의 새로운 뼈를 형성할 수 있는 유일한 방법이기 때문에 심각한 골다공증을 앓고 있는 여성들에게 새로운 희망을 주고 있습니다.

하지만 이러한 약은 집에서 여러분 혼자 시도해 볼 수 있는 것들이 아닙니다. 의사나 검증된 의료진들이 가장 좋은 방법을 결정하는 데에 도움을 주어야 합니다.

약물 치료와 생활 방식 개선은 많은 폐경기 여성들이 간과했던 방법입니다. 골밀도 측정 검사도 받아보지 못한 경우가 대부분이기 때문입니다.

대부분의 여성들은 골밀도 유지에 생활 방식 개선이나 의학적 방법을 동원할 만큼 적극적으로 나서지 않습니다. 미국의 뉴잉

글랜드 주에서 실시한 연구 결과 엉덩이 뼈 골절이 있는 여성 중 20퍼센트만이 골다공증 치료를 받았다고 합니다.

자, 이 책 다른 부분에 있는 내용들도 그렇지만 골다공증 치료는 로봇을 만드는 것처럼 어려운 일이 아닙니다. 건강하게 먹고 운동하십시오! 칼슘과 비타민D를 충분히 드십시오. 적어도 갱년기를 겪는 동안 골 미네랄 검사 한 번 정도는 받으십시오.

가장 좋은 치료는 예방이기 때문입니다.

리카의 이야기

리카 아즈바니안은 호르몬 대체 요법에 대해 상의하기 위해 저의 진료실을 방문했습니다. 리카는 41~42세의 이른 나이에 폐경을 경험했고 산부인과 의사와 함께 호르몬 대체 요법을 시작했습니다. 그 호르몬은 불면증과 핫플래시를 확실히 낮게 해주었지만 그녀는 무기력하고 성욕도 거의 없는 상태였습니다. 이러한 상황과 유방암에 대한 걱정으로 그녀는 6개월 전에 호르몬 치료를 끊었고 46세인 지금은 매일 밤 불면증과 핫플래시, 안 좋은 기억력, 무기력, 성욕 감퇴로 참혹한 상황이라고 했습니다.

저는 그녀의 이야기를 들으면서 19~20세에 거식증이 있었다는 사실과 2,30대에는 흡연과 음주를 과도하게 했었다는 사실을 알 수 있었습니다. 그리고 그녀의 어머니가 지난 몇 년간 키가 5센티미터 정도 줄었다는 사실을 알 수 있었습니다. 리카는 164센티미터의 키에 몸무게가 55킬로그램 정도 나가는 날씬한 여성이었습니다.

4년 간 호르몬 대체 요법을 해오면서 리카는 유방암이 매우 신경 쓰였다고 합니다. 하지만 가족 중 1세대 정도만 77세라는 고령의 나이에 유방암이 생겼다면 유전적인 위험이 그리 크지 않다고 말하자 안도하는 듯 했습니다. 그리고 폐경이 빨리 온 것도 유방암에 대한 위험을 낮추게 된 것입니다.

치료법에 대해 논의해본 후 먼저 에스트라디올 패치를 사용하기로 했습니다. 그리고 수면과 핫플래시에 도움을 주기 위해 마이크로 프로게스테론을 추가하고 낮은 성욕과 무기력을 해결하기 위해 인체 친화형 경피 흡수 테스토스테론 로션을 추가했습니다.

또한 그 주에 골밀도 표준검사를 하기로 했습니다.

리카는 3주 후에 다시 진료를 받았습니다. 치료 전 타액 내의 테스토스테론 농도는 15.9로 낮은 수준이었지만 이제 잠도 잘 자고 호르몬 치료를 매우 편하게 느끼고 있다고 했습니다.

하지만 골밀도 표준검사 결과가 가장 큰 문제였습니다. 검사 결과 척추 아래쪽에서는 T 점수가 -2.3으로 심각한 골감소증이나 골다공증의 가능성이 있었고 고관절 부분은 -2.6으로 더 심했습니다.

"40대 여성으로써는 매우 낮은 수치이지만 가족력을 고려했을 때 그리 놀랍지 않은 결과입니다." 저는 이렇게 설명했습니다.

우리는 사용할 수 있는 치료법을 검토했습니다. 검토 중에 리카가 칼슘은 거의 섭취하지 않고 있었지만 일주일에 3,4번 운동을 하고 있다는 사실을 알게 되었습니다. 그녀는 자외선에 노출될 때가 거의 없었고 복용하고 있는 복합 비타민제에도 비타민D 함유량이 매우 낮았습니다. 저는 칼슘과 마그네슘, 비타민D 가 포함된 칼슘 보조제를 하루에 두 번씩 먹을 것을 처방했습니다. 또한 원래의 운동 패턴에 근력 운동을 15분 정도 추가하도록 처방했습니다.

"호르몬 대체 요법에 테스토스테론을 추가할 경우 골 소실을 확실히 늦출 수 있을 거라고 생각합니다." 저는 리카에게 이러한 조언을 했습니다.

그 다음 문제는 골 형성 촉진 성분을 추가할 것인지 말 것인지였습니다. 리카의 골 소실이 그 나이대 여성에 비해 매우 심각했기 때문에 우리는 그녀가 적응할 수 있는 한도 내에서 모든 방법을 다 동원하기로 했고 일주일에 비스포스포네이트 계열의 골형성제를 35mg씩 먹도록 처방했습니다.

처음에는 핫플래시를 제어할 수 없었기 때문에 에스트라디올의 양을 몇 달간 늘렸다가 6개월 후 서서히 줄였습니다. 그 다음 해에 리카는 1~2개월에 한 번 에스트라디올 패치를 5~10퍼센트씩 잘라내었습니다. 그래서 일 년 동안 호르몬 양을 최소한으로 줄였고 증상도 거의 사라졌습니다.

"지금의 치료법으로 균형을 회복해서 좋아요. 저는 에스트로겐을 이제 그만 사용하고 싶은데 테스토스테론은 계속하고 싶어요. 이게 가능할까요? 턱수염이 자라거나 하진 않겠죠?" 리카는 다음 진료에서 이렇게 이야기 했습니다.

우리는 테스토스테론 패치의 양을 4~6개월 동안 조금씩 줄이기로 했고 천천히 선택적 에스트로겐 수용체 변형제를 처음에는 30mg씩, 에스트로겐을 끊을 때까지는 60mg을 사용하기로 했습니다. 또한 타액 내의 테스토스테론을 측정해서 30~50mg을 유지하도록 했습니다.

골 재흡수를 측정할 수 있는 소변 검사를 두 번 정도 하고 나서 소변으로 나가는 칼슘의 손실이 거의 없어졌다는 것을 알 수 있었습니다. 리카는 자신의 골밀도를 재검사하기 위해 기다리는 2년을 견디기 힘들어했습니다. 20개월 후에 척추와 고관절에 대한 골밀도 표준검사를 했을 때 T점수는 각각 -2.4와 -2.1로 호전되어 있었습니다. 우리는 올바른 방향으로 가고 있었던 것입니다.

첫 진료 후 4년이 지난 지금 다시 골밀도 표준검사를 한 결과 고관절의 골밀도는 -2.1, 척추 아래 부분은 -1.9로 매우 양호한 상태입니다. 리카는 선택적 에스트로겐 수용체 변형제를 그만 사용하기로 했고 2년 안에 소변 검사와 다른 골밀도 검사를 실시하여 이것이 어떤 영향을 주었는지 알아보게 될 것입니다. 리카는 매일 저녁 사용하는 테스토스테론의 양을 줄였고 대신 DHEA를 하루에 두 번 25mg 추가적으로 사용하고 있습니다.

리카는 매우 좋아지고 있습니다.

건강 지키기

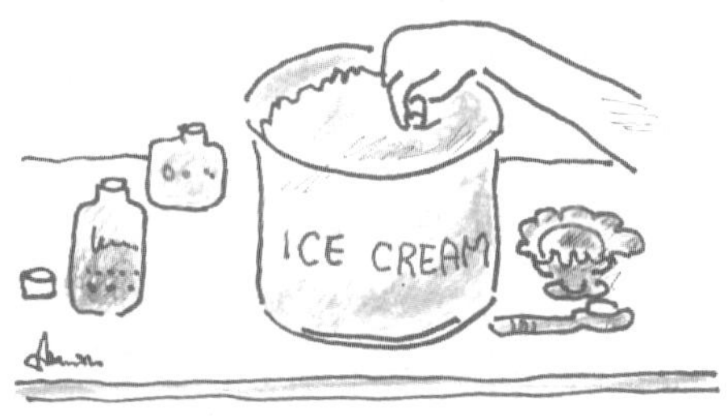

심장, 당뇨, 암과 운동과의 연관성

"오래오래 잘살기"

모든 것은 당연히 운동과 관련이 있습니다.

좋은 유전자를 가지고 태어나 고혈압, 심장병, 당뇨병 등에 걸릴 위험 없이 살 수 있는 사람도 많습니다. 어떤 사람들은 건강에 민감한 부모님 아래에서 지방이 적은 음식을 먹으면서 자랐기 때문에 신선 과일, 야채를 좋아하고 주기적으로 운동을 하는 건강한 습관을 가지고 있을 것입니다.

하지만 이것이 대부분의 경우는 아닙니다.

그렇다면 우리는 지금 무엇을 할 수 있을까요? 이미 엎지른 물을 놓고 울어봐야 소용은 없습니다.

아래에 적은 방법들의 효과에 대해서는 하늘 아래 한 점 부끄럼이 없지만 엄격하게 지키지 않으면 무용지물이라는 점을 기억하시길 바랍니다.

빠른 시간에 효과를 낸다고 하는 다이어트 약을 사용하는 일회

성 다이어트는 그야말로 무용지물입니다. 쉽게 10kg을 뺄 수 있다고 하지만 그 후 2년 동안 빠졌던 살이 다시 쪘을 때에는 더 이상 건강하거나 행복하지 않을 것입니다.

아래에 나오는 방법들은 건강한 여생을 약속합니다. 여기에서는 정기 검진을 어떻게 하는 지를 알려드리고 기억력 감퇴 및 치매, 당뇨, 심혈관계 질환, 암의 예방과 검진, 비만에 대해 이야기 할 것입니다. 중요한 문제인 골다공증은 앞의 장에서 먼저 다루었으므로 넘어가겠습니다.

이 모든 문제를 해결하려면 우리에게 익숙한 건강한 식단과 운동이 공통적으로 중요한 역할을 합니다.

정기 검진으로는 어떤 것을 알 수 있을까요? 물론 혈압, 맥박, 머리, 흉부, 심장, 유방, 복부, 골반의 건강을 알 수 있을 것입니다. 그렇다면 또 어떤 것이 정기 검진에 포함될까요?

아래에는 정기 검진 때 받아야 할 검사들과 검사 받는 시기들이 나열되어 있습니다. 아래의 목록을 복사하시거나 페이지를 찢어서 병원에 가져가셔도 좋을 것입니다.

1. 자궁경부암 검사(Pap Smear): 50세까지는 매년 받는 것이 좋지만 5~10년 간 여러 차례 결과가 음성으로 나왔다면 2년에 한 번씩 받아도 좋습니다. 50대에는 2년에 한 번씩, 자궁경부에 이상이 없는 60대 여성이라면 3년에 한 번씩 받는 것이 좋습니다.

2. 유방암 검사(Mammograms): 40대에는 2년에 한 번씩, 50

대에는 매년 받는 것이 좋습니다. 가족력이 있는 사람이라면 30~35세부터 시작해서 40대 이후에는 매년 검사를 받아야 합니다.

3. 잠혈검사(Occult blood in the stool): 의학적으로 잠혈이란 대변 속에 들어있는 혈액을 말합니다. 50세 이후에는 매년 검사 받는 것이 좋고 대장암에 대한 가족력이 있다면 40세에 시작해야 합니다. S자결장경검사(Sigmoidoscopy)나 대장암검사(Colonoscopy)를 하고 있을 경우 이 검사가 꼭 필요한 것은 아닙니다.

4. 혈구 수 측정: 3~5년에 한 번씩 받으십시오.

5. 대사 검사: 혈당, 간 및 신장 검사 등을 포함하며 5년 마다 한 번씩 받는 것이 좋습니다.

6. 갑상선 자극 호르몬(TSH) 검사: 모든 갱년기 여성에게 해당되며 폐경 이후에는 5년마다 한 번씩 검사를 받는 것이 좋습니다.

7. 지질검사: 콜레스테롤 수치가 정상이라면 5년에 한 번씩 받으십시오.

8. 호모시스테인(homocystein): 스트레스가 많아졌거나 지방 섭취를 많이 하고 있다면 3년에 한 번씩, 보통의 경우 지질 검사와 함께 5년에 한 번씩 하는 것이 좋습니다.

9. C-반응성 단백 검사(CRP): 지질 검사 결과가 안 좋을 때마다 하십시오. 보통 5년에 한 번씩 지질 검사와 함께 하는 것이 좋습니다.

10. 대장 내시경 검사: 대장암 가족력이 있는 사람이 아니라면 50세 이후 10년에 한 번씩, 가족력이 있는 사람이라면 40~45세에 시작해서 5년에 한 번씩 받으십시오. S자 결장경검사는 대장의 아래쪽 3분의 일만을 검사하기 때문에 대장 내시경 검사와는 관계가 거의 없습니다. 하지만 이 검사는 대장 내시경 검사보다 절차가 더 쉽고 암은 대장 아래에서부터 시작되기 때문에 중요하다고 할 수 있습니다.

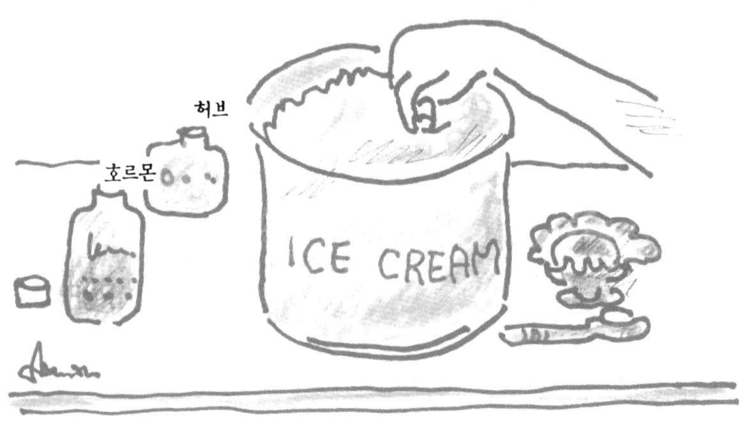

죄책감 없이 아이스크림 먹기!

11. 골밀도 검사(DEXA): 고관절 및 척추 골밀도 검사입니다. 65세 이상의 모든 여성들, 특히 골 재흡수 방지제를 섭취하지 않는 등 위험 요인이 있는 여성들은 10장에 나온 것보다 더 일찍 시작하야 합니다.

12. 체질량 지수(BMI): 과체중인 사람이라면 특히 이 검사를 주기적으로 실시해야 합니다. 체질량지수가 25 이하인 것이 이상적입니다. 그 이상이면 당뇨병 및 심장병의 위험이 있고 30~35 이상이면 위험 수준입니다.

13. 심전도 판별법(EKG): 전기를 이용해 심장의 기능을 기록하는 것입니다. 폐경 직후에 한 번 받는 것이 좋고 나중에는 필요할 때만 반복하십시오.

기억력 강화 및 치매 예방

은행은 기억력 향상, 집중력, 인지 능력 강화를 위해 사용되고 있습니다. 어떤 연구에 의하면 매일 은행을 25mg 두 번 먹을 경우 기억력이 약간 상승한다고 말하고 있으며 다른 연구들은 그렇게 했을 때에 뇌로 가는 혈액의 양이 늘어난다는 사실을 발견했습니다.

하지만 다른 연구에서는 별다른 효과를 기대하기 어렵다고 밝혔습니다. 또한 안타깝게도 10개의 제약회사에서 판매 중인 약을 각각 실험했을 때 세 개만 라벨에 표시된 것과 같은 은행 성분을 함유하고 있었다고 합니다. 게다가 한 제품에는 은행 성분이 전혀 없었다고 합니다. 어떤 약에는 너무 과도한 양이 들어 있었고 다른 네 가지에는 너무 적은 양이 들어있었습니다.

그러므로 구입자가 조심해야 하는 것입니다. 은행은 기억력에 도움이 많이 되고 부작용도 별로 없습니다. 하지만 혈관이 좁은 여성이거나 이부프로펜이나 아스피린을 정기적으로 많이 섭취하는 사람은 사용하면 안 됩니다.

또한 항상 강조해마지 않는 것이지만 열띤 운동을 하면 매일 은행을 50mg씩 먹는 것보다 뇌에 흐르는 혈류량을 더 많이 늘려줄 것입니다.

최근 실시된 연구 결과 소량의 아스피린이나 비스테로이드 항염증약(이부프로펜 등)을 장기적으로 사용할 경우 치매에 걸릴 위험을 30~40퍼센트 정도 줄일 수 있다고 합니다.

또한 여러 연구에서 항산화제를 저지방 식사와 함께 섭취하면 치매 예방에 좋다고 밝혔습니다. 비타민B, 비타민C, 비타민E, 베타카로틴, 엽록소 등과 같은 항산화제들은 알약으로 먹을 수도 있지만 사실 이러한 영양소들은 음식에서 섭취하는 것이 최고로 좋습니다.

과체중인 여성에게 치매가 찾아올 위험이 그렇지 않은 사람보다 더 높습니다. 그 예로 치매 위험을 줄이기 위해 지방을 적게 섭취하고 어류 및 항산화제 성분을 많이 섭취하는 식단과 비타민E, 엽산, 비타민B6, 비타민B12 보조제를 섭취할 것을 권장하는 연구 결과가 많이 나와 있습니다.

알려진 바로는 치매에 영향을 주는 식사 패턴이 두 가지 있습니다.

한 가지로는 나쁜 영향을 주는 식사패턴입니다. 항산화제 성분이 적고 지방 함유량이 높은 식품으로써 붉은 살코기, 가공육, 프렌치프라이, 정제 곡물, 당류, 계란, 땅콩, 마가린, 시리얼, 고지방 유제품, 프라이드 치킨, 및 이온 음료 등이 있습니다.

이와 반대로 항산화제 함량이 높고 지방이 적은 식품으로는 과일, 채소, 정제되지 않은 곡물, 토마토, 해산물 및 가금류가 있습니다.

최근의 연구 결과 항산화제가 높고 지방이 적은 식품을 섭취하는 중년 여성의 치매 발병률이 그렇지 않은 사람의 3분의 1정도밖에 되지 않는다고 합니다.

케이스 웨스턴 리저브 대학의 로버트 프리드랜드 박사가 이에 대해 신빙성 있는 설명을 제시했습니다. 로버트 박사는 '인간 역사의 99퍼센트에 해당하는 기간 동안 인류는 현재 선진국에서 섭취하는 것보다 훨씬 지방이 적고 비타민과 항산화제 함량이 많은 식사를 해왔기 때문에 현재의 유전자는 수렵과 채집을 하며 살던 시기를 살면서 선택된 것' 이라는 주장입니다.

"어떤 부분에서 치매는 동맥경화, 고혈압, 당뇨와 같이 현재의 생활 방식과 우리 유전자에 맞는 생활 방식의 차이에서 오는 현대병이라고 할 수 있습니다."

치매 예방의 핵심은 항산화성분이 많고 지방이 적은 음식을 비타민C, E, 비타민 메가B 보조제와 함께 섭취하고 정기적으로 운동을 하며 매일 혹은 이틀에 한 번씩은 아스피린이나 이부프로펜을 복용하는 것입니다. 에스트로겐도 도움이 되지만 치매 예방이 유일한 목적이라면 에스트로겐 보조제를 장기간 복용해서는 안 됩니다.

당뇨병

유전적으로 당뇨병 형질이 없는 사람도 당뇨병에 걸릴 수 있지만 그보다 가족력이 강하게 작용합니다.

여기서 가장 큰 질문은 가족력이라는 것이 진정으로 유전적인 이유에서 비롯된 것인지 아니면 가족들이 모두 나쁜 식습관과 운동 부족이라는 습관을 공유하고 있기 때문인지에 대한 것입니다.

그리고 바로 이 점이 당뇨병 예방의 핵심입니다. 올바른 식사와 운동입니다. 연구에 연구를 거듭한 결과 제2형, 즉 성인 시기에 발병하는 당뇨를 일으키는 위험 요소로 과도한 체지방이 꼽히고 있습니다. 대부분의 경우 체중을 줄이고 정기적으로 격렬한 운동을 하고 적절한 식단과 금연, 절주(하루에 반잔에서 한 잔 정도)를 했을 때 당뇨병을 예방할 수 있었던 것으로 알려졌습니다.

만일 여러분이 다음에 나오는 당뇨병 위험 요소를 두 가지 이상가지고 있을 경우 의사에게 당뇨병 검진을 의뢰하십시오. 그 위험 요소에는 고혈압, 높은 콜레스테롤 수치, 흡연, 과체중(체질량지수 25이상), 당뇨병에 대한 가족력, 등이 있습니다.

심장에 대해...

정확하게는 심혈관계를 말합니다. 여러분의 심장, 폐, 신장, 뇌 및 다른 신체 기관 있는 모든 혈관이 이에 포함됩니다.

심장병과 고혈압은 여성들에게 있어서 암 사망률을 모두 합한 것보다 위험합니다. "그러므로 가장 무서운 질병이라고 할 수 있습니다."

심혈관계가 건강하길 원하십니까? 물론 건강한 유전자를 타고 난 데다 어린 시절 여러분의 귀여운 입에 부모님이 영양가가 풍부한 음식만을 넣어주었다면 당연히 건강할 것입니다.

하지만 여러분은 현재 40대입니다. 현재의 위험 요소는 무엇일까요? 어떻게 하면 심혈관계 질환을 예방하고 건강을 유지할 수 있을까요? 여러분이 잘하고 있는지를 알아보는데 가장 효과적인 방법은 무엇일까요?

위험 요소

중년 여성에게 심혈관계 질환의 대해 정기적으로 검사를 받는 것은 매우 중요한 일이며 이것에 대해서는 나중에 더 자세히 다룰 것입니다.

심혈관계와 고혈압에 대한 가족력이 뚜렷하면 그것이 위험 요인 중 하나가 될 것이며 이 때문에라도 건강한 생활 방식을 유지해야 할 것입니다. 유전적으로 물려받은 혈관에 문제가 있을 수도 있고 비정상적인 지질 신진 대사와 연결될 수 있기 때문에 가족력은 매우 주요한 요인이라고 할 수 있습니다. 비만, 운동부족, 지방과 가공식품, 패스트푸드를 많이 먹는 식습관과 흡연도 물론 강력한 위험 요인입니다.

비정상적인 지질, 특히 저밀도 지방단백질(LDL)과 콜레스테롤, 트리글리세리드가 너무 많고 몸에 좋은 고밀도 지방단백질

(HDL)이 너무 적은 것도 유전이나 영양상의 문제일 수 있습니다.

혈관의 경련도 위험합니다. 흡연과 스트레스는 혈관 경련을 조장하여 위험 요인이 됩니다.

가장 위험한 사람들은 대사 증후군을 가지고 있는 사람입니다. 대사 증후군이란 아래에 나온 사항 중 세 가지 이상을 가지고 있는 경우입니다. : 복부 비만(허리 40인치 이상), 트리글리세이드 수치 150 이상, 고밀도 지방 단백질 50이하, 혈압 130/85 이상, 공복 혈당 110 이상이 있습니다. 대사 증후군이 있는 사람들은 당뇨나 고혈압이 발병할 확률이 훨씬 높고 특히 심혈관계 질환으로 사망할 확률이 높습니다.

초기 혈관 질환의 절반 정도는 신체 활동 부족, 흡연, 비정상적인 지질, 고혈압, 비만, 당뇨와 같은 위험 요소 없이 가족력 때문에 발병한 경우가 많습니다.

하지만 새로운 연구 결과 비정상적인 호모시스테인 대사가 호모시스테인을 다른 양성 시스테인으로 전환시키는 엔자임이 선천적으로 부족하여 생긴다는 사실이 밝혀졌습니다. 엔자임이 부족하면 체액 내에 호모시스테인 농도가 늘어납니다. 호모시스테인 수치가 높아지면 동맥경화의 위험 요인이 되는데 특히 55세 이하의 사람에게 더욱 위험합니다.

진단

중년 여성의 심혈관계 질환의 전형적인 징후는 저밀도 지방 단백질 수치가 높아지고 고밀도 지방 단백질 수치가 낮아지며 트리글리세리드 수치가 높아지는 것입니다. 특히 높은 공복 혈당 수치와 맞물리면 더욱 위험합니다. 갱년기에는 이러한 지표들을 반복적으로, 적어도 5년에 한 번씩은 검사를 해야 합니다.

최근 몇 가지 새로운 지표들이 심혈관계 질환 위험을 평가하는 데 매우 중요시되고 있습니다.

1. C 반응성 단백질은 우리 몸이 염증이 잘 일어나는 시스템을 가졌는지 알아보는 지표입니다. 많은 전문가들은 동맥경화가 염증 작용일 것이라고 오랫동안 추정해 왔습니다. 그러므로 C 반응성 단백질 수치가 4 이상인 검사 결과가 계속 반복된다면 심혈관계 질환이 일어날 수 있다는 강력한 위험 신호가 됩니다. 최근의 한 대형 연구에서는 C 반응성 단백질 수치가 높은 여성이 다른 여성들에 비해 심혈관계 질환을 앓을 위험이 다섯 배나 높았고 심장병이나 뇌졸중을 앓을 위험은 일곱 배 높았습니다. C 반응성 단백질의 수치가 높아질수록 다른 위험도가 낮았던 여성들에게도 이러한 질병이 생길 가능성이 높아지는 것입니다.

2. 호모시스테인: 이 아미노산의 수치가 높아지면 동맥 손상과 혈액 응고, 심근 경색, 뇌졸중 등의 위험이 생깁니다. 혈중 호모시스테인 수치는 폐경기 들어 높아집니다.

3. 피브리노겐: 우리 몸은 적절히 혈액을 응고하기 위해 이 단

백질에 의존하고 있습니다. 하지만 피브리노겐 수치가 높아지면 동맥 경화가 생길 위험이 있고 동맥 내 먼지(플라크)가 축적될 수 있습니다. 그리고 동맥의 탄력성이 줄어들게 됩니다.

만일 위에서 다룬 것들 중 하나라도 위험하다는 검사 결과를 받았다면 의사와 상담하여 심혈관계 질환을 정확하게 발견해내는 심전도 검사를 받으십시오. 하지만 여러분의 심장 운동이 정상이라면 이 검사로 별다른 이상을 발견할 수 없을 것입니다. 그럴 때에는 탈륨 스트레스 검사를 의뢰해서 혹시나 놓칠 수 있는 심혈관계 질환을 잡아내도록 하십시오.

그 결과 여러분이 이 질환에 대한 큰 위험 요소를 가지고 있다면 어떻게 하시겠습니까?

식습관과 심장 보호

식습관은 관상 동맥 질환 예방에 중심적인 역할을 하고 있지만 약을 쓰는 것만큼 우리에게 큰 감흥을 주는 것 같지는 않습니다.

여러분이 먹는 것이 여러분을 결정합니다. 우리가 맥도날드나 도넛, 과자 등을 마음껏 먹으면서 행복하고 건강한 중년 생활을 기대할 수 없다는 사실을 인정해야 합니다.

미국 심장 학회와 미국 국립 콜레스테롤 교육 프로그램, 성인 치료 위원회에서는 최근 자신들이 내놓았던 식단 지침을 검토하여 명확한 결론에 도달했습니다.

먼저 다양한 식품이 함유된 균형 잡힌 식단을 강조하고 있습니다. 하루에 5~6가지씩 정제되지 않은 곡물과 복합 탄수화물을 섭취하고 5가지 이상의 과일과 채소를 먹는 것이 좋습니다. 칼로리 비율 당 영양가가 높고 섬유소가 높은 식단입니다.

새로운 지침에는 참치와 연어와 같은 지방질이 많은 어류와 콩류, 안심, 무지방이나 저지방 유제품과 같이 균형 잡힌 식품 섭취를 강조하고 있습니다.

하지만 무엇보다도 신체 활동 수준과 칼로리 섭취량을 맞추어 건강한 체중을 유지하는 것을 강조하고 있습니다.

지방 단백질 수치를 이상적으로 유지하기 위해 저밀도 지방 단백질 콜레스테롤이 많이 포함된 포화지방과 트랜스 지방산 섭취를 줄이는 것이 좋습니다. 이러한 콜레스테롤은 빵, 튀긴 음식, 마가린, 패스트 푸드에 많습니다.

일주일에 두 번 이상 생선을 먹는 것과 견과류, 아마씨, 콩, 카놀라유를 먹는 것도 권장하고 있습니다.

정상 혈압을 유지하기 위해서는 소금과 알코올 섭취를 줄이고 체중을 적절하게 유지하며 과일과 채소, 저지방 유제품을 먹는 것이 중요합니다.

보조제를 먹는다면 비타민B, 엽산, 긴 사슬 오메가 3 지방산 (생선 기름에 함유되어 있음)이 관상 동맥 질환을 줄이는 효과가 있다고 합니다.

운동과의 관계

여기에 대해서는 굳이 열변을 토하지 않으려고 합니다. 현재까지로 보아 여러분은 이미 운동의 필요성과 유익을 너무나도 잘 알고 있을 테니까요.

매일 하는 것이 좋지만 적어도 일주일에 4,5번은 꼭 운동을 해야 합니다. 땀을 흘리거나 숨이 차고 적어도 맥박을 40~60정도로 올릴 수 있는 운동을 한 번 할 때 20~60분 정도 하는 것이 목표입니다. 물론 운동 프로그램을 짜기 전에 의사와 먼저 상의하셔야 합니다.

운동이 주는 보상은? 이전까지 좌식 생활을 해왔던 사람들이라면 에어로빅 프로그램을 하면서 고밀도 지방 단백질 수치가 5퍼센트 정도 오르는 유익이 있을 것입니다. 물론 운동으로 인한 탄탄한 몸과 예리한 정신력이 주는 유익은 말할 것도 없습니다.

그리고 기본적으로 정기적인 운동을 할 경우 심장으로 향하는 대동맥이 막혀 있었다면 혈액이 흐를 수 있는 다른 경로를 만들어 사망률을 낮추고 막혀 있는 동맥을 깨끗이 해서 우리가 더 오래 살 수 있도록 합니다.

비정상적인 지질, 높아진 C 반응성 단백질과 호모시스테인을 치료하기 위한 약들

1. 지질 조절제(Lipid Modifiers): 만일 여러분이 유전이나 식습관으로 인해 비정상적인 지질을 가지게 되었다면 '지질 조절제'라고 알려진 약을 먹는 것이 좋습니다. 이러한 약에는

몇 가지 종류가 있는데 모두가 효과적입니다. 가장 잘 알려지고 가장 효과적이라고 알려진 새로운 약은 콜레스테롤 치료제라고 알려진 스테틴입니다. 스테틴 계열에는 몇 개의 약들이 있는데 모두 효과가 좋습니다. 의사들은 자신들이 가장 많이 사용해보았거나 여러분의 의료 보험으로 혜택을 받을 수 있는 약을 선택할 것입니다.

니아신은 심혈관계 위험을 줄이는 이름 없는 영웅이며 스테틴 성분과 함께 사용할 수 있습니다. 하지만 시판되는 거의 모든 약들은 주로 핫플래시와 같이 열이 오르는 현상에 사용됩니다. 서방형(지속적으로 방출되는) 니아신도 약국에서 처방전 없이 살 수 있습니다.

담즙산 변형제도 스테틴과 함께 사용할 수 있습니다. 파이브레이트는 트리글리세이드를 낮추고 고밀도 지방 단백질을 높이는데 눈에 띄는 효과가 있어 특히 당뇨병 환자에게 좋습니다.

지질 대사를 치료할 때에는 약을 복합적으로 사용하는 경우가 많습니다. 특히 낮은 고밀도 지방 단백질과 높은 트리글리세이드를 가지고 있는 환자이거나 혹은 스테틴에 반응이 별로 없는 환자에게 이런 치료가 좋습니다.

스테틴은 여성의 위험을 줄여준다고 알려졌기 때문에 콜레스테롤 수치가 높은 경우에 자주 이용되었고 관상 동맥 질환 위험을 줄이는 동시에 콜레스테롤 수치를 극적으로 줄입니다. 스테틴과 호르몬 대체 요법, 선택적 에스트로겐 수용체 변형제는 저밀도 지방 단백질을 낮추고 고밀도 지방 단백질을 높이는 부수적인 효능이 있습니다.

처방전 없이 살 수 있는 니아신을 제외하고 한 가지 이상의 약을 복합적으로 사용하면 한 달에 적게는 10만 원에서 많게는 25만 원 정도의 금전적 부담을 줄 수 있습니다. 이러한 부담으로 인해 약보다는 건강한 생활 습관과 매일 아스피린을 80mg 먹는 습관의 중요성을 깨닫게 될 것입니다.

2. 선택적 에스트로겐 수용체 변형제

선택적 에스트로겐 수용체 변형제는 지질에 대한 잠재적인 유익으로 인해 새로운 약품군으로 부각되고 있습니다. 현재 시판되고 있는 랄로시펜과 다른 약물을 대상으로 한 연구에서 이러한 약들인 저밀도 지방 단백질 수치와 피브리노겐 수치를 줄일 수 있음을 밝혔습니다.

3. 높아진 호모시스테인에 대한 치료: 호모시스테인 수치가 높아지면 동맥의 염증을 높이여 동맥 혈액 응고로 이어질 수 있습니다.

엽산과 비타민 B12, 비타민 B6 혹은 피리독신을 사용하여 높아진 호모시스테인 수치가 혈관에 미치는 부작용을 확실히 완화시킬 수 있습니다. 하지만 모든 의사들이 호모시스테인과 치료제의 관계를 알고 있는 것은 아닙니다.

4. 높아진 C 반응성 단백질에 대한 치료:

C 반응성 단백질이 높아지는 것은 동맥 내에 먼지가 쌓여 동맥 파열이나 혈액 응고를 초래할 수 있다는 위험을 나타냅니다. C 반응성 단백질 수치가 높아진 환자는 호모시스테인 수치 검사 후에 적절한 치료를 받아야 합니다.

비정상적인 지질 수치가 없는 상태에서 C 반응성 단백질이 높아지면 식단의 변화를 시행하며 심혈관계 검사 및 심전도 검사와 같은 부수적인 검사도 해야 합니다.

5. 중년 여성의 심장에 좋은 보조 식품

어떤 것을 추천할까요? 우선 매일 비타민C와 비타민 E, 비타민B 보조제와 엽산 보조제를 섭취하는 것이 좋습니다. 그리고 칼슘, 마그네슘, 비타민D를 식품이나 보조제를 통해 먹으면 좋습니다. 글루코사민과 콘티로이틴이 관절에 도움이 되고 은행은 기억력에 도움이 됩니다. 아마씨유와 오메가3 지방산 보조제도 좋습니다.

다시 강조하지만 식품으로 섭취하는 것이 더 좋습니다. 이러한 식품에는 생선과 생선 기름, 닭고기, 정제되지 않은 곡물, 신선 과일, 채소, 콩류, 감자, 밥 등이 있습니다.

갑상선

갑상선 기능 저하는 모든 나이에 일어날 수 있지만 중년에 가장 흔합니다. 특히 갱년기 여성들은 모두 갑상선 이상에 대한 검사를 받아야 합니다. 갑상선 자극 호르몬 검사가 가장 좋지만 다른 검사들도 필요합니다.

호르몬 대체 요법을 받으신다면 혈중 티록신도 검사해야 합니다.

그리고 만일 만성 피로가 있는데 갑상선 자극 호르몬 수치가 정상이라면 티로마이크로글로블린과 항갑상선 항체를 검사하는 것이 좋습니다.

갑상선 기능 저하가 있으면 생리 주기가 망가지는 일이 흔합니다. 갑상선 기능 항진이나 갑상선 기능 저하 모두 생리 불순을 일으킵니다. 갑상선 호르몬 수치가 변하면 여성의 호르몬 생산과 신진 대사, 심지어는 성호르몬 결합 글로불린 수치에까지 영향을 줍니다.

갑상선 기능 항진이 있으면 생리 불순 혹은 무월경이 생기는 반면 갑상선 기능 저하가 있으면 생리 기간이 길어지면서 양도 많아집니다. 하지만 때때로 갑상선 기능 저하가 있어도 생리 불순을 초래할 수 있습니다.

체중 증가, 피로, 생리 이상, 고지혈증과 변비는 갑상선 기능 저하의 징후라고 할 수 있습니다.

갑상선 호르몬 대체 요법으로는 레보티록신이나 돼지의 갑상선으로 만든 아모 타이로이드(Armor Thyroid)가 있습니다. 레보티록신이 흔하게 사용되지만 반응이 좋지 않을 경우 의사에게 돼지의 갑상선 호르몬을 사용할 것을 상의해보십시오.

한 가지 주의할 것은 갑상선 호르몬을 콩이 들어간 약품이나 식품과 함께 섭취하면 안 된다는 것입니다. 콩류는 갑상선 호르몬의 흡수를 방해하기 때문입니다.

체중 증가:

체중 증가는 중년에 정상적으로 일어나는 일입니다. 그 이유는 다양합니다.

1. 나이가 들면서 대사 작용이 느려집니다. 그래서 몸을 움직이는데 칼로리가 적게 사용됩니다.
2. 우리의 생활방식은 나이가 들면서 더욱 좌식 생활에 가까워집니다.
3. 이제껏 해왔던 성생활이나 다른 왕성한 활동을 음식으로 대체하는 경우가 많아집니다.
4. 외식이 잦아집니다.
5. 복용하는 몇 가지 약들이 체중 증가에 기여하기도 합니다.

체중은 늘었다 줄었다 합니다. 칼로리는 우리 몸을 들어왔다 나갔다 하면서 체중을 좌지우지 합니다. 입을 통해서만 들어오지만 여러 가지 대사 작용을 통해서 나갑니다. 즉 우리의 근육, 소화 기관, 그리고 다른 운동 기관에 의해 소모됩니다. 매일 소모하는 칼로리를 계산하기 위해, 보통의 운동량을 가지고 있다면 체중에 15를, 거의 운동을 하지 않는다면 체중에 13을 곱해서 기초 대사량을 계산하십시오. 체중을 유지하고 싶다면 이 정도만을 섭취해야 합니다.

중년을 지나면서 몸이 조금 더 불어나는 것이 인생의 수순입니다. 그렇다고 해서 1년에 2~4kg 이상 늘어도 된다는 것은 아닙니다. 만일 여러분이 체중 증가를 원치 않는다면 그것을 위해 힘써야 한다는 뜻입니다. 세상에 공짜는 없기 때문입니다. 그렇다면 어떻게 해야 할까요?

1. 적게 드십시오. 칼로리 섭취량을 극적으로 줄이는 것이 동물의 수명을 연장한다고 알려진 유일한 방법입니다. 인간도 예외가 아닙니다. 먹는 양을 줄이는 것이 건강을 향상시키는데 큰 역할을 할 것입니다.

2. 더 자주 드십시오. 소화 작용은 칼로리 소모의 주요 원인입니다. 소화 기관이 매일 두세 번이 아니라 네다섯 번씩 운동한다면 칼로리 소모가 더 클 것입니다. 그렇다고 이미 먹은 밥에 식사를 두 번 더 추가하라는 말은 아닙니다. 한 번 먹을 양을 두세 번에 걸 쳐 먹으라는 뜻입니다.

   예를 들어, 아침을 먹을 때 함께 먹으려던 과일은 두었다가 아침과 점심 식사 사이에 먹는 간식과 함께 먹는 것입니다. 아침에 샐러드나 빵을 먹고 조금 남은 것을 수프나 디저트와 함께 점심에 먹어도 됩니다. 저녁에 생선과 브로콜리를 먹고 콩이나 파스타를 후식으로 남겨두는 것도 좋습니다.

3. 물을 많이 드십시오.

4. 야외 활동을 늘리고 운동하십시오. 근력 운동을 해서 근육량을 늘려야 합니다. 근육이 지방보다 무게가 더 나가긴 하지만 근육이 있으면 몸도 탄탄해지고 기분도 좋습니다. 그리고

근육이 훨씬 더 많은 칼로리를 소비할 수 있습니다. 게다가 근육은 같은 무게의 지방에 비해 몸에서 공간을 덜 차지하기 때문에 근육이 많을수록 체중이 덜 나가게 됩니다. 그러므로 근육을 늘려 몸이 계속 일하도록 하십시오.

또한 중년이 지나면 근육은 줄어들고 지방이 늘어나는 경향이 있습니다. 나이가 들면서 우리 몸은 체지방을 배로 옮기

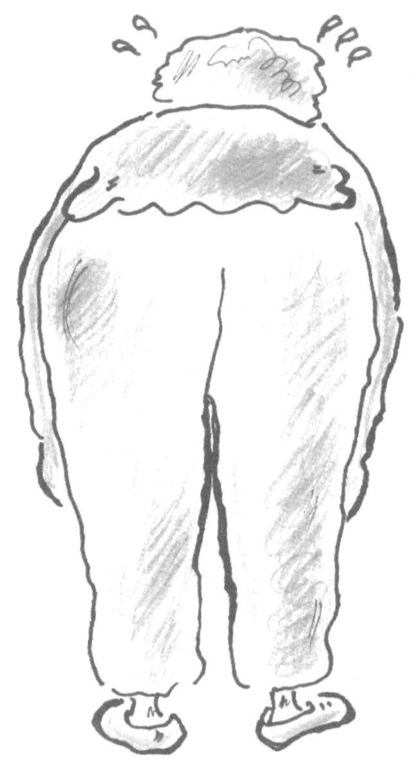

만약 하나님께서 내 손이 발가락에 닿을 수 있게 만드셨다면
그걸 내 무릎에 달아 놓으셨을거야.

는 작용을 합니다. 흥미롭게도 에스트로겐 보조제나 대체 요법은 여성의 지방 분배를 이전과 같이 유지하도록 합니다.

암 예방

물론 암도 유전이 중요한 역할을 합니다. 그렇다면 우리는 어떻게 해야 할까요?

1. 긍정적으로 생각하십시오. 관용적인 사람이 되시고 스트레스를 줄이십시오. 명상하십시오. 이 모든 것들이 면역 체계를 증강시켜 줍니다.

2. 좋은 것을 드십시오. 긍정적인 생각과 함께 올바른 식습관도 암 예방 능력에 가장 큰 영향을 줍니다. 정제되지 않은 곡물, 좋은 탄수화물, 지방이 많은 생선, 신선 과일과 채소, 견과류를 추천합니다. 지방이 많은 육류, 튀긴 음식, 빵, 가공 식품, 패스트푸드는 피하십시오.

3. 금연과 절주를 하십시오.

4. 흡연과 오염에 의해 독극물을 흡입하는 것을 피하십시오.

5. 암을 재빨리 찾아내십시오.

    a. 정기 검진, 자궁경부암 검사, 유방암 검사를 하십시오.

    b. 만일 가족력이 있거나 비만, 난소의 위치 등으로 인해 암 검사가 어려울 경우 40세 이후 매년 난소 초음파 검사를 하십시오.

    c. 매년 잠혈 검사를 하십시오. 대장 내시경 검사는 위험 요인이 있을 경우에는 5년에 한 번, 없을 경우는 10년에 한 번

씩 하십시오. 어떤 사람이 대장암의 위험 요인을 가지고 있을까요? 직계 가족이나 다른 친척들 중 대장암을 앓았던 사람이 있는 경우나 유방암 혹은 난소암에 대한 가족력이 있는 사람, 고기나 지방을 많이 섭취하고 섬유소나 신선 과일 및 채소를 잘 먹지 않는 식습관을 오래 유지한 사람들이 이에 해당됩니다.

d. 비정상적인 하혈이나, 복통, 멍울이 있거나 검은 반점 같은 것이 점점 커진다면 즉시 병원에 가셔야 합니다.

e. 유방암에 대한 가족력이 있거나 유방암, 난소암, 대장암을 앓은 경험이 있다면 의사에게 암을 유발하는 유전자가 있는지 분석해달라고 하십시오.

심장 발작으로 죽지 않으려면

심장 발작의 징후를 예리하게 파악하십시오. 지속되는 흉통이나 압박감이 남성과 여성 모두에게 흔히 일어나는 증상입니다. 다른 증상으로는 윗배의 지속적인 통증과 가슴에서부터 왼쪽 어깨, 팔까지 이어지는 통증, 숨이 가빠지거나 메스꺼운 증상, 구토, 식은땀 등이 있습니다.

만일 심장 발작이 의심된다면 119나 담당 의사에게 당장 전화하시고 아스피린을 드십시오. 질식할 듯이 가슴이 아프고 숨을 쉴 수 없어 죽을 것 같다면 심장 마비일 수도 있습니다. 이런 때에는 숨을 깊이 쉬고 할 수 있는 대로 기침을 강하게 하려고 해 보십시오. 숨을 깊이 쉬면 산소를 확보할 수 있고 기침을 강하게 하면 심폐소생술과 같은 역할을 해서 심장을 정상화시킬 수 있습니다.

이러한 방법을 알아두면 언젠가 여러분을 살려줄 것입니다.

베브의 이야기

베브 사이케는 저의 사무실 매니저입니다. 1년 반 전에 그녀를 고용했을 때 저는 그녀의 몸무게가 모르긴 몰라도 매우 많이 나갈 것이라는 생각을 했습니다. 건강과 운동, 영양을 강조하는 진료실이기에 조금 날씬한 여성을 원했지만 베브는 신임이 있었고 우리 진료실과 꼭 맞는 유머 감각을 갖추고 있었습니다. 게다가 저의 괴팍한 성격도 참아줄 수 있었기 때문에 베브를 고용하기로 한 것입니다.

저는 베브의 체중에 대해 언급해본 적은 없습니다. 토끼가 그려진 파란 안경테가 유치하다는 지적은 해 보았지만 말입니다. 베브는 6년 동안 다섯 아이를 낳아 훌륭하게 길러낸 사람이었기 때문에 그러한 경험이 주는 정신적 스트레스를 이해하는 차원에서 체중에 대해서 뭐라고 하지 않기로 했습니다.

저와 베브는 호흡이 잘 맞았습니다. 베브는 자신의 데스크를 통해 진료를 접수하고 병원을 나가는 환자들에게 "운동 잊지 마세요." "좋아할 필요는 없지만 꼭 해야 해요."라는 말을 하기도 했습니다. 그러다 지난 3월이 다 지나갈 어느 날 베브를 보고는 제가 이렇게 말했습니다. "살이 좀 빠진 것 같아요."

"정확히 6kg 빠졌어요." 베브는 의기양양하게 말했습니다. 그리고는 비로소 자신의 프로그램에 대해 말하기 시작했습니다.

베브는 60세였습니다. 그리고 항상 저보다 2주 더 일찍 태어났다는 점을 상기시켜 주곤 했습니다. 그녀는 여러 해 동안 건강 검진을 받지 않았습니다. 하지만 1월에 오랜만에 한 건강 검진에서 고혈압과 당뇨가 있고 콜레스테롤 수치가 215에다가 고밀도 지방 단백질이 지나치게 낮다는 결과를 받았습니다. 그 때 베브의 체중은 142kg이었고 체질량 지수는 45 이상이었습니다.

"당뇨병 진단을 받고 나서 내 스스로를 위험에 몰아넣고 있었다는 생각이 들었어요. 이 세상에서 하고 싶은 일이 너무나 많은데 말이죠. 이전에 했던 다이어트는 모두 체중을 줄이기 위해서 했고 항상 원점으로 돌아오곤 했어요. 근데 이번에는 정말 건강해지기 위해 했지요."

베브는 생전 운동을 해본 적이 없었습니다. 하지만 이제 다이어트 동호회에 가입해서 화요일 아침 여덟시 반 모임에 참석한다고 합니다. 그녀는 동호회에서 작성해준 영양과 칼로리 조절에 중점을 둔 식단 변화 계획을 착실히 따르고 있습니다.

또한 베브가 운동을 시작한 것도 눈여겨 볼 일이었습니다. 그녀는 자전거의 재미를 발견했습니다. 그래서 매일 아침 30분씩 자전거를 탔고 이 날에는 처음으로 자전거로 8km의 거리를 달려 출근을 했다고 합니다. 베브는 주말 하이킹을 시작해 버클리에 있는 친구들과 주말마다 자전거로 여행을 했습니다. 또한 자전거 동호회에도 가입했습니다.

"처음 2주 동안 생전 느껴본 적 없는 근육통을 느꼈어요. 그 후 3주 동안 자전거를 탔고 지금은 기분이 훨씬 좋아졌어요. 어제는 자전거를 못 탔는데 너무 타고 싶었답니다.”

베브가 한 달에 두 번 떠나는 자전거 여행 코스의 길이는 32~48킬로미터로 늘어났습니다. 그리고 그녀는 매일 자전거로 출근합니다. 비록 자전거를 잠시 쉬었던 성탄절 휴가 때 몇 킬로그램 늘긴 했지만 11개월 만에 38kg을 감량해 이제는104kg가 되었습니다. 처음 운동을 시작할 때엔 몇 kg을 감량하겠다는 목표를 잡지 않았고 지금도 물론 그렇지만 저는 그녀가 내심 90kg 미만이 되고 싶어 한다는 것은 알고 있습니다.

그녀는 약한 항고혈압제는 사용하고 있지만 혈당이 정상으로 돌아와 당뇨병 약은 사용하지 않고 있습니다. 콜레스테롤 수치도 145로 떨어졌습니다.

베브는 아직도 자신을 상기시키기 위해 옛날 옷을 옷장에 두고 있다고 합니다. 그녀는 새로 옷장을 사기 전에 감량한 체중이 유지되기를 바라며 새 옷들을 사고 있습니다. 아마 옷에 들인 돈 때문에라도 요요현상이 없을 것입니다.

하지만 베브는 아직 완전히 건강한 상태는 아닙니다. 그리고 월요일에 그녀는 또 그 몹쓸 토끼 그림 안경을 끼고 왔답니다.

제12장

폐경과 그 이후

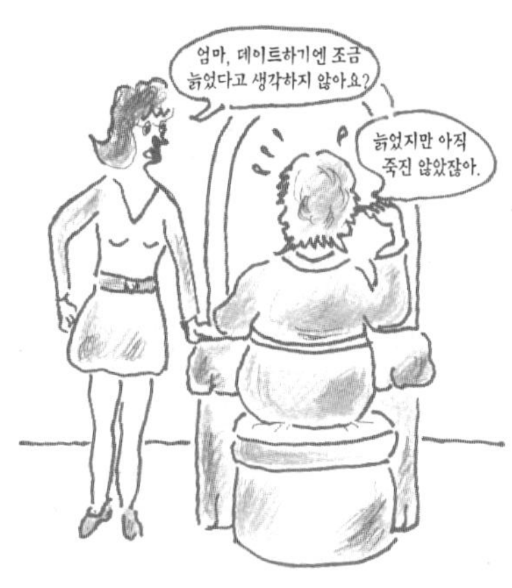

무언가를 시도할 때 늦었다는 말은 절대 할 수 없다.
가을도 봄만큼 멋지기 때문이다
그리고 사랑에 빠지는 데 늦은 나이란 있을 수 없다.
— 샌디 윌슨, 〈더 보이프렌드〉

이런 치료를 영원히 해야 할까요?

그것은 여러분에게 달렸습니다.

요즘 호르몬 보조제를 복용하는 여성들은 맹장염에 걸린 과학 추종자가 된 것 같은 느낌을 받습니다. 의사에게 호르몬 치료를 얼마나 오래 받아야 하냐고 묻는다면 '영원히'라고 말하거나 장난 식으로 '환자 분이 90세가 될 때까지'라고 할 때가 많습니다.

우리는 이것에 대해 여러 번 다루었고 저의 소견은 이미 잘 아실 것이라고 생각합니다. 필요 이상 섭취하지 않고 필요 이상 오래 치료 받지 않는다는 것입니다. 그렇다면 호르몬 치료를 영원히 받아야 한다는 의미는 무엇일까요?

제 생각으로 이 점은 여러분이 호르몬 치료를 받을 때, 혹은 치료를 중단했을 때 어떤 느낌을 받느냐에 달려 있습니다. 우리는 호르몬 치료를 점점 줄이는 방법과 그 시기에 대해 여러 번 다루었습니다. 만일 여러분이 호르몬 양을 줄이려고 할 때 상태가 좋지 않거나 사라졌다고 생각했던 증상이 다시 나타나서 잘 고쳐지지 않는다면 어떻게 해야 할까요? 호르몬을 영원히 사용하려고 할 때의 위험은 무엇일까요?

매년 호르몬 치료를 받는 여성 만 명 중 7, 8명의 경우 혈전 색전증, 담석, 유방암이 발병합니다. 물론 이러한 위험 요인은 소량의 에스트로겐을 사용하는 여성에게는 훨씬 적습니다.

솔직히 말해 이러한 수치는 10년 후에는 만 명 중 7,80 명, 20년 후에는 150명이 더 위험해진다는 것을 의미합니다.

호르몬 대체 요법을 했을 때 발생하는 심혈관계에 대한 위험은 치료 첫 해나 두 번째 해에 나타납니다. 그 이후에는 심장에 별다른 영향을 주지 않거나 오히려 건강하게 만들어 줍니다.

호르몬은 골다공증과 대장암 예방에도 도움이 됩니다.

이러한 정보를 알고 있다면 치료법을 선택할 때 조금 더 주의 깊은 결정을 내릴 수 있을 것입니다. 에스트로겐 치료를 통해서 삶의 질이 얼마나 좋아져야 이러한 위험을 감수할 수 있을 까요? 아니면 에스트로겐 치료를 중단하면 상태가 정말 나빠질까요?

이소플라본이나 약초를 장기적으로 복용해서 부정적인 결과가 나타난다는 근거는 없습니다. 하지만 동시에 이러한 치료에 장기적인 위험이 있는지에 대한 장기적인 실험도 없었습니다. 그러므로 환자들의 선택이 신중해야 하는 것입니다.

테스토스테론도 마찬가지입니다. 우리에게 도움이 될 장기적

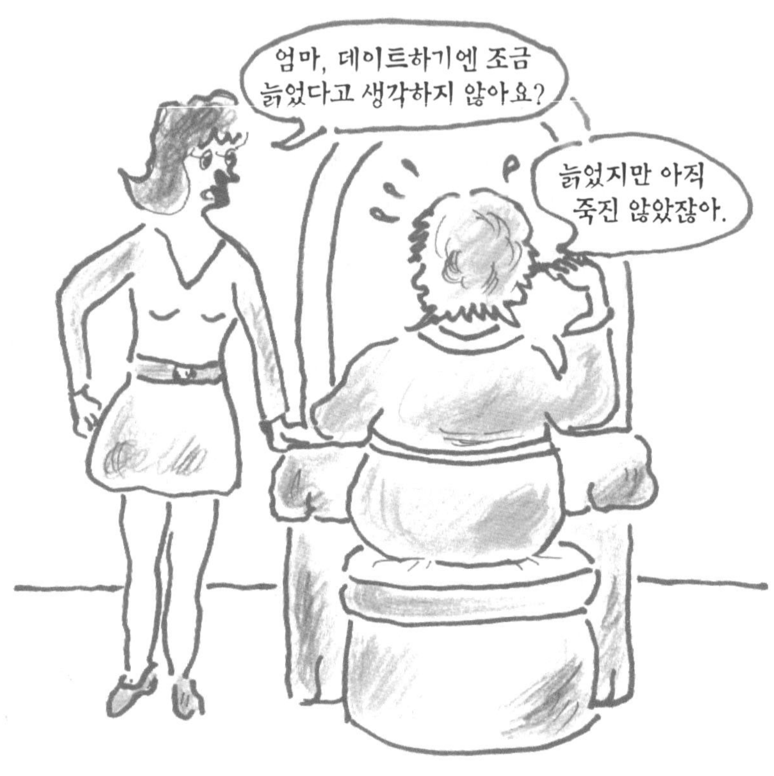

인 연구 결과가 없습니다. 우리 주위에 장년 남성들이 많지만 여성보다 오래 사는 것 같지는 않습니다. 설사 여성보다 오래 산다고 해도 과연 테스토스테론 때문일까요?

그리고 기억해야 할 것은 만일 에스트로겐을 장기적으로 사용하는 이유가 골밀도 유지나개선을위해서라면선택적에스트로겐 수용체변형제를이용하는것이에스트로겐보다더낫습니다. 물론 선택적 에스트로겐 수용체 변형제도 에스트로겐과 같이 혈전 색전증에 대한 위험을 가지고 있습니다.

에스트로겐은 지질 수준을 개선하는데 장기적으로 도움이 되지만 스테틴을 사용하는 것이 효과가 더 좋을 뿐만 아니라 위험도 적습니다. 동시에 골밀도를 유지하는 데에도 도움을 줄 것입니다.

여러분이 폐경 후에도 호르몬 대체 요법을 계속하기로 선택하셨다면 최소량을 사용하는 것이 가장 안전하다고 권해드리고 싶습니다. 자궁을 보호하기 위해 소량의 에스트로겐 보조제를 장기적으로 주기적인 프로게스테론 처방 없이 사용했을 때 유방 건강을 비롯한 건강에 뚜렷한 부작용이 있었다는 근거는 없습니다. 원하신다면 양을 조금씩 줄이십시오. 하지만 만일 여러분이 계속 치료를 받는 것이 좋다면 중단해야 할 이유는 없습니다.

제13장

스트레스

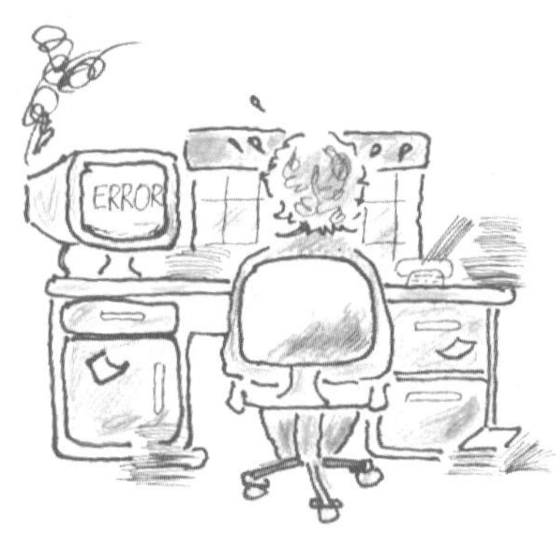

나는 너무 지쳐서 너덜너덜해졌다
– 베아트릭스 포터

내 마음에서 표현할 수 있는 것은 미칠 듯 한 분노 밖에 없다.
– 에슐리 브릴리언트

면역 체계의 건강과
가짜약 효과(Placebo Effect)

스트레스가 건강에 미치는 영향과 우리가 해야 할 일

스트레스가 얼마나 직접적으로 우리의 평안과 불안 및 건강과 질병에 관련되어 있는지에 대해 알게 된다면 매우 놀라실 겁니다.

우리 모두는 이런 저런 일로 스트레스를 받습니다. 하지만 우리가 받는 스트레스에 대해 불평 이상의 조치는 취하지 않고 있습니다.

'스트레스'는 어떤 것에 대해 신경을 쓸 때 생깁니다. 불안, 불편도 스트레스입니다. 어떤 것에 대해 걱정할 때에도 스트레스가 생깁니다. 해야 할 일이나 그것을 충분히 못하는 것에 대해 생각할 때에도 스트레스를 받습니다.

스트레스는 삶의 한 부분입니다. 하지만 압박감을 많이 받는 현대인의 삶에 중년과 갱년기에 오는 여러 가지 증상들까지 겹치면 상황은 더욱 안 좋아집니다.

중년 여성이 스트레스를 받는 원인은 다양합니다.

한 사람의 신체에 대한 이미지는 늘 바뀌고 어느 때에나 존재하는 체중에 대한 고민은 이 시기에 더 커집니다.

이 시기에 자녀들은 한창 사춘기이거나 집을 떠나 독립하려고 합니다.

아이들이 떠난 자리는 잊히지 않습니다. 혹은 자녀들이 사회에서 부딪히는 사이에 손자들을 돌보도록 남겨지기도 합니다. 그래서 스트레스가 쌓입니다.

종종 노부모를 모셔야 할 때가 생깁니다. 우리를 돌보아 주었던 그들을 돌보면서 돌고 도는 인생을 느낍니다. 스트레스가 쌓입니다.

경제 환경과 취업 시장이 바뀝니다. 젊을 때에는 안정적이던 직업과 경제적 안정이 흔들리기 시작합니다. 직업과 배우자에 대한 압박감이 생깁니다. 스트레스가 쌓입니다.

성적으로 개인적으로 긴장이 쌓이고 배우자는 더욱 멀어지거나 쓸모없어 보입니다. 성적인 욕망이 사그라졌다면, 부부관계에 예민함이 생깁니다. 스트레스가 생깁니다.

이런 저런 이유로 우리는 우울해집니다. 우리는 건강이 문제라는 것을 알고 있고 고혈압이나 불규칙적인 심박동에 대해 이야기 할 때 우리가 영원히 살 수 없다는 것을 인식하게 됩니다. 처음 대장 내시경 검사를 할 때에도 마찬가지입니다. 가장 친한 친구나 옆집 사는 이웃이 유방암에 걸렸을 때에도 스트레스가 쌓입니다.

바로 이렇게 다양한 방법으로 스트레스가 우리의 건강에 영향을 주는 것입니다. 그 연결 고리는 바로 면역 체계입니다.

왜 나는 거리에서 기침하는 아이 옆을 지나기만 해도 감기에 걸리는데 다른 사람들은 독감이 유행할 때 만원 지하철에 내내 서있어도 건강한 걸까요? 면역 체계 때문입니다.

왜 어떤 사람들은 대상 포진에 한 번 걸리고 마는데 나는 계속해서 재발하는 걸까요? 면역 체계 때문입니다.

왜 어떤 사람들은 에이즈에 걸리고도 몇 년을 사는데 어떤 사람들은 몇 달 만에 세상을 떠나는 걸까요? 면역 체계 때문입니다.

왜 나는 만날 아프고 다른 사람들은 건강할까요? 이것도 일부분은 면역 체계 때문입니다.

하지만 스트레스는 다른 방법으로도 건강에 악영향을 미칩니다. 고도의 스트레스를 받는 사람들은 심혈관계 질환을 가질 확률이 훨씬 높습니다. 사실 이러한 사람들은 C 반응성 단백질과 호모시스테인 수치를 자세히 검사해서 심혈관계 질환을 예방해야 합니다.

스트레스가 과민성 대장 증후군과 소화기 장애를 일으킨다는 사실은 잘 알려진 바입니다.

스트레스는 많은 사람들에게 수면 장애를 일으켜 생산성을 저하시키고 급작스러운 기분 변화를 일으키며 감염에 대한 몸의 저항을 줄이게 됩니다.

암에 대해서는 어떨까요? 스트레스를 많이 받으면 모든 종류의 암이 발병할 확률이 더 높아진다고 해도 과언이 아닙니다. 많은 여성들과 의사들이 호르몬 대체 요법과 암의 상관관계를 논하면서 말 했던 반 병 중에 7,8 명 보다 더 높은 수준이라고 장담할 수 있습니다.

스트레스와 암의 관계에 대한 이렇다 할 연구 결과는 없습니다. 하지만 왜 어떤 사람들은 암에서 살아나고 어떤 사람들은 급속히 건강이 안 좋아지는 걸까요?

다시 친숙한 이름인 면역 체계로 돌아갑시다. 스트레스를 면역 체계를 약화시키지만 침착하고 긍정적인 사고는 면역 체계를 강화시킵니다. 매우 간단한 원리인 것입니다.

스트레스 대처법

이 주제만을 다룬 두꺼운 책들도 많기 때문에 굳이 경쟁할 마음은 없습니다. 저는 단순히 거시적으로 제가 진료할 때 사용하는 방법을 설명하려고 합니다.

제가 사용했던 것은 효과가 있는 방법들이었습니다. 그리고 달리 선택의 여지가 없습니다. 밑져야 본전이니 이 방법대로 해보십시오.

매일 해야 할 일의 목록을 줄여보십시오. 하루에 한 가지씩 일을 줄이는 것입니다.

그 일을 배우자나 자녀, 종업원 등 다른 사람에게 하도록 책임을 위임하십시오.

그 일을 여러분만큼 잘 할 사람이 없다는 것은 저도 압니다. 하지만 이것은 여러분이 선택해야 할 일입니다. 그 모든 일을 다 도맡아 하고 있다면 스트레스를 줄일 수 없습니다. 그 일이 다른 사람이 하면 어떻겠습니까? 아마 더 좋은 결과가 생길 수도 있고 여러분이 보기에는 더 나쁜 결과가 나올 수도 있습니다. 하지만 스트레스를 줄이기 원한다면 감수해야 하는 것입니다. 매우 힘들지만 필요한 과정입니다.

기분 전환 비법

명상을 하시기 바랍니다.

마음을 안정시키려 한다면 먼저 주기적으로 마음을 비워야 합니다. 바로 명상이 중요한 이유입니다. 우리를 괴롭히고 스트레스를 주고 잠을 망치게 하는 이런저런 소란과 걱정, 화, 불안과 염려를 마음에서 비우십시오.

무엇을 가리켜 명상이라고 하는 걸까요? 생각을 하기 어렵거나 거의 불가능하게 만드는 모든 활동을 명상이라고 합니다. 격렬한 운동도 명상입니다. 러닝머신 위에서 뛰고 있는 동안 프로젝트에 대한 염려나 이웃에 대한 분노를 떠올리기는 어렵습니다.

요가도 명상입니다. 명상 기술은 많지만 그 효능은 같습니다. 일정 기간 동안 마음을 비우는 것입니다.

제가 가장 좋아하는 명상은 호흡 명상과 몸의 감각을 자각하는 명상입니다.

명상을 어떻게 하는지에 대해 알려드리겠습니다. 호흡 명상은 처음에는 15~30분 정도 하는 것이 좋고 하루를 마감하면서 하는 것이 좋습니다. 등에 베개를 받치고 양반다리를 하고 앉을 수 있는 편안하고 조용한 곳을 찾으십시오. 가능한 한 빛이나 소음과 같은 자극에서 먼 곳이 좋습니다. 팔을 편안히 다리에 얹고 눈을 감고 심호흡을 천천히 하면서 호흡에 집중하십시오. 코로 들어오고 나가는 공기를 윗입술과 코, 콧구멍, 기관지로 느끼시고 폐가 채워지는 것과 차가운 공기가 들어와 따뜻해져서 나가는 것을 느껴보십시오. 들숨과 날숨을 반복하면서 조용하게 평정심을 느껴보십시오. 여러분은 바위처럼, 호수의 물처럼 조용합니다. 만일 생각들이 머릿속을 파고든다면 호흡에 집중하면서 몰아내십시오.

어쩌면 신체 일부분에 찌르거나 쑤시고 조이는 것 같은 느낌을 받을 수도 있습니다. 그 느낌을 받아들이고 다시 호흡에 집중하십시오. 호흡의 느낌에 집중하고 지속적으로 변화하는 신체를 느끼면서 평정심을 유지하십시오.

"신체를 세밀하게 조절하십시오." 들숨과 날숨을 인식하십시오. 호흡의 느낌에만 관심을 가지십시오. 생각은 중단하시고 신체를 자각하십시오. 숨을 들이쉬며 몸을 침착하게 하고 숨을 내쉴 때 미소를 지으십시오. 현재에 집중하십시오.

만일 이 명상에 익숙해졌다면 더 깊은 명상을 할 수 있습니다. 요약하면 이것은 호흡 명상으로 머리부터 발끝까지 피부보다 더 깊은 곳에서 느껴지는 감각을 천천히 평가하며 몸의 구석구석을 조사하는 것입니다. 좋다 나쁘다는 평가하지 마십시오. 평정심을 유지하고 이러한 감각이 생길 때마다 느끼고 흘려보내십시오. 감각은 언제든지 변합니다.

숨을 들이쉴 때 나는 내 자신이 꽃처럼 보인다	숨을 내쉴 때 나는 내 상쾌함을 느낀다
산처럼 보인다	견고함을 느낀다
호수의 물처럼 보인다	차분하고 평온함을 느낀다
탁트인 곳처럼 보인다	자유함을 느낀다
살아있는 것처럼 보인다	자신을 느낀다 (나에게 미소 짓는다)

그리고 나면 깨닫기도 전에 이미 정해놓은 명상 시간이 지났을 것입니다. 항상 명상은 가족이나 친구 혹은 누군가에 대한 좋은 생각을 하며 끝맺으십시오.

여러분은 원기를 회복하고 몸의 기능도 좋아질 것입니다. 잠도 더 잘 자게 될 것입니다.

물결 호흡

호흡 명상의 다른 종류로는 물결 호흡이 있습니다. 이 호흡의 목표는 호흡 시 폐를 완전히 사용하여 자신의 호흡 리듬과 연결하는 것입니다. 이렇게 하기 위해 여러분의 왼손을 배에 대고 오른손을 가슴에 대십시오. 여러분의 손이 들숨과 날숨에 따라 어떻게 움직이는지 느끼십시오. 호흡할 때 폐의 아랫부분을 채워 숨을 들이쉴 때 오른손은 그대로지만 왼손이 올라가도록 하십시오. 코를 이용해서 숨을 들이쉬고 입으로 숨을 내쉬십시오.

숨을 들이쉬고 내쉬면서 폐를 채웠다 비웠다 하는 동작을 8~10번 쉽게 할 수 있으면 두 번째 단계를 추가하십시오. 처음에는 이전처럼 폐의 아랫부분으로 숨을 쉬지만 다음부터는 가슴 위쪽으로 숨을 들이쉬십시오. 이 동작을 하면 여러분의 오른손이 올라가는 반면 왼손은 내려갈 것입니다.

입으로 천천히 숨을 내쉬면서 오른손이 내려가고 오른손도 내려갈 때 '휴우' 하고 조용히 소리를 내쉽시오. 숨을 내쉴 때 긴장이 여러분의 몸이 더욱 이완되면서 긴장감이 몸을 빠져나가는 것을 느낄 수 있습니다.

이러한 방법으로 숨을 내쉬고 들이쉬는 것을 5분 남짓 하면 배와 가슴의 움직임이 파도가 넘실거리는 것처럼 올라갔다 내려갔다 하는 리듬이 생긴 것을 알 수 있습니다. 이러한 호흡을 매일 몇 주 동안 연습해서 어느 곳에서든 필요할 때마다 즉각적인 평안을 얻을 수 있을 정도가 되어야 합니다.

조절 호흡

물결 호흡에 기초를 둔 호흡법으로 매우 하기 쉽습니다. 여덟 번을 세면서 숨을 쉬는데 들이 마시다가 일곱 번에 숨을 참고 여덟 번째에 천천히 숨을 내쉬는 것을 반복하는 것입니다.

점진적인 근육 이완

긴장되는 생각이나 상황에 반응할 때 근육이 긴장되어 근육통이나 불편함이 생깁니다. 근육을 깊이 이완시키면 근육의 긴장은 물론 일반적인 정신적 불안도 해소할 수 있습니다. 근육을 긴장시켰다가 이완시키면 근육의 긴장을 풀 수 있습니다. 근육을 깊이 이완시키면 스트레스와 관련된 건강 문제를 대처하는 데에 효과적이고 숙면을 취하는 데에도 도움이 됩니다.

이 과정을 연습하려면 매트가 깔린 바닥처럼 스트레칭 하기 편한 장소를 만들어야 합니다. 각 근육들을 4~10초간 긴장시키고 10~20초간 이완시키십시오. 다양한 지점에서 각 신체 근육들을 보며 점점 더 크게 늘이십시오. 각 근육을 긴장시키는 예를 들면 다음과 같습니다.

1. 손은 주먹을 쉬십시오.
2. 손목과 팔 앞쪽은 뒤로 구부린 한 쪽 손을 다른 손으로 늘입니다.
3. 이두근과 팔 위쪽은 주먹을 쥐고 팔꿈치를 구부립니다.
4. 어깨는 으쓱거려 긴장시킵니다.
5. 이마는 인상을 찌푸렸다 폅니다.
6. 눈과 미간은 눈을 꼭 감았다 떠서 긴장시킵니다.
7. 볼과 턱은 입이 귀까지 닿을 정도로 길게 옆으로 당겨 긴장시킵니다.
8. 입 주위는 입술을 꼭 다물어 긴장시킵니다.
9. 뒷목은 고개를 뒤로 젖혀 긴장시킵니다.

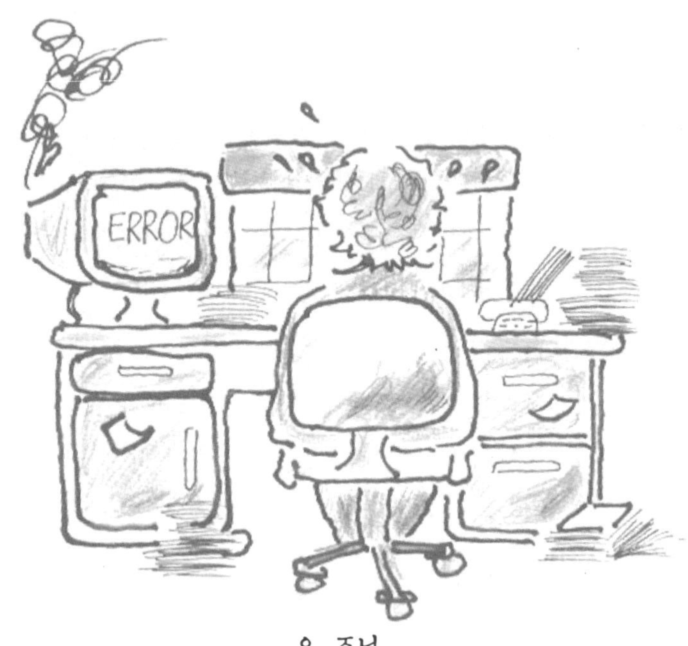

오, 주님
오늘은 월요일인데 주실 호르몬이 조금이라도
남아있다면 지금 주세요!

10. 턱이 가슴까지 닿을 정도로 고개를 숙입니다.

11. 가슴은 심호흡을 하고 참았다가 다시 내쉽니다.

12. 등은 뒤로 쭉 젖혔다가 다시 바닥 쪽으로 구부립니다.

13. 배는 끝까지 집어넣어 긴장시킵니다.

14. 엉덩이에 힘을 주어 긴장시킵니다.

15. 허벅지는 꾹꾹 눌러줍니다.

16. 앉아서 다리를 쭉 펴고 발가락을 얼굴 쪽으로 세워

발가락이 이마에 닿도록 노력하면서 다리를 올려 종아리를
풀어줍니다.

17. 다시 발가락이 발 바깥쪽을 향하게 하고 발가락을 접어줍니다.

이러한 동작은 머리부터 발끝까지 한 번에 하거나 한 번에
특정 부위만을 집중적으로 할 수 있습니다. 이 동작을 모두
끝내셨다면 숫자 5부터 1까지를 거꾸로 세면서 기분을 환기
시키십시오.

이완 동작

몸의 이완 동작은 긴장 동작과 정반대입니다. 심장 박동을 늦
추고 호흡과 혈압을 낮추는 데에 도움이 되며 근육의 긴장을 완
화시킵니다. 그 방법은 다음과 같습니다.

1. 눈을 감고 편안한 자세로 조용히 앉습니다.

2. 점진적으로 근육 이완을 시작합니다.

3. 자신의 호흡을 인식합니다. 숨을 내쉴 때마다 조용하게 혹은
   크게 '하나' 라고 말하십시오. 가슴이 아닌 배에서 느껴지는
   호흡에 집중하십시오. 말을 반복하는 것에 집중하기 보다는
   움직이지 않는 사물에 시선을 고정하셔야 합니다. 모든 정신
   적 자극이 외부의 생각으로부터 여러분의 마음을 격리시키
   는 데 도움을 줄 것입니다.

4. 이것을 10~20분 간 하십시오. 혼란스러운 생각들이 마음에
   침투하면 그 생각들에 머물지 말고 천천히 흘려보내십시오.

5. 눈을 뜨기 전 몇 분간 조용히 앉아 있으십시오.

6. 호흡과 맥박의 변화를 느끼십시오.

성공적으로 깊은 이완을 체험했는지에 대해서는 너무 염려하지 마십시오. 가장 중요한 것은 평안한 상태를 유지하는 것입니다. 그리고 어지러운 생각들을 해변에 치는 파도처럼 흘려보내는 것입니다.

10~30분을 한 번으로 하루에 한두 번 연습하십시오. 식사 후 2시간 이내에는 하지 마십시오. 습관이 되면 이완 동작을 하는 데에 많은 노력이 필요하지 않을 것입니다.

어떤 방법을 선택하느냐에 따른 차이는 없습니다. 자신만의 방법을 개발하기 위해 위의 동작을 자유롭게 섞으십시오. 가장 중요한 것은 잠에서 깨었을 때와 잠자기 전에 하는 것이 가장 좋다는 점입니다. 2주 정도 시범 기간을 가지도록 하십시오. 어떤 기분이 드는지 느껴보시기 바랍니다.

스트레스 해소를 위한 다른 충고

활동적인 사람이 되십시오. 긴장감을 날려버리는 데에는 빠른 걸음과 헬스클럽에서 운동하는 것만큼 좋은 것은 없습니다.

노부모를 부양하는 것이 스트레스의 원인이 될 수 있습니다. 모든 짐을 혼자 져야한다고 생각하지 마십시오. 지역의 노인 복지 센터 등을 점검해서 지원 프로그램들을 적극적으로 찾아보십시오.

무슨 일이든지 혼자 해결하려고 해서는 안 됩니다. 도움을 받으십시오.

상담도 필요합니다. 앞의 장에서 말했던 것처럼 치료를 보는 관점이 각기 다른 남녀 치료사들에게서 도움을 받을 수 있습니다. 또한 각 지역에는 요가 센터, 스트레스 상담, 명상 센터 등 도움을 받을 곳이 많이 있습니다.

"시간이 없어서..." 라는 말은 하지 마십시오. 스트레스와 스트레스 원을 가지고 사는 것이 건강과 마음의 평안보다 더 중요할 수는 없습니다.

가짜약 효과와 면역 체계

여러분은 모두 가짜약 효과, 즉 플라시보 이펙트라는 말을 부정적인 뜻으로만 접했을 것입니다. 이에 반해 가짜약 효과는 사실 의료와 준 의료에서 사용되는 치료 중 가장 훌륭한 결과를 보여주는 방법이라고 할 수 있습니다.

가짜약은 좋습니다.

플라시보 효과란 무엇일까요? 활성화된 성분이나 특별한 효과가 없는 약이나 치료를 통해 긍정적인 치료 효과를 얻어내는 현상을 말합니다. 다시 말해, 약을 먹는 사람이 단지 그 약이 효과가 있을 것이라고 믿어서 원하는 효과를 얻어낸 것이라는 말입니다. 의학 연구에서 어떤 약이나 치료의 효과가 있는지 알아보기 위해 진짜 약과 느낌이나 모양은 비슷하지만 실제로는 아무 효과도 없는 가짜약을 비교해서 실험합니다. 효과가 있다는 것을 입증하려면 실험 대상이 되는 약이나 치료가 가짜약보다 눈에 띄게 좋은 결과를 보여주어야 합니다.

예를 들어, 새로 나온 편두통 약의 실험을 할 때 이 약과 시중에서 가장 잘 팔리는 편두통약, 그리고 가짜약을 가지고 실험을 했습니다.

가짜약을 먹은 환자의 30~35퍼센트가 두통이 나았고 나머지 두 약을 먹은 환자들은 60~65퍼센트의 치료율을 보였습니다. 꽤 큰 차이라고 할 수 있습니다. 이렇게 해서 새로운 약은 가장 유명한 편두통약과 같은 치료 효과가 있음을 입증했습니다.

하지만 아무 효과도 없는 작은 알약을 먹고 두통이 나은 30~35퍼센트의 환자는 어떻게 설명해야 할까요? 이것은 쓸모 없는 연구 결과일까요? 그렇지 않습니다. 그들은 자신들이 삼킨 작고 쓴 알약이 어떤 효과가 있을 것이라 믿었기 때문에 실제로 두통이 좋아졌습니다. 다시 말하면 그들의 신념이 두통을 낫게 한 것입니다.

이것이 나쁜 걸까요? 물론 아닙니다.

하지만 어째서 이러한 플라시보 효과가 생기는 것일까요? 어째서 어떤 사람들은 병이 금방 낫거나 상태가 좋아지고, 암으로 몇 개월 못 산다는 말을 듣고도 10년이 넘게 살 수 있을까요?

바로 이것이 긍정적인 생각과 신념의 힘이며, 마음이 일으키는 기적이며, 명상의 힘입니다.

플라시보 효과는 단순히 두통이 낫는 것에서부터 기적과 같은 암 치유에 이르기까지, 몸과 마음의 상호 작용이 우리 몸의 방어 체계인 면역 기능을 강하게 만드는 것과 관련이 있습니다.

질병과 싸우기 위한 우리 몸의 군대인 면역 체계는 사람에 따라 오합지졸이 될 수도 있고 강력한 요새가 될 수도 있습니다. 유전적인 영향도 있겠지만 심리적인 영향도 무시할 수 없습니다. 여기에 신념의 힘도 있습니다. 긍정적인 생각은 신체적, 심리적, 생물학적으로 우리의 잠재적인 면역력을 높여줍니다.

스트레스와 부신의 피로

이 주제는 논란의 여지가 있고 대규모 피실험자를 상대로 한 연구로 입증된 바는 없습니다만 의학적으로, 상식적으로 일리가 있는 말입니다.

인슐린의 증가가 당뇨병에 걸릴 위험을 높이는 것처럼 만성 피로는 부신의 분비물, 특히 코티졸을 비정상적으로 증가시킵니다. 이 호르몬은 질병과 싸우거나 그것을 위한 에너지를 공급하는 특성이 있습니다. 처음에는 스트레스 때문에 부신의 호르몬 분비가 늘지만 결국 부신 피질은 기능을 멈추며 DHEA와 같은 다른 부신 호르몬도 이와 함께 감소하게 됩니다. 그러므로 항상성을 유지하기 위해서는 부신 보조제를 섭취해야 합니다.

르네이트의 이야기

르네이트는 남편과 함께 진료실을 찾았습니다. 하지만 진료가 시작되자 남편은 예상대로 쇼핑을 하러 나갔습니다.

이야기를 시작할 때에 르네이트가 제게 말했습니다.

"저는 선생님이 저를 괴짜라고 부를 거라 생각했어요. 하지만 요즘 특히 지난 2,3개월 동안 특히 괴팍해지고 피곤했어요. 예전에는 제 남편이 저처럼 행동했지만 지금은 제가 그의 신경을 긁고 있어요."

르네이트는 호르몬 대체 요법을 받고 있었는데 3개월 전에 중단했다고 합니다. 하지만 굳이 말하지 않아도 괴팍하고 피곤해지는 증상을 보아 그녀가 호르몬 대체 요법을 중단했다는 사실을 알 수 있었습니다. 르네이트는 6주 전에 잠이 잘 오지 않아 약을 다시 먹기 시작했습니다. 그 이후 불면증은 조금 좋아졌지만 대신 예민함과 피곤함이 생겼습니다.

게다가 르네이트는 저에게 몇 년 동안 만성적인 등 결림으로 너무 고통스러웠고 지난 6개월 동안은 그것이 눈에 띄게 심해졌다고 했습니다.

"호르몬 치료를 했을 때 유방암에 걸릴 위험에 대해 다른 사람의 의견을 들어보고 싶었어요."

르네이트의 동생은 42세에 유방암에 걸렸고 다른 동생은 유방암에 대한 가족력과 몸에 석회 침착이 있다는 것 때문에 선택적 에스트로겐 수용체 변형제를 처방받고 유방 조직 검사도 받았다고 합니다.

"하지만 무엇보다도 왜 아무 때나 피곤한지 정말 알고 싶어요!"

또한 르네이트는 질 건조증이 있었고 지난 1년 동안 소량의 질 출혈이 거의 매일 있었다고 합니다. 하지만 호르몬 대체 요법을 잠시 중단했을 때에는 그 출혈이 멎었다고 말했습니다.

이전의 기록을 살펴본 결과 르네이트는 수면 무호흡 증상이 있었습니다. 르네이트는 우울증 약과 주의력 결핍 과잉 행동을 치료하기 위한 약을 복용하고 있었고 최근에는 약을 하나 더 추가했다고 합니다. 이러한 약들이 르네이트의 불면증과 관련이 있을지도 모르는 일이었습니다.

르네이트는 내부 고발자로 일하면서 미국 관리 의료 공단의 직원 비리를 조사했다고 말했습니다.

"스트레스가 많은 직업이에요." 르네이트는 저에게 이렇게 말했습니다.

그리고 저는 이야기를 하는 동안 그녀의 턱 근육에 경직과 경련이 일어나는 틱 현상이 있다는 것을 알게 되었습니다. 그리고 그 후 그러한 증상을 더 자주 보게 되었습니다.

르네이트는 현상 유지 수준의 결혼 생활을 하고 있었는데 이것 또한 스트레스가 되었습니다. 이에 더해서 질 건조증 때문에 성생활도 불편해졌습니다. 요실금 증상도 조금 있었지만 그 문제는 나중을 위해 미루기로 했습니다.

저는 갑상선, 잠혈, 지질, C 반응성 단백질, 호모시스테인과 타액 내의 테스토스테론, 유방암 검사, 주변부 골밀도 검사 등 몇 가지 검진을 하고 하혈의 원인을 찾기 위한 초음파 검사를 하기 위해 병원 방문 약속을 잡았습니다. 또한 그녀에게 정형외과에서 등의 문제를 알아보도록 권했습니다. 르네이트의 예민함과 피로가 등의 문제와 큰 관련이 있다고 생각했기 때문입니다.

그 다음 주에 있었던 초음파 검사에서 대략 길이 0.95cm, 넓이 0.95cm, 높이 1.9 cm 크기의 자궁 내막 용종을 발견했고 모양을 확인하기 위해 작은 액체 방울을 자궁에 떨어뜨려보니 더욱 확실해졌습니다. 조직 검사 결과 악성은 아니었기 때문에 저는 용종 제거를 위한 자궁경 수술 날짜를 잡았습니다.

르네이트는 주의력 결핍 과잉 행동 약을 끊었고 그로 인해 수면을 취하기가 약간 쉬워졌다고 말했습니다. 그래서 우리는 다른 문제들을 치료하기 위한 방법을 얼마간 논의했습니다. 그 결과 호르몬 대체 요법의 방법을 경구 투약에서 양 조절이 쉬운 경피 흡수 형식으로 바꾸고 이전보다 더 순하고 취침 전에 복용하면 편하게 잠을 잘 수 있는 약으로 바꾸었습니다.

또한 운동 프로그램도 만들어 실천하도록 했습니다. 평일 퇴근 후 30분 동안 운동하고 주말에는 두 시간 동안 하도록 했습니다. 또한 카페인 섭취를 반으로 줄였고 차차 더 줄이기로 했습니다. 모든 검사 결과는 좋았지만 타액 내의 테스토스테론과 DHEA 수치는 아직 회복되지 않은 상태였습니다.

다시 병원을 방문한 르네이트는 자궁 내막 용종에 대해 논의했습니다. 그녀는 수술을 6주 후인 성탄절 이후로 미루고 싶어 했고 저도 거기에 동의했습니다. 우리는 오랫동안 치료 경과와 새로운 프로그램에 대해 이야기했습니다. 그녀는 하루에 커피를 네다섯 잔 마시던 것을 두 잔으로 줄였다고 합니다.

하지만 아직 운동은 시작하지 않고 있었습니다.

"운동을 시작할 수가 없어요." 르네이트가 저에게 말했습니다.

그녀는 운동의 중요성을 너무도 잘 이해하고 있었지만 실천에 어려움을 겪고 있었습니다.

검사 결과 테스토스테론 수치는 약간 더 낮아졌지만 DHEA는 이제 정상이었습니다.

그래서 자가 진단 우울증 설문지와 갱년기 증상표(Mensi)를 작성하여 그녀의 증상을 조사하려고 했습니다. 나머지 시간은 수면 유도 습관과 스트레스 해소를 위한 유인물을 설명하는 데에 사용했습니다. 그리고 테스토스테론 로션과 소량의 DHEA를 사용하여 테스토스테론이 증가하는 효과를 노렸습니다.

한 달 후에 다시 병원을 방문한 르네이트는 이렇게 말했습니다.

"아직 예전의 열정을 되찾은 것 같지는 않아요. 원기 왕성하기보다는 그냥 분위기를 따라가고 있는 것 같아요. 하지만 이제 확실히 괴팍하지는 않네요."

저는 이러한 결과가 주의력 결핍 과잉 행동 치료약을 중단했기 때문인지 호르몬 치료의 내용을 바꾸었기 때문인지 카페인을 줄이고 운동을 했기 때문인지는 알 수 없었습니다. 아마도 이 모든 요인들이 복합적으로 작용했기 때문일 것입니다.

"운동을 시작했어요. 하지만 아직 좋아하지는 않고 있어요." 르네이트는 이렇게 말했습니다. 저는 그녀에게 제가 늘 하는 말을 해주었습니다. 운동은 꼭 좋아해서 한 다기보다는 그냥 해야 하는 것이라고 말입니다. 르네이트는 스트레스 해소법을 실천하고 있었지만 자신에게 맞게 하고 있지는 않았습니다.

르네이트의 자가 진단 우울증 설문 결과는 59점이었는데 이것은 경미한 우울증을 나타내는 수치였습니다. 저는 신경 정신과 의사와 상의해서 약을 바꾸도록 권했습니다.

용종 수술은 성탄절 다음날 무사히 끝났습니다. 예상대로 용종은 양성이었습니다.

하혈 치료와 관련된 검사에 집중하게 되었을 무렵 르네이트는 이전보다 집중력도 더 생기고 무엇보다 편안해 보였습니다. 그러나 수술 후 검사를 위해 그녀를 다시 보았을 때 턱의 경련이 이전보다 더 심해진 것이 보였습니다. 신경이 과민해졌다는 이유로 DHEA를 섭취하지 않고 있었던 것입니다. 그래서 문제가 다시 불거졌습니다. 불면증과 스트레스가 심해진 것이었습니다. 게다가 목의 통증도 그 어느 때보다 심했습니다. 그녀는 운동을 하고 있었지만 스트레스 해소법은 실천하지 않고 있었던 것입니다. 하지만 그 사이 하혈은 멈추었습니다.

저는 통증 관리를 잘하는 마취과를 추천했고 수면 유도 습관과 구체적인 스트레스 해소법에 대해 이야기했습니다. 또한 스트레스 해소법에 정통한 부부를 소개해주었습니다.

우리는 대체 호르몬의 양을 서서히 줄여 최소한으로만 사용할 수 있도록 계획을 짰습니다. 그리고 일 년 안에 모든 치료를 끝낼 수 있기를 바랐습니다. 또한 호르몬 대체 요법을 줄이고 나서 유방암과 골다공증 예방을 위해 선택적 에스트로겐 수용체 변형제 처방을 할지에 대해 논의했습니다.

저는 르네이트에게 부신 피로가 무엇인지 알려주었습니다. 르네이트의 프레그네놀론 수치는 반복된 검사를 통해 확인한 결과 정상치 보다 조금 낮았습니다. 그래서 소량의 경피 흡수 프레그네놀론을 테스토스테론과 혼합하여 사용하는 것이 어떨지에 대해 논의했습니다.

르네이트는 치료법을 실행에 옮기는 것보다 다음 진료 약속 시간을 지키는 것에 더 능합니다. 저는 그녀가 가장 중요한 일을 우선순위로 두면서 마음의 평안을 얻고 몸을 가볍게 할 수 있을지 잘 모르겠습니다. 다행히도 하혈과 불면증, 목의 통증과 같은 스트레스 거리들이 조금 줄어들고 정신과 약도 잘 조절하여 당분간 덜 피곤하고 스트레스도 덜 받을 것입니다. 저는 그녀가 지속적으로 운동을 하고 스트레스를 줄이는 과정을 시도해보기를 희망합니다.

시간이 모든 것을 말해줄 것입니다.

마지막에 얻은 통찰:

(1) 영적인 활동을 하고 용서를 연습한 사람은 그렇지 않은 사람보다 오래 삽니다.

(2) 창의적이고 집중력이 있고 참여를 잘 하는 사람들이 남들보다 오래 삽니다.

(3) 자기 자신을 행복하다고 생각하십시오.

(4) 나이가 드는 것은 축복입니다.

(5) 아직 최고의 날은 오지 않았습니다.

(6) 자기 자신에게 만족하는 것이 장수의 가장 큰 비결입니다.

쭝(Zung)씨의 자가 진단 우울증 검사지

해당되는 숫자에 동그라미 하십시오.	별로 그렇지 않다	가끔 그렇다	자주 그렇다	늘 그렇다
침체되고 우울한 기분이 든다.	1	2	3	4
아침에 기분이 제일 좋다.	4	3	2	1
이유 없이 울고 싶거나 그 비슷한 기분을 느낀다.	1	2	3	4
밤에 잠을 자기 어렵다.	1	2	3	4
나는 평소처럼 잘 먹는다.	4	3	2	1
아직 성생활을 즐긴다.	4	3	2	1
체중이 줄고 있는 것 같다.	1	2	3	4
변비가 있다.	1	2	3	4
심장 박동수가 평소보다 빠르다.	1	2	3	4
이유 없이 피곤하다.	1	2	3	4
평소처럼 마음이 명료하다.	4	3	2	1
평소처럼 일을 쉽게 한다.	4	3	2	1
나는 쉼이 없고 차분하지 못하다.	1	2	3	4
미래에 대해 희망적이다.	4	3	2	1
이전보다 짜증이 늘었다.	1	2	3	4
결단을 내리기 쉬워졌다.	4	3	2	1
나는 유용한 사람이다.	4	3	2	1
나의 삶은 매우 만족스럽다.	4	3	2	1
내가 죽는 것이 다른 사람들에게 더 좋을 것이다.	1	2	3	4
나는 평소에 하던 일을 아직 즐겨 한다.	4	3	2	1
각 항목의 합계를 내시오				

= 원 점수 종합

원 점수에 1.25를 곱하면 자가 우울증 진단 점수가 나옵니다.

원 점수 = ×1.25 = 자가 우울증 진단 점수

자가 우울증 진단

50 미만 정상

50~59 경미한 우울

60~69 우울증

70 이상 치료가 필요한 우울증

(7) 만성 피로와 분노는 피로와 질병을 부릅니다.

제14장
불면증

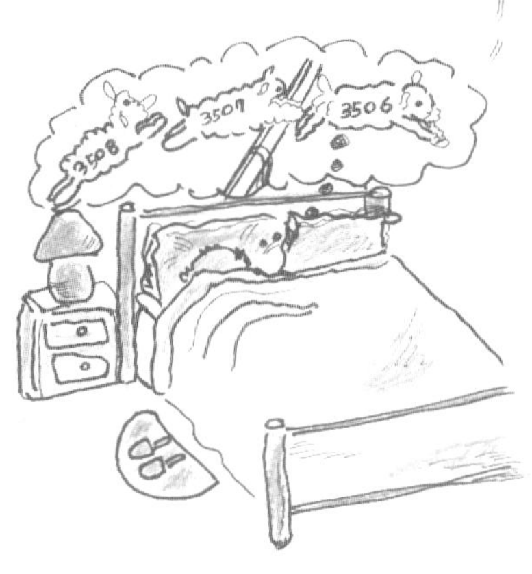

불면증

만일 잠을 잘 수 없다면 좋은 일이 뭐가 있을 까요?

정상적인 수면이 되기 위한 조건은 매우 광범위합니다.

저의 숙모님은 네 시간만 자도 하다고 하시지만 저의 아내는 열 두 시간은 자야 합니다. 대부분의 사람들은 6~10시간 정도의 수면 시간을 필요로 합니다.

정상적인 것을 떠나 많은 중년 여성들은 갱년기 때 수면에 불편을 겪습니다. 그만큼 불면증은 갱년기에 일어나는 흔한 증상 중 하나입니다.

수면 장애는 두 가지 유형으로 분류할 수 있습니다. 잠이 들기 어려운 유형과 숙면을 유지하기 어려운 유형입니다. 갱년기와 폐경기에는 두 가지 유형이 다 나타납니다.

수면의 과학

잠을 자는 동안에는 어떤 일이 일어날까요? 어떻게 하면 편안하게 휴식할 수 있는 걸까요? 대강 설명해 드리자면, 잠자기 직전부터 꿈나라로 가기까지에는 몇 가지 단계가 있습니다. 정상적인 사람은 매일 밤 몇 가지 수면의 단계를 왔다 갔다 합니다. 가장 깊은 잠에 빠져든 상태는 꿈을 꾸고 있을 상태이며 렘수면이라고 합니다. 렘수면이란 눈이 급속히 움직이는 상태를 말하며 꿈을 꿀 때 일어납니다. 렘수면 상태가 길수록 자고 일어났을 때 개운함을 느낍니다.

렘수면을 방해하고 잠들만 할 때 우리를 깨우는 모든 것으로 인해 얕은 잠을 자게 되는 것입니다.

잠에 대한 연구

많은 의학 센터들이 환자들의 수면 장애를 연구하는 수면 실험실이나 수면 장애 클리닉을 운영하고 있습니다.

잠에 대한 연구를 하기 위해서는 눈의 움직임, 전두엽과 후두엽의 뇌파 측정, 비강과 구강에서의 공기 흐름 측정, 턱과 종아리 근육의 움직임 측정, 호흡 시 흉부와 복부의 움직임, 심전도 및 맥박 산소 측정법 등을 이용합니다.

이러한 연구에서는 잠의 구조를 조사합니다. (잠의 단계, 렘수면의 양, 잠잘 때의 흥분 횟수, 수면 무호흡, 다리 움직임, 심전도와 뇌파의 이상 등)

만일 불면증이 계속 되거나 호르몬 요법으로 갱년기 증상을 치료해도 낫지 않고, 약을 바꾸어도 소용이 없다면 자신의 수면을 분석하는 것이 좋습니다. 의사나 신경 전문의와 상의해 보십시오.

불면증은 왜 생길까요?

1. 부정적인 삶의 경험 때문입니다.

스트레스가 많은 생활이나 어릴 시절, 혹은 부부생활에서 학대를 받은 기억으로 인해 불면증이 생길 수 있습니다. 스트레스와 불안, 풀리지 않은 문제를 생각하다 보면 뇌가 잠을 자는 중에도 보초를 서듯 깨어 있는 소위 '원숭이' 같은 정신 상태가 됩니다. 마치 원숭이가 머릿속에서 끽끽거리는 것 같은 상태로 걱정과 생각이 계속되면서 몰려오는 잠을 방해합니다. 밤 시간에 얕은 잠을 잘 때 이런 잡생각들이 우리를 방해하는 것입니다.

2. 의학적인 문제일 수도 있습니다.

"하지 불안 증후군"은 밤중에 다리의 통증과 불편을 느끼는 것입니다.

수면 무호흡증은 잠잘 때 호흡이 주기적으로 멈추는 것을 말합니다. 어떤 사람은 매일 밤 수백 번씩 호흡이 멈추기도 합니다. 뇌에서 산소 부족을 인식하는 '생존 센터'에서는 이럴 때 자는 사람을 깨워서 다시 숨을 쉬도록 합니다. 이러한 증상은 목젖이 숨통과 떨어져 있기 때문에 생길 때가 많고 코골이의 원인이 되기도 합니다.

하지 불안 증후군은 약을 먹거나 비타민을 섭취하는 등의 치료를 통해 해결됩니다. 수면 무호흡증은 수술을 하거나 특별한 호흡 장치를 필요로 하며 특별한 경우 목젖을 짧게 하는 수술이 필요하기도 합니다. 주기적 사지 운동증이나 하지 불안 증후군도 갱년기 여성의 불면증을 일으키는 요인이 되며 이리한 증상들은 에스트로겐 대체 요법을 하면 즉시 좋아집니다.

심한 빈혈도 수면의 질을 떨어뜨릴 수 있습니다. 헤모그램이나 완전 혈구 측정을 실시하면 도움이 됩니다.

3. 폐경

폐경으로 호르몬의 변화가 일어나면 밤에 식은땀이 나서 수면을 방해할 수 있습니다.

이것은 나이가 들어서가 아니라 갱년기 자체로 일어나는 증상이며 수면 장애를 일으키는 다른 증상들과도 독립적으로 나타납니다.

여성이 중년으로 접어들면서 몸이 폐경을 준비하게 되면 수면 장애를 겪게 되는 비율이 극히 늘어납니다. 갱년기에는 호르몬의 기복이 심해지고 계속 낮은 수준을 유지하게 되면서 뇌에서 주관하는 온도 조절 능력에 영향을 주게 됩니다. 그리하여 혈관 주위에 있던 작은 신경세포들이 이 영향을 받아 혈관을 팽창시키는 신호를 보내게 되어 일시적으로 피부로 흐르는 혈류량이 많아져 열이 확 오르거나 땀이 흐르게 됩니다.

불면증은 20세 미만의 여성에게는 흔치 않은 증상이지만 45~49세의 여성 사이에서는 20~25퍼센트, 남성에게서는 14~15퍼센트의 비율로 나타나며 50대 초반에는 40퍼센트가 불면증으로 나타났습니다. 백인과 히스패닉 계통의 여성들 가운데 불면증을 앓고 있는 사람의 비율이 가장 높았고 일본과 중국 여성들의 비율이 가장 낮았습니다.

수면 장애를 경험하는 여성의 비율은 폐경이 늦거나 수술로 인해 인공 폐경이 왔지만 호르몬 대체 요법을 받지 않고 있는 경우에 가장 높았습니다. 폐경은 인지 기능을 약화시켜 수면 부족을 초래하게 됩니다. 에스트로겐 치료는 아마도 뇌에 미치는 직접적인 영향과 함께 수면의 질을 높여주는 간접적인 영향도 하게 될 것입니다.

폐경은 핫플래시가 아닌 다른 면에서도 수면의 질에 영향을 줍니다. 가령 수면 무호흡증이 자주 일어나거나 주기적 사지 운동증이 생기기도 합니다. 게다가 일터에 다시 적응해야 하는 중년기에 사회적 변화나 스트레스, 노화, 노부모 부양 부담 등으로 이러한 부작용이 생기기도 합니다.

4. 생체 시계의 혼란

어떤 사람들은 진행성 수면 위상 증후군을 가지고 있기도 합니다. 이 증후군은 저녁에 매우 빨리 자고 아침 일찍 일어나는 것입니다. 어떤 사람은 지연성 수면 위상 증후군을 가지고 있는데 이것은 매우 늦게 자고 매우 늦게 일어나는 증상입니다.

5. 생활 습관의 문제

잠자기 4~6시간 전에 카페인을 섭취하거나 잠자기 직전에 술을 두 잔 이상 마시거나 격렬한 운동을 하면 잠이 들거나 수면 상태를 유지하는 능력에 영향을 줄 수 있습니다. 예민한 사람의 경우 매우 소량의 카페인으로도 수면에 혼란을 초래할 수 있습니다. 과도한 스트레스도 수면 주기 중 얕은 잠을 잘 때에 수면 상태를 유지하기 힘들게 할 수 있습니다.

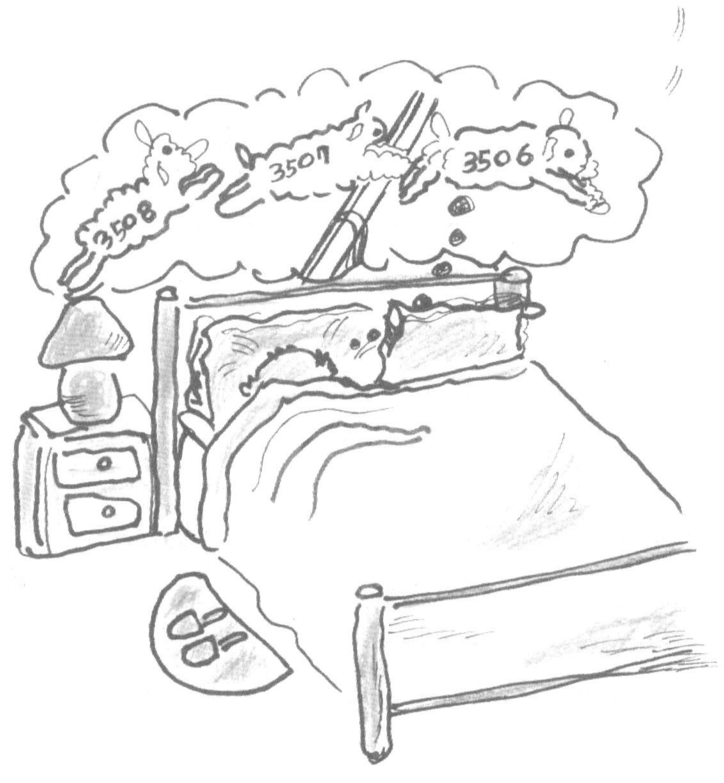

6. 약물

　다양한 약으로 인해 잠을 방해받을 수 있으며 예민한 사람들이라면 특히 조심해야 합니다. 이러한 약의 예로는 항우울제, 기관지 확장제, 일부 고혈압 치료제나 중추 신경 자극제, 스테로이드제, 일부 천식 약과 소염제 등이 있습니다.

치료 전략

　약이나 호르몬의 변화로 인해 생긴 불면증은 원인을 개선하면 없어집니다.

　치료를 하기 위해서는 다양한 접근법을 선택할 수 있습니다. 만일 여러분이 몇 주간 숙면을 취하지 못했다면 단기간에만 효과가 있는 수면제를 사용하여 행동 치료나 호르몬 치료 혹은 다른 갱년기 증상 치료를 시작할 때 확실한 효과를 얻을 수 있습니다.

1. 행동 치료

　적어도 하루에 30분 이상 운동을 하셔야 합니다. 근력 운동, 에어로빅 등의 운동을 하면 잠을 잘 자게 될 것입니다. 하지만 취침 3시간 전부터는 운동을 하면 안 됩니다. 가장 좋은 것은 아침에 야외에서 햇빛에 자신을 노출시키며 운동을 하는 것입니다. 이렇게 하면 생체 리듬을 안정화시키는 데에 도움이 됩니다.

　커피, 콜라, 차, 초콜렛 등에 있는 카페인을 피하시고 편두통 약이나 기타 카페인이 들어있는 두통약도 오후 시간 특히 잠자기 6~8시간 전부터는 피하십시오.

잠자리에 들고 일어나는 시간을 매일 똑같이 조절하십시오. 밤에 잠들기 어렵다면 낮잠을 자면 안 됩니다. 낮잠을 자면 밤에 잠이 드는 것이 어려워지기 때문입니다.

밤에 술을 마시면 안 됩니다. 마셔도 한 잔을 넘기면 안 됩니다. 알코올 성분은 편안한 잠을 방해하기 때문입니다. 또한 늦은 밤의 과식도 끊으시기 바랍니다.

2. 수면 유도 습관

잠자기 전에 마음을 안정시키는 습관을 들이면 잠을 청하는 데 매우 도움이 됩니다. 저녁에 명상을 하면 마음을 비우게 되어 도중에 깨는 일이 적고 편하게 잠을 잘 수 있게 됩니다.

잠자기 한 시간 전에 안정을 취하십시오. 책을 읽고 음악을 듣고 따뜻한 물에 목욕을 하십시오. 가계부를 쓰거나 뉴스를 보는 것처럼 걱정거리를 만드는 활동은 하지 마십시오.

올바른 수면 유도 습관을 다음과 같이 이렇게 정해보았습니다.

a. 저녁 식사 이후에는 각성 성분을 섭취하면 안 됩니다. 저녁 식사 때 술은 최소한으로 드십시오. 그리고 저녁 식사 후에는 격렬한 활동을 해서는 안 됩니다.

b. 따뜻한 욕조를 준비하십시오. 욕조 주위에 양초를 장식하십시오. 허브 차나 따뜻한 밀크티, 레몬을 띄운 따뜻한 물 또는 꿀물을 한 잔 드십시오. 그러면서 10~15분 간 몸을 담그십시오.

c. 15~30분 간 명상하십시오.

3. 갱년기 증상을 완화시키기

만일 여러분을 한밤중에 잠에서 깨우는 원인이 핫플래시나 갑작스러운 기분 변화와 같은 증상이라면 이러한 증상들을 즉시 해결하는 것이 가장 좋은 불면증 치료가 될 것입니다. 그렇다면 에스트로겐 요법을 시작하여 조금씩 줄여나가는 단기 치료가 매우 유익할 것입니다. 다른 방법으로 프로게스테론 크림, 비타민 E, 항우울제, 식물성 에스트로겐이나 허브를 가지고 하는 치료도 있을 수 있습니다. 물론 시간은 더 오래 걸릴 수 있지만 에스트로겐 치료를 피하고 싶으신 분들이라면 해볼 만한 가치가 있을 것입니다.

핫플래시와 주기적 사지 운동은 갱년기에 불면증을 일으키는 요인으로 호르몬 보조제를 사용하면 해결할 수 있고 수면의 질도 크게 높아집니다.

4. 빛 치료

낮 시간에 햇빛에 노출하는 시간을 높이되 대낮이나 저녁 등의 강한 빛에는 신체를 노출시키지 마십시오.

햇빛이 아니라면 라이트 박스 앞이나 밝은 빛을 내는 물체 근처에서 매일 30분 동안 앉아 있는 방법도 있습니다. 만일 밤에 잠을 청하기 힘든 사람이라면 아침에 하시고 아침에 너무 일찍 깬다 싶으신 분은 오후나 저녁에 하십시오. 하지만 한밤중에 깨는 경우는 생체 리듬이 깨져서 생기는 것은 아니기 때문에 빛 치료를 할 필요는 없습니다.

5. 약

만일 여러분이 몇 주간 잠을 제대로 못자서 어찌할 바를 모르는 상황이라면 불면증을 일으키는 요인이 사라질 때까지 약물 치료를 받는 것이 가장 좋습니다.

이러한 치료약은 단기 치료약과 장기 치료약 두 가지로 분류됩니다.

단기 치료약(보통 2,3주 이내): 단기 치료약으로 가장 흔하게 처방받는 약으로는 졸피뎀과 잘레플론이 있습니다. 이러한 약을 의사의 지시에 따라 복용한다면 상대적으로 안전하고 효과도 빨라 많은 불면증 환자들이 신속한 안정을 취할 수 있습니다. 잠을 못잘 지도 모른다는 두려움을 줄여서 생체 리듬의 악순환을 깨고 불면증이 심해지는 것을 막을 수 있습니다.

취침 전에 사용하는 엠비엔은 효과가 7~8시간 동안 지속됩니다. 이 약은 잠이 잘 오게 하고 한밤중에 깨는 증상을 막아줍니다. 만일 잠이 잘 들지 않는다거나 한밤중에 깨어서 다시 잠들지 못하는 분이라면 취침 시간에 이 약을 드십시오.

벤조디아제핀 계열의 약은 매우 효과적이지만 낮 시간에도 졸릴 수 있습니다. 트리아졸람과 같은 약들은 이런 숙취 효과가 적지만 장기간 사용하면 원래 있었던 것보다 더 심한 불면증이 생길 수도 있습니다.

장기 치료약: 불면증 치료약은 상처의 원인을 치료하기 전에 출혈을 막기 위한 미봉책 정도가 되겠습니다.

하지만 어떤 사람들은 만성적인 불면증을 앓고 있을 수도 있습니다. 이런 사람들에게는 장기적으로 불면증을 제어할 수 있는 치료약이 있다면 도움이 될 것입니다.

이것은 분명 의사와 충분히 상담해서 결정해야합니다.

물론 장기적으로 사용하는 약도 있습니다. 이런 약은 수면 주기의 리듬을 조정하는 역할을 하며 신경 진정 작용도 하지 않아 장기 치료에 좋습니다.

처방전 없이 살 수 있는 약으로는 타이레놀 과 같은 약이 있는데 이러한 약으로 불면증이 낫는 사람도 있을 것입니다. 하지만 이러한 효과는 예측할 수 없습니다. 어떤 사람은 여전히 잠이 안 올 수도 있는 반면 너무 과해서 몸이 축 늘어지는 사람도 있을 수 있습니다.

허브와 보조제: 쥐오줌풀로 만든 타블렛, 캡슐, 추출물, 차 등을 잠자기 한 시간 전에 복용하면 도움이 될 것입니다. 하지만 이 허브의 효능은 예측할 수가 없어서 어떤 사람에게는 도움이 되고 어떤 사람에게는 별 도움이 안 됩니다.

멜라토닌도 일시적으로 생체 시간을 재조정하는 것을 도와줍니다. 하지만 장기적으로 사용하면 불임이나 심장병의 간접적인 원인이 될 수 있습니다.

6. 마찰적 수면 장애에 대한 치료

기계의 도움을 받아 잠잘 때의 호흡을 보조하면 많은 경우 수면무호흡증을 막아줄 것입니다. 하지만 수면 무호흡이 심한 경우 목젖의 크기를 줄이는 수술을 해야 할 만큼 상황이 심각할 수 있습니다. 만일 이런 상황에 처했다면 수면의학 전문가나 신경 전문의나 이비인후과 전문의와 상의를 해보십시오.

7. 지혜로운 대처법

밤중에 깼다가 다시 잠드는 법: 일단 시계는 보지 마십시오. 피부와 몸의 감각에 집중해서 스트레칭을 하고, 잠자는 자세를 바꾸어도 보고, 베개도 안아보시면서 기분 좋은 감각에만 집중하시길 바랍니다.

멜린다의 이야기

메리 멜린다 하트는 저의 전처이며 이 점에서 이 환자를 더 자세히 진료할 수 있었습니다. 그녀는 만일 제가 3캐럿짜리 다이아몬드 반지를 사준다면 자신의 이야기를 실어도 좋다고 했습니다. 그래서 저는 많은 사람들이 이 책을 사주길 바랍니다. 그렇지 않으면 재정적으로 매우 곤란해지기 때문입니다.

멜린다는 잠을 많이 자야하는 사람입니다. 저는 그녀가 하루에 10~12시간을 자지 않으면 컨디션이 안 좋아 늘 짜증을 냈던 기억이 납니다. 이렇게 많이 자고도 기회만 되면 낮잠도 잤습니다.

멜린다는 세계에서 가장 잠을 얕게 자는 사람일 것입니다. 그녀가 자고 있는 침대에는 아무 것도 기어들어갈 수 없었습니다. 한숨 쉬는 소리만 들려도 깰 정도였으니까요. 멜린다는 상대적으로 크기가 작은 자신의 방광 때문에도 생산적이고, 편안하며 렘수면 시간이 많은 양질의 수면을 취할 수가 없었습니다. 그래도 일단 잠에서 깨면 매우 역동적이었습니다. 하지만 아들이 태어나면서 몇 년 간 잠을 잘 못 잤기 때문에 이러한 적극성이 약간 죽었습니다. 그래도 밤에 못잔 잠을 낮잠으로 보충해서 버틸 수 있었습니다.

지난해 무렵, 심하진 않았지만 핫플래시 증상이 나타나자 멜린다는 갱년기가 왔음을 알게 되었습니다. 에스트라디올 패치를 중간 크기로 사용하자 완화되었지만 두통이 일어나기 시작했습니다. 잠시 치료를 중단한 후에 멜린다는 다시 훨씬 작은 패치를 사용해서 핫플래시가 완화되는 효과를 보았습니다. 하지만 잠은 여전히 제대로 못자고 있었기 때문에 의사가 수면 패턴 연구를 추천했다고 합니다.

멜린다의 수면 다원 검사 결과 주기적 사지 운동 증후군이 비정상적으로 심했고, 렘수면 시간은 짧았고, 약간의 수면 무호흡증이 있었습니다. 멜린다는 다른 검사를 하게 되었고 C-Pap이라는 호흡 보조 장치를 이용하게 되었습니다. 그것을 사용했을 때와 사용하지 않았을 때의 검사 결과를 비교해보자는 취지였습니다.

멜린다는 잠이 들거나 밤중에 깨고 나서 다시 잠드는 데엔 전혀 문제가 없었기 때문에 장기간 수면제를 먹는다고 해서 별로 도움이 될 것 같지 않았습니다. 물론 도움은 될 수 있었겠지만 의사와 멜린다 모두 꺼려할 만큼 부담이 되었습니다.

이제 저의 아들 샘이 밤에 보채지 않을 정도로 컸고 에스트라디올 패치와 프로게스테론 크림의 도움도 받았기 때문에 멜린다는 이전처럼 잠을 잘 자세 되었습니나. 그리고 멜린나는 여전히 잠을 매우 많이 자야 합니다.

아마도 C-Pap을 이용한 검사는 매우 효과적인 치료 방향을 제시할 것 같습니다. 아닐 수도 있지만 말입니다. 멜린다는 다른 사람보다 다소 잠을 많이 자는 여성으로 지금 막 갱년기를 지나고 있습니다. 저는 언제나 그녀가 특별하다는 사실을 알고 있습니다.

제15장

골반 및 기타 질병

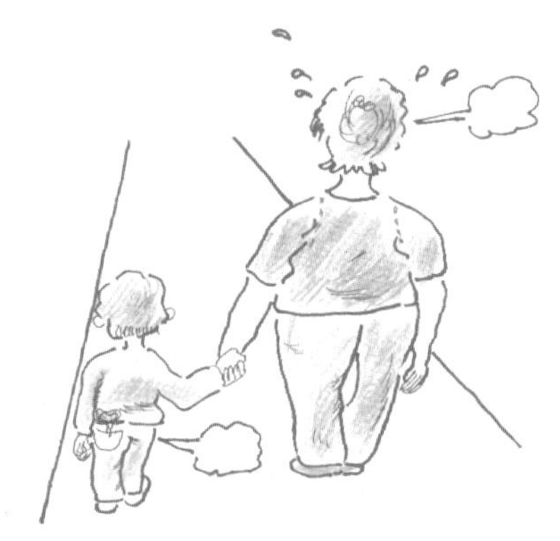

골반 및 기타 질병

이 주제에 대해 훨씬 자세하게 다룬 책들이 많이 나와 있기 때문에 여기에서는 큰 그림만 보여드리려고 합니다. 요실금이나 골반 장기 탈출 혹은 간질성 방광염을 앓고 계신다면 그것에 대해 자세하게 다룬 책을 추가로 구입하는 것이 좋습니다.

무엇을 골반이라고 할까요? 또 무슨 일을 할까요? 어떻게 하면 손상을 입을까요?

골반은 근육과 섬유질로 된 가로막으로 뼈와 비슷한 구조 사이에 위치해 방광이나 자궁, 질, 직장이 빠져나가는 것을 막아줍니다. 방광에서 연결된 요도와 질, 직장은 이 막을 통과합니다.

골반 이완증, 골반 탈출, 방광 헤르니아, 직장 탈장은 이러한 장기 중 하나가 골반을 밀고 나오거나 빠져나오는 경우를 말합니다.

그렇다면 어떻게 하면 이 섬유질과 근육질로 된 막이 손상되어 탈장이 일어날까요?

가장 큰 요인은 그 유명한 유전 때문입니다. 어떤 여성들은 유전적으로 골반 이완증이 쉽게 일어날 수 있는 근육 성분을 가졌습니다.

하지만 유전 외에 다른 원인으로 인해 탈장이 생기는 경우도 많습니다.

민감한 사람의 경우 날카로운 성질을 가진 모든 물질, 골반에 가해진 무리한 압박이나 손상 등으로 골반 이완증을 초래할 수 있습니다. 자신의 골반에 대해 잘 알고 있다면 이러한 것들에 주의할 수 있습니다.

1. 체중. 체중이 더 많이 나갈수록 골반 막에 가해지는 압박이 더 커지게 됩니다. 더 이상의 설명이 필요하지 않을 것 같습니다.

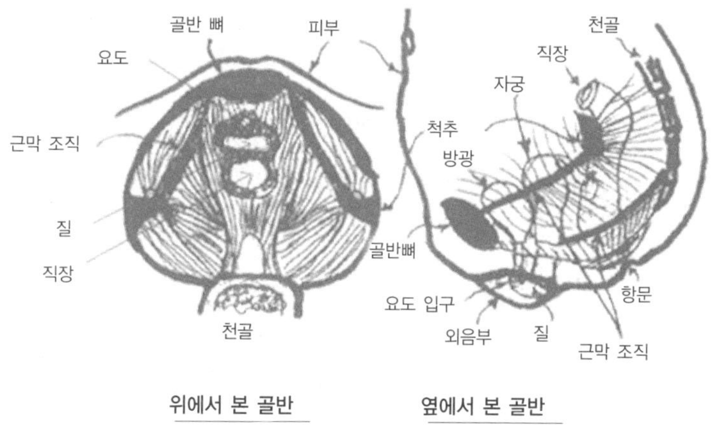

2. 흡연. 담배를 피우는 사람은 만성적으로 기침을 하게 되어 골반 막에 부담을 주게 됩니다. 기침을 또 하고 또 하면…….
여러분이 알아서 생각하시기 바랍니다,

3. 출산. 이 점에 대해서는 논란이 많습니다. 특히 산부인과 쪽
에서 많은 논쟁이 벌어지고 있습니다. 아이를 가져 보셨다면
수박만한 머리를 가진 3.6kg 남짓 되는 아기가 별로 튼튼하
지 않은 질과 골반을 통과할 때의 엄청난 압박을 아실 것입
니다. 골반이 거의 찢기거나 뚫어질 것 같다고 느낍니다. 조
금만 참아! 이제 거의 다 나왔어!

태아를 관리할 수 있는 의료 환경에 있는 사람들, 소위 잘사는
사람들 가운데 첫 아이 출산에 제왕절개 수술을 하는 비율은 거
의 75퍼센트에 가깝습니다. 그렇게 하는 가장 큰 이유 중 하나
가 산모의 골반 손상을 피하기 위해서입니다.

단정 지어 말할 수는 없지만 출산으로 인한 골반의 외상을 겪
지 않았던 여성은 나이가 들어 근육이 약해져도 요실금이나 탈
장을 경험할 확률이 상대적으로 낮습니다.

그리고 물론 유전적 요인이 존재하지만 출산에 의한 외상이 클
수록 나중에 골반 이완증이 생길 위험이 더 커진다는 점을 강조
하고 싶습니다.

이러한 이유로 골반 보호를 위해 첫 출산에서 제왕절개를 선택
하는 여성들이 늘고 있습니다. 분명 출산이 자동적으로 요실금
이나 골반 이완증의 초래하지는 않지만 만일 유전적으로 골반이
약한데다 과체중이고 기침을 자주 하는 등 여러 위험을 가지고
있는 여성이라면 질을 통해 아이를 낳을 때에 골반 이완증이올
수 있습니다.

유전적으로 취약한 사람들이 너무 격렬한 운동을 하는 것도 골

반 이완증이나 요실금을 일으키는 원인이 될 수 있습니다.

그런데 왜 요실금과 골반 이완증이 중년 질병의 대명사가 되었을까요?

요실금은 특히 임신과 출산 직후에 흔한 질병입니다. 하지만 폐경을 기점으로 요실금이 생기는 환자가 급격히 늘어나고 그 이후로도 계속 조금씩 늘어납니다. 그 이유는 다음과 같습니다.

1. 체중 증가
2. 갑작스러운 에스트로겐 저하. 에스트로겐이 골반 근육을 유지하는데 도움을 주기 때문입니다.
3. 출산이라는 업보의 마지막 결정타인 근육 노화

골반 약화의 결과

1. 전반적으로 가장 큰 문제는 요실금으로 소변을 조금씩 흘리는 증상입니다. 요실금의 원인에는 여러 유형이 있지만 골반 이완증이나 방광 탈출로 인해 의도하지 않게 소변이 새어나오는 스트레스성 요실금이 가장 흔합니다.

기침이나 웃음, 운동 등으로 복부 내의 압력이 증가하면 방광의 아랫부분이 골반막 쪽으로 밀려 골반막을 깔때기처럼 만들어 소변이 세게 됩니다. 이러한 현상은 방광이 꽉 차있을 때 더 심해집니다.

2. 요폐. 요실금보다는 흔하지 않은 증상입니다. 방광이 골반막을 눌러 팽창시키면 방광을 적절히 비우는 것이 어려워집니다. 그래서 요폐는 방광 안에 만성적인 감염이 일어나게 합니다.

이러한 증상으로 인해 급히 소변을 보고 싶은 충동이 생기게 되는 것입니다.

3. 탈장, 혹은 골반 이완은 장기가 골반막을 밀어서 그 밖으로 삐져나왔을 때를 이야기합니다.

이러한 증상을 가상 많이 초래하는 것은 자궁과 방광입니다.

방광 헤르니아는 방광이 골반막을 밀어낼 때 일어납니다. 직장이 뒤에 이어지는 질의 아래쪽까지 내려오게 되는 것을 직장 탈장이라고 합니다. 만일 자궁을 드러낸 상태에서 질 자체가 골반막을 밀어낼 때는 질 탈장이라고 합니다.

방광과 함께 탈장이 가장 흔한 기관은 자궁입니다. 자궁은 골반 안에 인대로 헐겁게 연결되어 있고 이 인대들은 자궁을 떠받쳐서 골반 옆벽에 놓이게 하고 자궁 아래쪽은 자궁 천골 인대에 연결되어 있습니다. 심장 인대도 자궁 아래쪽이 골반막의 근육과 단단히 연결되도록 지지해줍니다.

만일 이러한 근육이 약화되거나 출산이나 유전적 요인으로 인대가 약해진 상태라면 자궁이 탈출하여 골반막이나 질 밖으로 나오는 경우가 생깁니다. 자궁 전체가 빠져 나올 수도 있습니다.

4. 대변 실금. 대변 실금은 대변이나 가스가 자기도 모르게 나오는 것입니다. 젊은 여성들에게는 흔치않지만 60세 이상의 여성 중 25~30퍼센트가 어느 정도의 대변 실금을 가지고 있습니다.

하지만 대부분의 여성에게 이것이 매우 당황스럽기 때문에 의사에게 거의 이 상황을 언급하지 않습니다.

여성들의 대변 실금의 대표적인 원인은 출산 중에 골반과 골반막의 근육 및 신경에 손상이 생겼기 때문입니다. 근육이 노화되어도 이런 일이 생길 수 있습니다.

기타 요실금의 원인

1. 긴박성 요실금

소변이 급하다는 느낌은 방광 근육이 저절로 수축되어 일어나는데 긴박성 요실금의 경우 이런 때 적은 양의 소변이 새어나옵니다. 이런 유형의 요실금을 겪을 경우 화장실에 가기도 전에 소변이 나오게 됩니다. 화장실에 가고 싶을 때 물소리만 들어도 소변이 나오거나 성관계시에도 나오게 됩니다. 만일 방광이 꽉 차 있다면 결과는 더 안 좋습니다.

요실금의 원인은 방광염, 방광에 대한 자극(커피, 차 등), 또한 갱년기에 에스트로겐 수치가 낮아지는 것 등이 있습니다.

2. 누공. 방광 및 질의 상처를 완전히 치료하지 않았거나 방광암이 발전된 결과로 생기는 요실금입니다.

이러한 증상은 자궁 적출술로 방광에 상처가 생긴 경우 흔히 일어나는데 상처가 완전히 낫지 않아서 질과 방광 사이에 틈이 생겨 지속적으로 소변이 새어 나오게 됩니다.

3. 요도 게실. 이것 또한 흔치 않은 증상으로 게실, 즉 요도 안에 곁주머니가 생겨서 곁주머니에서부터 적은 양의 소변이 주기적으로 흐르게 되는 것입니다.

4. 신경 기능의 문제. 당뇨나 골반 수술 특히 골반암 수술 등

으로 방광에 전달되는 신경 기능에 손상이 생겼을 경우 방광이
꽉 차도 인식하지 못해서 소변이 위에서부터 넘치는 현상이 생
길 수 있습니다.

요실금 검진

의사에게 무엇을 기대할 수 있으며 치료는 언제 필요할까요?

먼저, 언제 검진을 받아야 하는지부터 살펴봅시다. 자기도 모
르는 사이에 소변이 새어나와 당황스럽거나 매일 하는 활동들을
방해한다면 그러한 증상의 원인을 검사해야 합니다.

1. 과거 습관이나 병력에 대한 상담과 물리적 검사가 요실금
검진의 핵심입니다. 이러한 검사에는 의사의 질문과 검사는 물
론 병원에서 사용할 수 있는 모든 비뇨기과적인 방법들이 해당
됩니다.

이러한 증상이 얼마나 오래되었는지 어떤 상황에서 요실금이
일어나는지 소변이 얼마나 많이 나오는지, 방광이 꽉 찼을 때와
관련이 있는지 등을 알아봅니다.

2. 방광일지를 3일 이상 연속으로 기입할 수도 있습니다. 모든
종류의 수분 섭취와 언제 얼마만큼의 양으로 소변을 보는지, 언
제 어떤 상황에서 얼마나 많은 양의 소변이 새는지를 기입하셔
야 합니다. 이렇게 함으로써 여러분의 상황을 알 수 있게 됩니
다.

3. 스트레스성 요실금인지 긴박성 요실금인지, 혹은 다른 희귀
한 원인이 있는지를 가려내야 합니다. (스트레스성 요실금은 골

반 이완증 때문에 생깁니다.) 종종 두 가지 이상의 원인이 함께 나타나기도 합니다. 가족력으로나 방광 일지에서 보아 스트레스성 요실금일 가능성이 있다면 요역동 검사로 이 사실을 확실히 알 수 있습니다. 이 검사는 환자의 방광을 비운 상태에서 검사를 하고 방광에 소변이 있는지 보기 위해 도뇨관을 꽂습니다. 또한 염증이 영향을 주지 않도록 소변을 배양액에 넣을 것입니다. 그리고 방광에 물을 채워서 얼마나 많은 양이 들어가는지, 경련이 일어나는지, 기침을 할 때 새어나오는지, 방광 아래쪽을 조였을 때 소변이 나오는 것을 억제할 수 있는지 등의 여부를 검사할 것입니다. 또한 요도에 윤활제를 바른 면봉을 조심스럽게 넣어 기침할 때나 긴장했을 때의 요도의 각도를 보고 방광이 처져있는지 등에 대해 알 수 있습니다.

4. 더 정교한 검사가 필요한 경우는 언제일까요? 일부 산부인과 전문의나 대부분의 비뇨기과 전문의, 그리고 두 분야에 정통한 의사들은 대부분 더욱 정교한 전자 장치와 요역동 검사를 하려고 할 것입니다. 이러한 검사들이 환자의 진짜 상태를 더욱 정확하게 구별할 수 있기 때문입니다.

하지만 대부분의 경우 전문적인 요역동 검사는 필요하지 않습니다. 그렇다면 이러한 검사는 언제 받는 것이 좋을까요?

    a. 이전에 했던 요실금 검사가 모두 실패했을 때.

    b. 환자가 70세 이상인 경우

    c. 요실금의 원인이 복합적이거나 소변의 긴박성이 치료되지 않았을 때.

d. 일반적인 검진이 도움이 안 되거나 검사 결과에서 혼란스럽거나 모순된 점이 보일 때.

5. 방광경 검사. 방광경 검사는 작은 내시경으로 방광 안쪽을 들여다보는 것입니다. 매우 신속하고 상대적으로 통증이 적은 절차이며 비뇨산부인과나 비뇨기과에서 받을 수 있습니다. 이 검사는 요역동성 검사의 일환이 되기도 하며 소변의 긴박성이나 감염이 요실금의 원인이 될 때 실시합니다.

6. 초음파도 방광이 완벽하게 비어있는지 확인하는데 사용될 수 있습니다.

요실금 치료

1. 수술 없이 할 수 있는 방법

a. 소변의 긴박성

약과 함께 생활 방식을 변화시키는 것이 치료의 중점입니다.

방광이 과민해졌을 때에는 어떤 조치를 취해야 할까요?

물을 많이 드십시오. 차 안에서, 회사에서, 집에서 물을 드십시오.

요실금이 있을 때 물을 많이 마시라는 것은 말이 안 된다고 생각하실 수도 있겠습니다. 하지만 물을 마시면 소변의 농도가 얕아져서 방광에 자극을 덜 주게 됩니다.

어떤 음식들은 소변을 급하게, 자주 보게 만들고 긴박성을 유발합니다. 만일 방광의 증상이 영양과 관련이 있다면 자극적이지 않은 식단을 엄격히 지키면 10~14일 만에 크게 좋아집니다.

일단 상태가 좋아졌다면 식단에 이전에 먹던 음식들을 하나씩 넣어 보고 문제가 다시 생기는지 확인해야 합니다. 하지만 이러한 음식들을 추가할 때에는 물을 많이 마셔야 한다는 것을 꼭 기억하셔야 합니다.

아래에 나온 음식은 모두 산성으로 방광에 자극적이라고 알려져 있습니다.

방광 훈련. 일정 시간 마다 소변을 보는 것입니다. 자신을 제

알코올음료	구아바
사과와 사과 주스	복숭아
멜론	파인애플
탄산 음료	자두
매운 음식	딸기
레몬	설탕
초콜렛	차
커피(디카페인 포함)	토마토
크랜베리나 크랜베리 주스	복합 비타민B
포도	식초

어하기 보다는 자신의 방광을 제어하는 것입니다. 만일 방광을 비워야 할 때마다 자신을 제어하는 것에 지쳤다면 방광을 제어해서 소변보는 시간을 일정하게 정해보길 바랍니다.

먼저 한 시간에 한 번 화장실에 가는 것으로 시작합니다. 이렇게 해서 성공했다면 두 시간에 한 번씩 가는 훈련을 하십시오. 이것은 방광이 차기 전에 비우고 반사적으로 방광이 수축하게 하는 방법입니다.

시간에 맞춰서 소변을 보는 것은 긴박성 요실금과 스트레스성 요실금에 도움이 됩니다.

만일 이렇게 생활 방식을 바꾸어도 별다른 효과를 보지 못했다면 약을 쓰는 것이 뜻하지 않은 효과를 낼 수 있습니다. 질에 소량의 에스트로겐 크림을 발라서 위축된 방광 아래쪽을 진정시키는 역할을 하도록 하십시오. 긴박성 요실금을 해결하기 위한 첫걸음이 될 수 있습니다. 만일 이것으로 충분하지 않다면 방광 경련 진정제를 추가하십시오. 이러한 약들은 보통 구강 건조나 시야가 흐려지는 증상을 초래할 수 있지만 새로 나온 효과가 지속적으로 방출되는 약들은 부작용이 적습니다. 취침 시에 복용하면 밤에 소변을 보기 위해 깨는 증상을 완화시킬 수 있습니다.
요도 폐색 등으로 인한 요실금을 치료하기 위한 약들도 있지만 다 좋은 것은 아니며 스스로 도뇨관을 꽂아야 하는 불편함도 있습니다.

b. 스트레스성 요실금

스트레스성 요실금은 요도 주의의 근육과 방광의 하부가 약해서 기침이나 운동 등을 할 때마다 방광 입구를 닫힌 상태로 유지하기 어려워서 일어나는 증상입니다. 소염제가 정말 안 좋은 날에는 도움이 될 수 있지만 일반적으로 약은 거의 도움이 안 됩니다.
스트레스성 요실금을 수술하지 않고 치료하기 위해서는 생활

습관 개선과 골반 운동을 함께 하는 것이 핵심입니다. 수술을 생각하는 사람들도 이 두 가지를 진지하게 생각할 필요가 있습니다. 이 두 가지 방법이 수술에 앞서 환자 자신과 근육들을 준비시키는데 유익한 효과를 줄 것이기 때문입니다.

체중이 더 많이 나갈수록 골반에 대한 하중이 더 커집니다. 하중이 더 커지면 탈장이 있어간 장기가 빠져나오게 될 가능성이 더 높고 체중을 줄이지 않으면 이러한 문제들을 고치기 위한 노력도 결국 실패할 위험이 높습니다.

흡연은 만성적인 기침을 유발합니다. 이러한 기침으로 인해 골반에 반복적으로 압력이 가해지면 과체중과 같은 역할을 합니다.

케겔 운동. 이 운동은 매우 오래되었지만 매우 좋은 방법입니다. 이 운동이 무엇인지는 아시는 분들은 많지만 꾸준히 하는 사람은 거의 없을 것입니다. 케겔 운동은 다이어트와 비슷합니다. 얼마동안 실천하다가 효과가 조금이라도 있으면 그만 두어 버리는 것입니다.

케겔 운동은 무엇이고 그 역할은 무엇일까요?

괄약근 운동이라고도 하는 케겔운동은 근육과 관절의 변화 없이 힘을 쓰는 운동입니다. 골반막의 근육을 운동시키는 것으로 골반을 형성하고 강화시키는 운동입니다. 일단 요실금이 심해지거나 탈장이 일어났을 때는 케겔 운동이 별로 효과가 없지만 경미한 요실금 조절이나 수술 전 근육 강화에 좋습니다.

케겔 운동은 어떻게 해야 하는 걸까요? 누군가가 1억을 가지고 집에 오기로 했다고 합시다. 물론 우리는 아주 열심히 그를 기다릴 것입니다. 그런데 갑자기 소변을 보고 싶다는 생각이 듭니다. 하지만 우리는 그가 올 때까지 화장실에 갈 수 없습니다. 그런데 정말 소변을 보고 싶어서 화장실로 뛰어 들어갔는데 앉자마자 초인종 소리가 들립니다. 그 때 나오려던 소변을 꾹 참고 문으로 뛰어나가는 것 같이 하는 운동이 바로 케겔 운동입니다.

만일 여러분이 어떤 느낌인지 감을 잡을 수 없다면 손을 깨끗이 씻고 손가락 한 개를 질에 살짝 넣어 보십시오. 그리고 질을 조이십시오. 손가락이 약간 조여지는 것 같은 느낌이 있어야 케겔 운동을 제대로 한 것입니다. 계속 시도해도 조이는 느낌이 없다면 의사에게 도움을 요청하십시오.

그렇다면 케겔 운동을 얼마나 자주 얼마나 오래 해야 할까요? 여기에 비법이 있습니다. 작은 라벨지나 포스트잇에 케겔, 혹은 조이기라는 단어를 씁니다. 그 스티커들을 잘 보이는 곳마다 붙이십시오. 자동차 운전석 속도계 같은 곳에 붙이거나 화장품 거울이나 안방 서랍에 붙이십시오. 화장실 휴지 걸이나 진열장에 있는 거울에도 붙이십시오. 부엌 전자레인지나 조리대에 붙이거나 직장 컴퓨터 모니터 구석에나 남편과 아이들 사진이 있는 액자에 붙여도 됩니다.

그리고 나서 그 글자를 볼 때마다 할 수 있는 대로 오래 열심히 조이십시오. 아마 5~10초 이상 하시기 힘들 수 있습니다. 지루하도록 많이 하십시오. 아무도 여러분이 그 운동을 하고 있다는 사실을 모를 겁니다. 물론 케겔 운동을 도와주는 기기들도 있지만 반드시 경험 많은 의사의 도움을 받아야합니다.

만일 근육이 수축되지 않는 것 같다면 의사나 치료사의 도움을 받을 수 있습니다. 바이오피드백 요법도 도움이 될 수 있습니다.

케겔 운동은 방광 재훈련에도 일조합니다. 스트레스성 요실금을 가진 여성들이 보통 기침을 해서 소변이 새어 나오면 그 다음에 질을 조이려고 하는 반면, 케겔 운동을 하는 여성들은 자신이 곧 기침이나 웃음을 할 것 같으면 먼저 조이고 기침을 하기 때문에 소변이 새지 않습니다.

페서리(Pessary)는 독특한 모양의 실리콘이나 도넛 모양을 한 고무링으로 질에 넣어서 질 근육을 지탱합니다. 하지만 이것은 요실금을 치료하기 위해 만들어진 것은 아니며 사용한다고 상황이 나아지는 것도 아닙니다. 즉 이러한 기구는 수술을 기다릴 때 일시적으로 사용하거나 어떤 이유로 수술을 할 수 없는 경우 영구적으로 사용하는 것입니다.

페서리의 모양과 크기는 다양합니다. 하지만 모든 사람이 페서리를 이용할 수 있는 것은 아닙니다. 페서리가 질 내에서 자리를 잡기 위해서는 질 근육이 어느 정도 강해야 합니다. 그렇기 때문에 의사와 꼭 상담을 하시기 원합니다.

스트레스성 요실금을 고치는데 좋은 약은 거의 없지만 일부 소염제나 우울증 치료제가 어떤 여성들에게는 도움이 됩니다.

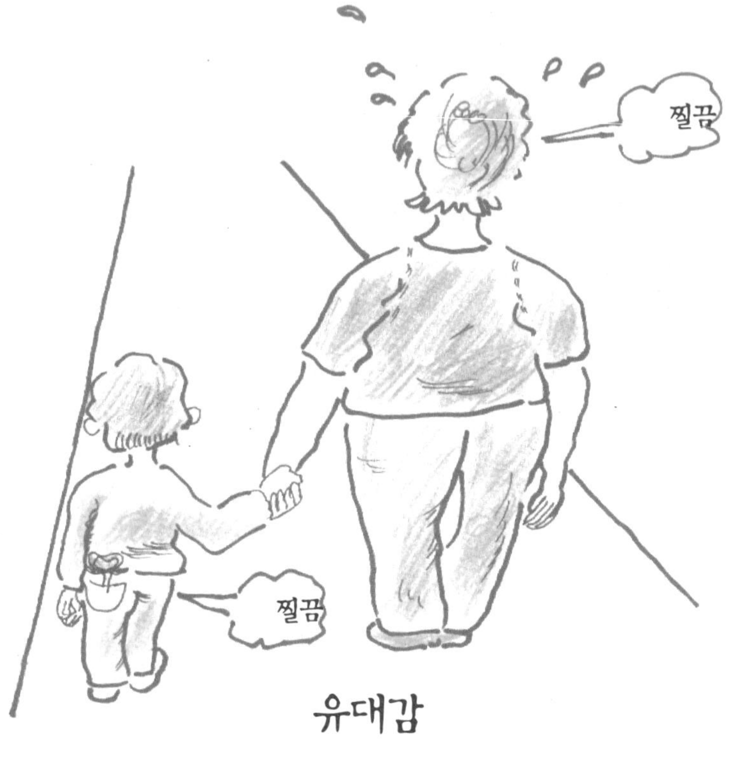

유대감

2. 수술에 의한 치료

이 주제에 대해서는 교과서와 같은 책들이 많이 있습니다. 그래서 지면 관계상 저는 스트레스성 요실금 수술에 대한 세부적인 정보는 많이 다루지 않도록 하겠습니다.

다양한 수술 방법들이 있지만 어떤 방법을 선택하느냐에 따라 장기적인 결과에 매우 큰 영향을 준다는 점을 알아두시기 바랍니다.

자궁 탈출 수술: 장기 탈출을 치료하기 위해 질을 통해서 수술

하는 자궁경 수술을 선택할 수 있습니다. 자궁을 유지하고 싶은 마음이 매우 큰 여성의 경우 자궁 하부의 인대의 지지력을 높여주는 인대 걸기 수술을 하면 자궁을 조금만 절개해도 됩니다.

방광 헤르니아(방광 탈출) 수술: 우선적인 치료는 질을 통해 팽창된 방광이 골반막에 주는 압력을 완화시키는 것입니다. 골반을 튼튼하게 만들고 근막의 찢어진 부분을 봉합합니다. 매우 큰 수술이지만 요실금을 위한 수술은 아닙니다.

직장 탈장에 대한 수술: 방광 헤르니아와 거의 비슷하지만 질 바닥과 직장 위의 막을 회복시키는 수술입니다. 질을 통해서나 복강경을 통해서 할 수 있습니다.

결장강(소장이 질 뒤로 탈출 되는 것)과 질 탈출의 수술 방법은 다양합니다. 어떤 방식이든 질의 윗부분을 뼈처럼 고정된 것에 단단한 인대로 연결하여 지지해주는 과정이 포함됩니다. 질이나 복강경을 통해 수술할 수 있습니다.

스트레스성 요실금에 대한 수술은 얼마나 다양한지 모릅니다. 가장 좋은 방법은 인대 고정 수술과 슬링 수술입니다. 경미한 요실금에는 새로운 수술 방법도 많이 있습니다.

인대 고정 수술은 복부를 절개하거나 복강경을 통해 질과 요도 주변의 연결 근육이나 요도 양쪽에 특수 망사 테이프를 설치하여 치골 아래의 강한 근육과 연결시켜 요도를 들어 올리는 것입니다. 이것은 마치 그네를 연결하는 것과 같습니다. 망사테이프를 위에 있는 인대에 걸어 그네를 다는 것처럼 무언가를 지탱하기 위해 양쪽을 고정시킵니다. 여기에서 그네와 같은 위치에 있는 것은 골반 속 근막이라고 합니다. 이 근막을 잡아당겨 요도와 방광 하부를 지탱하도록 합니다.

슬링 수술에는 다양한 방법과 다양한 물질을 사용합니다. 가장 최근에 나온 방법은 요도 양쪽을 작게 절개하여 그물처럼 생긴 무반응성 합성 물질을 질을 통해 삽입하여 치골을 통과시켜 연결 근육을 통해 요도를 위로 고정시키는 것입니다. 여기에 사용되는 합성 물질은 근육 위로 올라갈 수는 있지만 아래쪽으로 내려올 수 없도록 고안되었습니다. 그리고 시간이 지나면 근육이 물질 사이에 파고들어 더 단단히 고정됩니다. TVT나 TOT처럼 얇고 긴 테이프를 삽입해 요도 주변 인대를 강화하는 수술이 새로운 지표가 되고 있습니다.

새로운 방광 수술로는 방사선을 사용하여 느슨한 골반 속 근막 조직을 탄탄하게 만들어 방광 하부를 지탱하도록 하는 것이 있습니다. 이 방법은 증상이 심하지 않은 요실금을 치료하기 위해 매우 우수하고 부작용도 적으며 입원할 필요가 없는 수술입니다.

방광 입구 부분이 깔때기처럼 되었을 때나 수술이 계속 실패할 때, 근육이 노화되었거나 섬유질처럼 되었을 때와 같은 특수 상황에는 질을 통해 콜라겐을 요도 주변의 근육으로 주입시키는 수술이 효과적입니다. 하지만 2년마다 반복해야 한다는 단점이 있습니다.

나에게 꼭 맞는 의사를 고르려면

공인된 비뇨산부인과 전문의는 보통 자신이 하는 치료에 대한 확신을 줍니다. 하지만 경험 많은 산부인과 의사나 비뇨기과 의사들도 자신의 치료에 대한 확신과 좋은 판단력을 가지고 있습니다.

의사에게 물어볼 사항들은 다음과 같습니다.

1. 스트레스성 요실금에는 어떤 치료법을 쓰십니까? 올바른 대답에는 내시경 및 개복을 통한 요실금 수술(버찌 수술)이나 TVT, TOT, 슬링 수술, 골반 보조 수술 등이 있습니다. 잘못된 대답에는 전후 복구술이 있습니다. 물론 이 방법은 요실금이 없는 직장 탈출이나 방광 탈출을 위해서는 아주 좋은 방법입니다.

2. 탈장, 방광 헤르니아, 직장 탈출에는 어떻게 하실 것입니까? 옳은 답은 질을 통한 자궁경을 이용한 전후 복구술이나 필요하면 질 옆 부분 복구술을 사용하고 질의 둥근 천장을 지탱하는 것입니다. 또한 산부인과 의사가 복강경 수술에 경험이 많다면 복강경을 통해서도 같은 결과를 만들어낼 수 있습니다.

3. 질의 탈출에 대해서는 어떻게 하십니까? 옳은 답은 인대 고정 수술로 개복, 복강경을 통해 질의 윗부분을 자궁 천골 인대에 붙이거나 그물처럼 생긴 합성 물질을 천골 안쪽 면에 고정시켜 질의 윗부분을 거는 수술을 하는 것입니다.

질문을 하십시오! 만일 의사가 충분한 검진과 상담 없이 수술 일정만 잡으려고 한다면 여러분을 이해시킬 만큼 설명을 충분히 해주는 다른 의사를 찾으라고 말씀드리고 싶습니다.

강조할 점: 이 장에서는 골반이완증이나 요실금에 대해 간략한 개요만을 설명했고 자세한 내용은 다루지 않았습니다. 더 알고 싶으신 것이 있다면 요실금에 대해서 전문적으로 다룬 책들을 반드시 읽어보시기 바랍니다.

미카엘라의 이야기

"내 방광이 다리 사이에 있는 것 같아요."

환자를 볼 때마다 하는 "어떻게 오셨나요?"라는 질문에 대한 미카엘라의 다소 신선한 대답이었습니다.

미카엘라는 71세의 나이로 보기에는 매우 젊어 보였습니다. 그녀는 탈장으로 인해 지난 3년 간 여러 의사들을 찾아 다녔다고 합니다. 하지만 증상에 대해 잘 설명해 주는 의사를 찾지 못했습니다. 게다가 그녀는 수술로 죽지 않을까 두려워하고 있었습니다.

미카엘라는 이미 여러 명의 의사들을 보았지만 아직도 의사의 정확한 의견을 듣고 싶어 했습니다.

"저는 매우 활동적인 사람이에요. 정원도 늘 가꾸고 비료 포대도 번쩍번쩍 들고요. 하지만 이 몹쓸 것 때문에 제동이 걸렸어요. 방광은 원위치로 돌려놓을 수 있었지만 제가 긴장하거나 조이지 않는 한 다시 돌아왔어요. 그리고 지금은 너무 많이 내려왔어요. 제가 밀어 넣어도 다시 튀어 나온다고요!"

미카엘라는 복부 팽만감과 요통을 호소했는데 두 가지 모두 탈장이 심할 때 흔하게 일어나는 증상입니다.

"방광을 집어넣지 않으면 소변을 볼 수가 없어요. 페서리도 세 가지나 써보았어요. 풍선 모양은 도움이 되었지만 이런걸 항상 하고 있을 수는 없고 격렬한 활동을 하는 데엔 제약이 있는 것 같아요. 기침할 때나 긴장했을 때 소변이 새기도 하고요. 패드를 하고 외출을 해야 한다고요. 그래서 저는 항상 뭔가가 밀어내거나 새고 있는 것 같은 느낌을 받아요. 그럴 때 마다 너무 당황하게 되고요."

상담할 때 알아보니 미카엘라는 성생활도 하고 있었습니다.

"남편과 저는 결혼한 지 5년 됐어요. 다양한 성생활을 즐기는 편인데 방광 탈출 때문에 제약을 받고 있어요."

미카엘라는 전반적으로 건강이 좋았습니다. 그녀는 여러 가지 호르몬제와 무수한 코엔자임, 비타민, 부신 보조제를 복용하고 있었습니다. 그리고 45세에 요실금 수술을 한 번 한데다 다른 위험 요소도 없었기 때문에 유전적인 영향이 아닌가 하는 생각도 들었습니다.

직접 검사를 하고 보니 아까 그녀가 말은 농담이 아니었습니다. 미카엘라의 방광이 정말 다리 사이에 있었습니다. 그리고 바로 뒤에는 자궁도 탈출되어 있었습니다. 핑크색 방광이 질 밖으로 5~7 센티미터 정도 튀어나와 있었습니다.

미카엘라의 나이도 있고 상황이 그리 복잡하지 않았기 때문에 전체적인 요역동 검사를 하기 위해 믿을 만한 비뇨산부인과 전문의를 추천했습니다.

두 달 후에 그녀는 소변 속도 검사, 요도 내압 측정, 방광 용적 검사, 방광 내압 감사, 방광경 검사를 모두 마쳤습니다.

검사 결과 미카엘라는 방광염이 있는 것으로 밝혀졌습니다. 또한 약간의 소변 긴박성을 가지고 있었는데 방광 탈출이나 감염에 의해 생기는 만성적 자극에 의한 것이었습니다. 어쨌든 요실금은 현재 상황으로나 앞으로나 매우 걱정스러운 상태였습니다. 왜냐하면 탈출한 자궁을 제거하고 방광이 탈출된 부분을 수축시키면 요도를 고정시키거나 직선으로 만들어 요실금을 악화시키기 때문입니다. 버찌 수술이나 TVT와 같이 걸어서 하는 수술이 필요할 것 같았습니다.

그리고 미카엘라에게 생긴 심한 탈장과 전반적으로 근육 강도가 약한 것으로 보아 질 윗부분을 고정시키거나 인대에 거는 방법도 필요할 것 같았습니다.

우리는 이 모든 것에 대해 상세하게 이야기 했습니다. 저는 이 병원에서 수술을 받거나 제가 추천한 경험 많은 비뇨 산부인과 전문의에게 수술을 받는 것 중에서 선택할 수 있다고 말했습니다. 개복이나 복강경을 통한 버찌수술을 하는 것은 미카엘라에게 맞지 않는다고 생각했기 때문에 TVT 수술을 추천했습니다. 하지만 저는 TVT에 능숙하지 않았기 때문에 만일 제가 수술을 해야 한다면 이 수술을 백 번 정도 한 경험이 있는 피터 캐롤 박사의 도움을 청하겠다고 말했습니다.

그리고 그녀의 나이를 생각해 수술 전 심장 전문의를 방문해 정확한 검진을 받도록 했습니다. 실제로 두 가지 심장 질환이 발견되었지만 다행히 심각한 것은 아니라서 수술을 전에 깨끗이 치료를 받았습니다.

검진도 받고 수술에 대한 결심도 굳혔지만 미카엘라는 다소 예민했고 확신을 얻기 위해 저에게 여러 차례 전화를 했습니다.

미카엘라가 저를 더 편하게 생각하고 제가 추천했던 의사가 두 달 간 수술 일정이 꽉 차있어서 저는 캐롤 박사와 함께 수술을 하게 되었습니다. 수술은 질 자궁경 수술과 결장강 복구, 질 앞쪽과 옆쪽 복구, 질 후방 복구, 자궁 천골 인대 고정술, TVT 슬링 수술로 진행되었습니다. 보통 말로 하자면, 자궁을 제거하고 장기가 탈출할 수 있는 주머니들을 봉합하여 방광을 위로 올리고 분리된 근막 연결 근육을 복구하고 방광을 위해 근육으로 된 바닥을 설치했고 결장에도 같은 조치를 취했습니다. 결장의 경우에는 위에 근육으로 된 천장을 설치한 것입니다. 척추와 천골을 잇는 인대를 영구적으로 강력히 봉합하고 인대를 질 윗부분에 고정시켜 결장을 지지하도록 하고 TVT 슬링을 요도 아래에 설치했습니다. 그리고 질 내의 공간을 정상적으로 만들었습니다.

미카엘라는 수술 후 3일 간 입원했습니다. 수술 하고 나서 이틀 후에는 도뇨관을 제거했고 당당하게 소변을 보았습니다. 그리고 수술한지 3일째 되는 날 뒤도 돌아보지 않고 집에 갔습니다. 미카엘라는 혈액 손실이 있는 수술을 했기 때문에 빈혈기가 약간 있었고 수술 부위에 조금씩 소변이 새는 곳이 있었습니다. 하지만 이러한 증상들은 철분과 비타민을 섭취하면 저절로 없어집니다.

미카엘라가 수술한 지 이제 세 달이 지났습니다. 미카엘라는 봄을 맞아 정원을 가꾸고 있고, 모든 것이 정상으로 돌아왔습니다. 그리고 두 달 간의 휴식 이후에 그녀는 잠자리에서도 자신의 질의 기능하고 있음을 확인했습니다.

우리는 둘 다 안도의 힌숨을 내쉬었습니다.

제16장

아이가 없는 중년

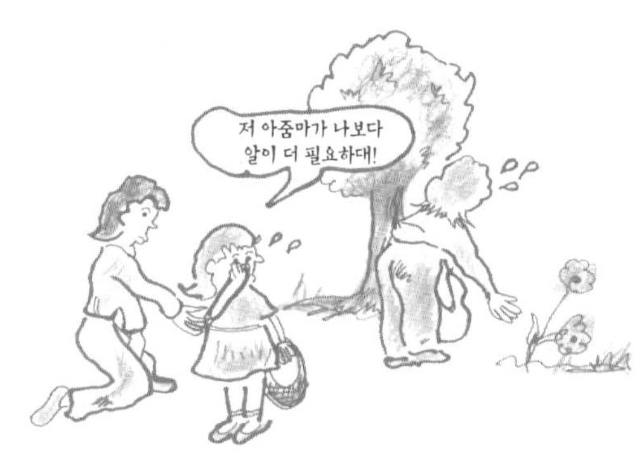

아이가 없는 중년

여성들 중 중년까지도 아이를 가져본 적이 없는 분들이 적지 않습니다. 물론 사춘기의 자녀를 가진 많은 여성들은 차라리 아이가 없으면 좋겠다고 종종 생각하지만 말입니다.

자녀가 없다는 사실을 선택의 결과로 아무렇지 않게 받아들이는 사람도 있지만 많은 경우 이러한 현실은 충격으로 다가옵니다.

오랫동안 아이를 기다렸다는 것은 아마도 아이를 가져본 적이 없다는 것을 의미할 것입니다. 아이가 없어도 상관없다고 생각했거나 계획에 의한 것일 수도 있지만 다시 기회를 잡을 수 없을 만큼 멀리 와버렸다고 생각하는 사람도 있을 것입니다.

많은 여성들이 자신의 커리어를 쌓아 사회적 지위를 높이기 위해 결혼 초반에 아이 가지지 않고 미룹니다. 이런 생각을 하는 20대 여성의 대략적인 15개년 계획을 봅시다. '12년쯤 열심히 일한다. 그 사이에 결혼을 한다. 30대에 아이를 가진다. 늦으면 40대 초반이 될 수도 있다....' 이렇게 많은 여성들이 40대에 아이를 가져도 될 거란 생각을 합니다.

사실 시간의 흐름에 따라 여성들의 가임율이 줄어드는 속도는 우리가 아는 통계보다 훨씬 빠릅니다. 42세가 되면 여성 난자의 거의 90퍼센트는 비정상으로 대부분은 수정이 불가능합니다. 설사 수정이 된다고 해도 기형아가 나올 확률이 매우 높습니다. 30대 중반의 여성이 임신할 확률은 25세 여성의 절반도 안 됩니다. 여성 임신율의 정점은 27세이며 그 이후에는 그 확률이 점차 감소하게 됩니다. 30대 후반에 이 확률은 25퍼센트가 되며 42~43세에는 20대 여성의5퍼센트도 안 되는 확률을 갖게 되는 것입니다.

최신 통계에 의하면 40~44세 사이의 미국 여성 중 20퍼센트 정도는 아이가 없습니다. 연봉 1억 이상을 버는 고소득 여성들의

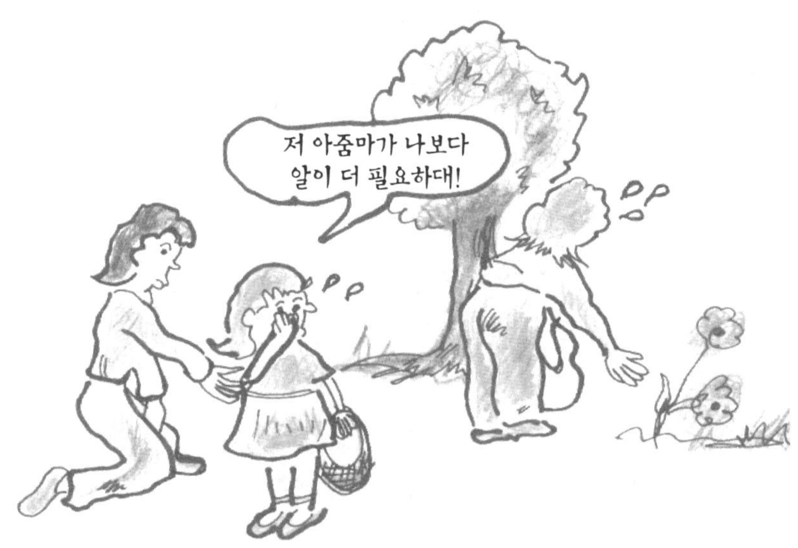

거의 절반 정도는 아이를 낳지 않았습니다.

많은 의학 분야들이 기적과도 같은 발전을 했음에도 불구하고 우리의 생체 시계의 흐름을 거스를 수는 없습니다. 하지만 50대의 여성이 아이를 낳는 기적과도 같은 일을 보면서 많은 여성들은 40대에 아이를 가져도 아무 문제가 없다고 생각하게 됩니다.

그렇습니다. 중년 여성들도 아이를 가질 수 있습니다. 하지만 40대 이상의 여성이 아이를 가지기 위해서는 난자 기증이나 대리모를 사용하는 등 많은 제약이 있습니다.

또한 안타까운 것은 이러한 신체적인 변화에 대한 진리와 여성이 남성들과 함께 직업적 커리어를 쌓으면서 대면하게 되는 경쟁이라는 메시지가 상충된다는 점입니다.

그래서 많은 여성들은 의식적으로 자녀보다 일을 선택합니다. 물론 선택에 의한 것이 아닌 여성들도 많이 있습니다. "나도 모르는 사이에 시간이 계속 갔고, 아이를 가지기 너무 늦어버렸을 때에도 그걸 몰랐어요..."

또 한 가지 놀라운 사실은 40세 이상의 여성의 임신 결과에 대한 통계입니다. 이때가 되면 유산될 확률이 치솟아 40대 초중반에는 거의 30퍼센트 가까이 된다는 것입니다. 그리고 조산율과 임신에 의한 고혈압 발병률, 제왕 절개 수술을 할 확률도 치솟습니다. 산모 나이가 37세 정도 되면 다운 증후군이 있는 아이를 출산할 위험이 200명 당 한 명 꼴로 나타납니다. 이 확률은 40세에는 100명 당 한 명 꼴로 늘어나고 45세가 되면 25명 당 한 명 꼴이 됩니다.

30대 후반과 40대 초반에 아이를 가질 경우 아이가 유전적 질병을 가지고 태어날 확률이 매우 높고 특히 40대 중반에는 훨씬 높아집니다.

여성이 나이가 들면 배우자의 나이도 고려해야 합니다. 중년 여성이 짊어져야 하는 아이의 유전적 변이에 대한 책임이 배우자에게도 있습니다. 다른 질병보다도 아버지 나이가 많을 때 태어난 아이가 성인이 되었을 때 정신 분열증을 가질 확률이 매우 높습니다. 특히 이 확률은 아버지가 40대 후반이나 5, 60대 일 때 더 높습니다.

난소 근육의 냉동 보존

수정하기 전의 난자를 냉동 보존하면 난자 건강에 치명적인 화학 치료나 방사선 치료를 받아야 하는 많은 여성들과 40대에 출산을 생각하는 여성들에게 매우 큰 가치를 가질 것입니다.

비록 수정된 인간 배아가 몇 년 간 성공적으로 냉동 보존된 사례가 있지만 수정되지 않은 난자를 냉동보존 한다는 것은 환상에 가까우며 지금까지 성공 사례는 거의 없었습니다. 하지만 다른 포유류 동물의 난자를 일정 기간 동안 냉동 보존 할 수 있었다는 사실은 우리에게 희망을 줍니다.

실제 난소 근육을 얼려서 최초의 난포 세포를 냉동 보존하는 것에 대한 연구가 진행되고 있습니다.

이러한 연구 결과를 지속적으로 살펴보십시오. 저는 여성들이 미래의 인공 수정이나 시험관 아기 시술을 하기 위해 난자나 난소 근육을 냉동 보존할 날이 멀지 않았다고 생각합니다.

그러므로 늦게까지 자녀가 없다면 혼자라고 생각하지 마십시오. 선택에 의한 것이라면 상관없지만 아이를 가지기를 절실히 원하신다면 각자 지역에 있는 산부인과에서 불임 상담을 하시는 것이 좋습니다.

제17장

작지만 무서운 질병들

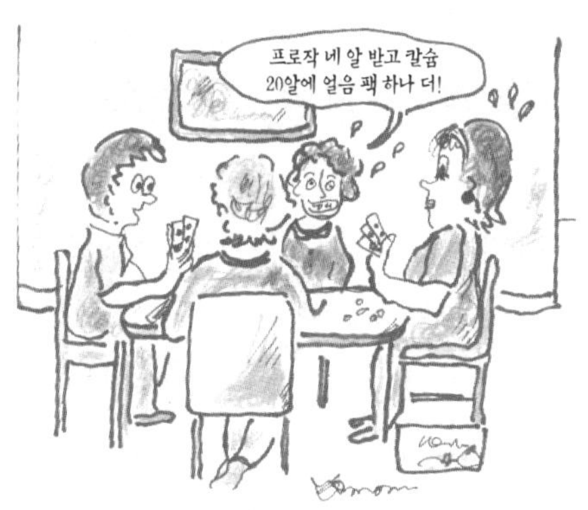

나는 친구들을 잃었다. 죽어서 잃은 친구도 있지만 단지 길을 건너 인사할 용기
가 없어서 잃은 친구들도 너무나 많다.
-버지니아 울프, 〈파도〉

하나님께서 내가 당신을 사소하게 속였던 일을 모두 용서해주셨기 때문에 나도
당신이 나를 크게 속였던 일을 용서하겠습니다.
-로버트 프로스트

만성 피로, 섬유 근육통, 과민성 장 증후군, 외음통, 간질 성 방광염, 우울증

위의 제목은 위의 질병들을 경험하고 있는 여성들의 심정을 표현한 것입니다.

다른 질병들을 다룰 때에도 이야기 했었지만 위의 질병을 앓고 있다면 이에 대해 자세히 쓴 책을 보시는 것이 좋습니다.

저는 위에 나온 질병들을 완벽히 다룰 수는 없지만 이러한 질병들이 실제로 존재하고 어떤 이들에겐 매우 고통스러울 수 있다는 점을 상기시켜 드리려고 합니다. 또한 이러한 질병으로 아무도 모르는 곳에서 고통 받고 있는 분들이 있다면 이 책을 통해 자신이 어떤 질병에 해당하는지 알고 도움을 받을 수 있도록 올바른 방향을 제시하는 것이 저의 가장 중요한 임무입니다.

중년 무렵 시작되어서 40대 내내 지속되다가 폐경이 지나면 사라지는 이러한 질병들에는 매우 실질적인 연결고리가 있습니다.

우울증과는 상대적으로 관련이 적을 수도 있지만 이러한 질병들은 공통적으로 우리의 면역체계가 제 역할을 못해서 생깁니다.

만성피로처럼 에너지의 일부를 빼앗기거나 섬유 근육통처럼 근육에 쌓인 독소를 제거하지 못한다면 어떤 일이 생길까요? 왜 간질성 방광염을 앓고 있는 환자들의 방광 벽은 자신의 소변에서 오는 자극을 이겨내지 못하는 것일까요? 외음통 환자의 신경 끝에 염증이 일어나거나 바이오피드백 치료를 잘못 받으면 어떤 일이 일어날까요?

저의 경험상 이런 질병을 가지고 있는 여성 중 다수에게 정신적 외상이 있는 것 같습니다. 아동 학대나 배우자에 의해 감정적, 신체적, 성적으로 학대를 받은 경우도 많이 있습니다.

어째서 위의 질병을 가지고 있는 여성들은 삶의 다른 면에서도 괴로워하는 것일까요? 왜 이러한 질병들이 정신적인 영역까지 따라오는 걸까요?

저는 이것을 면역 기능의 발달 및 유지와 연결 시켜본 결과 자란 환경과 자라면서 겪은 정신적, 신체적인 외상에 따라 면역 기능에 부작용이 생긴다는 사실을 굳게 믿게 되었습니다.

우리 중에는 좋은 환경에서 양육 받아 부당한 압력이나 비합리적인 요구와 억압 또는 성적, 신체적, 정신적인 폭력을 당해본

적이 없는 사람들도 많습니다. 하지만 이러한 행운을 타고 나지 못한 사람도 있습니다. 후자에 속하는 사람들에게 이번 장에서 다룰 내용들이 도움이 될 것입니다.

이러한 이론에 수긍하신다면 현재의 질병을 원인을 알고 치료하기 위해 자신이 살아온 과정을 돌아보고 병원에서 문제의 뿌리가 어디에서 시작되었는지 알아보는 것이 좋을 것입니다.

여러분은 유전이나 자신이 양육된 과정에 대해서는 할 수 있는 일이 별로 없습니다. 하지만 앞으로의 운명은 스스로 책임질 수 있습니다.

만성피로와 말할 수 없는 고통

만성 피로 증후군과 섬유 근육통은 다른 질병이지만 서로 관련이 있습니다.

만성 피로 증후군은 영양 상태도 좋고 잠도 잘 자는 데에도 불구하고 피곤한 상태가 너무 오래 지속되는 것을 말합니다.

하지만 이 증후군만을 가려내기 위한 진단 검사는 없습니다. 그래서 이런저런 질병이 있을 가능성을 하나씩 배제시켜 가면서 진단을 하게 됩니다. 만일 만성피로에 대한 양성 반응을 가려낼 수 있는 검사를 누군가 고안한다면 진단이 더 확실해 질 것입니다.

만성 피로 증후군의 증상은 이름 그대로입니다. 특별한 이유 없이 계속 피곤한 상태가 지속되는 것입니다. 갑자기 기운을 차리는 일도 없습니다. 매일 습관처럼 하던 일도 하기 힘들고 최소한의 활동만 해도 지쳐버립니다.

앞에도 말했듯이 이러한 증후군은 다른 질병들이 있을 가능성을 다 가려내고 난 후에야 확인할 수 있습니다. 만일 갱년기 증상과 만성 피로가 함께 나타난다면 이 증상들을 다 치료하고 나서도 피로가 계속되는지 확인해야 합니다.

대체로 우울증의 증상과 만성 피로 증후군의 증상이 겹칠 때가 많습니다. 그래서 만성 피로를 진단하기 위해 먼저 우울증에 대한 검사를 하는 경우가 대부분입니다. 우울증을 검사하기 위한 도구로 앞에 나온 쭝(Zung)씨 우울증 자가 진단 표를 사용하는 것이 좋습니다.

측정 결과 치료가 필요한 정도의 우울증이라면 정신과 전문의나 다른 의사를 통해 치료를 받아야 합니다. 만일 우울증 치료를 받고 나서도 피곤한 증상이 지속된다면 만성 피로만을 위한 검사가 필요할 것입니다.

또 다른 검사는 갑상선 상태를 보는 것입니다. 갑상선 능력 저하의 전형적인 증상으로는 체중 증가, 피로감, 변비, 고지혈증, 생리 불순 등이 있습니다.

갑상선 자극 호르몬은 매우 민감하기 때문에 에스트로겐 보조제를 복용하는 중에도 유리 갑상선 호르몬 지표(Free Thyroxin Index)를 꼭 측정해야 합니다. 자가 면역 질환이 있는 여성이라면 항 갑상선 항체나 티로 마이크로 글로불린 검사를 추가할 수도 있습니다.

갑상선에 아무 문제가 없다면 만성 피로를 가려내기 위해 아래에 나온 다른 검사를 해야 합니다.

1. 완전 혈구 측정(CBC)와 적혈구 침강 속도(ESR) 검사가 있
   습니다. 완전 혈구 측정은 혈액 세포에 대한 분석을 하는 것
   이고 적혈구 침강 속도 검사는 특정부분의 면역 기능 변화에
   의한 염증을 매우 민감하게 측정할 수 있습니다. 만일 이 두
   검사 결과가 정상이라면 여러분의 면역 기능에는 이상이 없
   는 것입니다. 하지만 만일 이 수치가 높아졌다면 더 정밀한
   검사를 받을 필요가 있습니다.

2. 간 기능 및 간염 검사. 종종 간염에 걸렸거나 간 기능에 이상
   이 있을 때 만성 피로가 동반되기도 합니다.

3. 루프스 항응고(LA), 항 핵 항체(ANA), 류머티즘 인자(RF),
   인체 면역 결핍 바이러스(HIV) 검사와 같은 면역 체계 검사.
   루프스는 갑작스러운 기분 변화나 무기력감, 미열과 얼굴에
   열이 오르는 증상과 함께 만성 피로 증후군이나 섬유 근육통
   과 같은 양상을 보일 수 있습니다.

4. 라임병 검사.

5. 칸디다균 검사. 칸디다균이 체내에 계속 있으면 만성 피로와
   같은 증상을 나타낼 수 있습니다.

6. 일정 시간 안에 모든 신체 시스템이 어떻게 돌아가는지 보기
   위해 기초 대사 검사를 할 수 있습니다.

검사 결과 아무 것도 나타나지 않거나 양성으로 나온 질병을
치료했는데도 계속 피로감을 느낀다면 아마도 여러분은 만성 피
로 증후군을 앓고 있는 것입니다.

그렇다면 어떻게 치료해야 할까요?

만성 피로 증후군을 해결할 수 있는 특효약은 없습니다. 만성 피로 증후군 치료의 핵심은 다음에 나올 섬유 근육통을 치료할 때와 비슷합니다.

믿거나 말거나, 운동이 이 증후군을 치료하는 데에 가장 좋은 방법입니다. 에어로빅, 근력 운동, 스트레칭 이 세 가지 운동이 도움을 줄 수 있습니다. 하지만 적당한 운동량을 고수해야지만 효과를 볼 수 있습니다.

어느 정도 숨이 차고 땀이 나는 운동을 하면 놀라운 효과를 볼 수 있을 것입니다.

문제는 시작하기가 어렵다는 것입니다. 피곤할 때 가장 하기 싫은 일이 무엇일까요? 바로 운동입니다.

인지 행동 치료를 활용한 심리 치료를 받는 것도 도움이 될 것입니다.

운동을 시작한다는 것은 악순환을 깨는 것입니다. 그러므로 언젠가는 시작해야 합니다. 매일 30~45분 정도 운동하면 상태가 매우 좋아질 것입니다. 시작하는 것이 어렵다면 아무리 지치고 몸이 쑤셔도 적어도 4주는 헬스클럽이나 운동기구에 몸을 들여 놓겠다고 스스로에게 약속하십시오. 자신에게 한 달의 시간을 내어 주십시오. 그리고 어떻게 되는지 보십시오.

약에는 어떤 것이 있을까요? 갑상선 기능 저하, 폐경 등과 같이 피로를 동반하는 증상에 대한 치료가 필요하며 만성 피로에는 복합적인 치료를 하는 것이 도움이 됩니다.

대략적으로 말하자면 테스토스테론이나 DHEA, 프레그니놀론, 프로게스테론을 적절하게 사용하는 방법이 활용될 수 있습니다. 일반적으로 스트레스를 오래 받아 부신 피질에 피로가 쌓였거나 자가 면역 스트레스로 인해 만성 피로가 생겼다면 젤이나 캡슐 타입으로된 프레그니놀론을 복용하는 것이 도움이 됩니다. 부신 피질 만성 피로의 특성은 혈중 프레그니놀론이나 타액 프로게스테론 검사로 알아낼 수 있다는 것입니다. 두 개의 수치가 모두 낮거나 정상치를 약간 밑돈다면 프레그니놀론을 사용하는 것이 도움이 됩니다.

만일 혈압이 낮다면 물과 소금, 그리고 혈압을 높여주는 약을 드시기 바랍니다. 기면 발작에 쓰이는 약도 만성 피로에 좋습니다. 현재 만성 피로 증후군 전문 치료제가 시판될 예정이며 많은 환자들이 비타민이나 허브, 코엔자임 등이 포함된 치료법을 이용합니다.

섬유 근육통

피로와 함께 근육이 쑤시는 증상은 일상적이라고 할 수 있습니다. 하지만 섬유 근육통을 앓고 있는 여성의 경우, 이 문제를 안고 삽니다. 어떤 여성들에게는 약간 신경 쓰일 뿐이지만 어떤 경우에는 장애라고 느낄 만큼 심할 수 있습니다.

물론 이 병은 오랫동안 발견되었지만 1990년대에 이르러서야 미국 류마티즘 학회가 이에 대한 진단 기준을 세워 공식적인 질병으로 인식되기 시작했습니다.

미국 류마티즘 학회에 따르면 섬유 근육통을 다른 만성 통증으로부터 가려내는 방법은 뒷골, 뒷목, 가슴 윗부분, 팔꿈치, 엉덩이, 무릎에서 누르면 아픈 부분이 있다는 점입니다. 섬유 근육통을 진단하기 위한 기준에 적합하려면 18개 이상 눌러서 아픈 곳이 있어야 하고 적어도 11개 이상 민감하게 느끼는 부위가 있어야 합니다.

1843년에 섬유 근육통에 대해 '류머티즘의 일종으로 딱딱해지고 아픈 곳이 있다' 라고 했던 정의가 지금도 적용됩니다. 처음 방문 했을 때 어디가 아픈 지에 대해 의사에게 다 말씀하십시오. 그렇게 하면 다음 방문 때 어디가 얼마나 좋아졌는지 한 번에 볼 수 있습니다.

대부분의 섬유 근육통 환자들은 보통 사람들이 참을 만한 자극이나 열, 추위도 참을 수 없을 만큼 고통을 느끼는 기준이 낮습니다.

그래서 밝은 빛, 큰 소리 및 스트레스에 민감하게 되고 걱정과 피로에 사로잡혀 있으며 두통과 과민성 장 증후군, 간질성 방광염도 함께 앓는 경우가 많습니다.

그렇다면 무엇 때문에 섬유 근육통이 생기는 걸까요? 아무도 정확히는 모르지만 대부분 면역 기능을 주관하는 신체 부위의 변화가 이러한 질병을 일으킨다고 생각합니다. 그래서 사소한 교통사고나 부상이 있고 몇 주 후부터 천천히 혹은 갑자기 섬유 근육통이 나타날 수 있습니다. 그 전형적인 유형은 고통이 사라지지 않으면서 아팠다 안 아팠다 한다는 것입니다.

몇 가지 약이 도움이 될 수 있습니다. 이러한 약들은 증상을 완화시키기 위한 것이지만 두세 번에 한 번 정도의 효과만 있을 뿐입니다. 트리사이클릭이라고 불리는 항우울제 계열 약이 효과가 좋습니다. 권장량의 10~20퍼센트 정도만 먹으면 가장 좋고 며칠 내에 효과를 볼 수 있습니다. 선택적 세로토닌 재흡수 억제제는 트리사이클릭 계열보다는 덜 효과적이지만 섞어서 사용하면 증상 완화에 효과적입니다.

오랫동안 사용된 이러한 약들로 효과를 보지 못했을 때 사용할 수 있는 다른 약을 살펴봅시다. 유럽에서 실시된 한 연구 결과 어떤 항경련제와 근육이완제, 항구토제 등이 섬유 근육통에 효과가 있는 것으로 밝혀졌습니다.

폴 성 아만드 박사는 섬유 근육통을 치료하기 위한 이론을 개발했습니다. 아만드 박사는 섬유 근육통이 유전적인 영향에 의한 것이며 외상이나 감염, 스트레스가 이 병을 심화시킬 수는 있지만 직접적인 원인이 될 수 없다는 것을 이론화 시켰습니다. 40년 전에 아만드 박사는 통풍 치료에 사용되는 요산 분출용 약을 어떤 병인지 정확히 진단할 수 없을 만큼 복합적인 증상을 앓고 있던 환자에게 사용했을 때 도움이 되었다고 했습니다. 나중에 알고 보니 그 환자는 섬유 근육통을 앓고 있었습니다. 하지만 그 중 두 가지는 효과도 있었지만 부작용도 있었다고 합니다.

몇 년 전에 아마드 박사와 그의 동료들은 거담제에도 요산을 방출하는 효과가 있어서 통풍을 치료할 만큼 강하지는 않지만 섬유 근육통에는 크게 효과가 있다는 것을 알게 되었습니다.

환자 중20퍼센트 정도는 매일 300mg씩 두 번 먹으면 충분했습니다. 나머지 50퍼센트의 경우 매일 두 번 600mg을 먹어서 증상을 완화시킬 수 있었고 가장 심한 20퍼센트의 경우 180mg을 매일 두 번 먹어서 아픈 곳을 줄일 수 있었습니다. 드물지만 하루에 2400mg씩 두 번 먹어야 정확히 증상이 치료되는 경우도 있었습니다. 그의 연구에서는 거담제가 다른 약들보다 더 효과적이었고 별다른 부작용도 없었다고 합니다. 거담제는 특허약이 아니며 비싸지도 않습니다.

만일 거담제를 사용하시고자 한다면 약이나 화장품, 면도 크림 등 살리실산이 들어있는 제품은 피해야 합니다. 이 성분이 거담제의 효능을 막기 때문입니다. 이러한 제품에는 아스피린과 근육통에 쓰는 로션, 크림, 밤 등이 있습니다. 그리고 민트나 민트오일, 멘톨, 소화제, 기타 살리실산 성분이 들어있는 식물성 약도 피해야 합니다.

약은 치료의 일부일 뿐입니다. 섬유 근육통이 완치될지 계속 불편한 상태로 남아있을지는 여러분의 생활 개선에 달려 있습니다.

만성 피로에서 말씀 드렸듯이 운동은 증상을 완화하는 데 가장 좋은 방법입니다.

또한 스트레스를 조절하기 위해 할 수 있는 일을 하십시오. 스트레스는 섬유 근육통을 악화시킵니다. 명상이나 심호흡, 점진적인 근육 이완 등으로 스트레스를 감소시킬 수 있습니다.

섬유 근육통 환자들은 스트레스를 많이 받는 사고방식을 바꾸려고 노력해야 합니다. 작은 일에 당황하고 걱정하거나 기분이 안 좋을 때 못했던 것을 기분이 좋을 때 과도하게 하려고 하면 역효과가 납니다. 가끔은 함정을 인식하는 것이 그것을 피하기 위한 첫걸음이 될 수 있습니다.

또한 일정한 수면 시간을 지키는 것이 중요합니다. 마사지도 증상을 완화할 수 있지만 그럴 경우 섬유근육통 치료에 일가견이 있는 사람을 골라야 합니다.

과민성 장 증후군

과민성 장 증후군은 미국인의 약 10~15퍼센트가 앓고 있는 질환으로 과민한 장운동과 지속적으로 배가 뒤틀리는 증상, 발작적인 복통, 복부 팽만감이 특징이며 배변을 하고 나면 괜찮아 집니다. 그 원인이 한 가지가 아니며 생명의 위협을 줄 정도로 고통스러운 것은 아니지만 어떤 환자들에게는 치명적일 수 있습니다.

만성적인 복통과 함께 변비나 설사가 있거나 두 가지가 번갈아서 나타난다면 과민성 장 증후군을 의심할 수 있습니다. 여성들은 남성보다 이 증후군에 걸릴 가능성이 더 높습니다. 그리고 생리 주기 후반이거나 프로게스테론 크림 사용으로 체내의 프로게스테론 수치가 높아지면 이러한 증상이 더 악화됩니다.

다른 질병처럼 과민성 장 증후군도 가지고 있어서 좋은 병은 아닙니다.

과민성 장 증후군은 대장염과는 구별되어야 합니다. 물론 이러한 병들이 과민성 장 증후군과 동시에 일어날 수는 있지만 모두 별개의 문제들이기 때문입니다.

의학적으로 과민성 장 증후군은 뚜렷한 발병 원인이 없습니다. 이것을 기능상의 문제라고 하는 의사들도 있지만 저는 이러한 말은 핑계에 불과하다고 생각합니다. 과민성 장 증후군이 단지 기분 탓으로 일어나는 병은 아니기 때문입니다.

다른 질병들처럼 과민성 장 증후군도 여러분의 감정과 행동에 따라 좋아질 수도 있고 나빠질 수도 있는 병입니다. 이 질병은 스트레스를 잘 받는 사람에게 흔하고 피로나 간질성 방광염, 외음통, 우울증과 같은 다른 질병과도 상호 관계가 있기 때문에 면역 체계의 문제와도 관련이 있습니다.

또한 가족들이 함께 이 증후군을 앓거나 유전되는 경우가 있는 것으로 보아 유전적인 요인이나 환경적인 요인도 생각할 수 있습니다.

그리고 과민성 장 증후군 환자들 중 상당수가 학대에 대한 경험이 있고 특히 어렸을 때 성적인 학대를 당한 경험이 있었다는 점은 매우 흥미롭습니다.

스트레스와도 관련이 있습니다. 하지만 이들의 관계는 닭이 먼저냐 달걀이 먼저냐 하는 논쟁거리가 되기도 합니다. 즉 스트레스가 심하면 과민성 장 증후군에 시달릴 확률이 매우 높아지고 과민성 장 증후군이 있다면 스트레스를 받을 가능성이 매우 높아지는 것입니다. 하지만 스트레스가 많은 생활은 확실히 과민성 장 증후군을 일으키는 원인 중 하나입니다.

치료 방법은 행동 치료와 의학적 치료로 나누어집니다. 여성 건강의 상당히 많은 영역에서 생활 방식을 개선하는 것이 매우 중요한 역할을 합니다.

몸이 낫기 위해서는 마음의 준비를 먼저 하십시오.

스트레스 해소는 매우 중요합니다. 대부분의 과민성 장 증후군 환자들은 스트레스를 받으면 증상이 더 심해집니다.

또한 기본적인 운동과 식단의 변화가 중요합니다. 아래에 나온 대로 실천하면 증상 완화 효과를 볼 수 있습니다.

1. 매일 운동하십시오.

2. 물을 많이 드십시오.

3. 섬유소 섭취량을 많이 늘리십시오. 통밀, 현미, 과일, 콩류 등에 섬유소가 있습니다. 섬유질은 우리 몸을 청소하는 역할을 해서 체내의 독소를 배출하기에 좋습니다. 또한 대변의 무게를 늘려 장을 통과하는 속도를 빠르게 합니다. 그래서 변통과 화장실에 가는 횟수를 줄여줍니다.

4. 지방이 많거나 튀긴 음식 섭취를 줄이십시오. 붉은 살코기는 최소한으로 드십시오.

5. 차전자피를 한 티스푼정도 물이나 주스, 우유 등에 타서 하루에 두 번씩 드십시오. 차전자피는 비싸지 않고 액체에 탄 직후에 마시면 맛이 거의 느껴지지 않습니다. 건강식품 가게에 가면 구할 수 있습니다.

장용 페퍼민트 오일 캡슐을 사용하면 내성이 있는 과민성 장 증후군에 도움이 될 것입니다. 한 번에 두 알씩 하루에 세 번 식간에 드십시오. 장용 캡슐인지 꼭 확인하셔야 합니다. 그렇지 않으면 가슴이 쓰린 증상이 생길 수 있습니다.

위에서 나온 방법들은 과민성 장 증후군을 상당히 개선시켜 줄 것입니다. 만일 위의 방법이 효과가 없다면 복통, 설사, 변비 등 증상에 따라 보완할 수 있는 약들이 여러 가지 있습니다. 그리고 몇 가지 정신 활성제들도 효과가 있다고 합니다.

식생활을 바꾸고 페퍼민트 오일을 복용하고 난 후에도 복통과 경련으로 고통스럽다면 경련 방지제도 도움이 될 것입니다. 현재 과민성 장 증후군에 대한 치료에 사용할 수 있도록 승인을 받은 약은 단 두 개입니다.

과민성 장 증후군을 치료하기 위해 허브들이 많이 사용되고 있습니다. 범꼬리풀이나 펜넬, 아마씨, 용담, 제라늄, 메도우스위트(meadowsweet), 강황 등이 이용됩니다.

자세한 내용은 허브 전문 책이나 가게에서 참조하시기 바랍니다.

외음통

"너무 화끈거리고 찌르는 것 같아요." "몸에 유리조각이 있는 것 같아요." "성관계를 할 수가 없어요." "너무 아파요."

외음통은 말 그대로 외음부의 통증을 의미하는 포괄적인 병명입니다. 이 질병은 한 가지 원인에도 여러 가지 다른 증상이 나타날 수 있습니다. 그러한 증상들은 모두 외음부와 관련이 있고 심해졌다가 나아졌다 합니다. 대부분 특정한 병으로 진단되지 않거나 오진할 가능성도 있습니다. 그리고 이러한 증상들은 대부분 면역 체계와의 관련성이 있습니다.

많은 의사들이 외음통에 익숙하지 않아서 많은 환자들이 오진을 받고 있고 특정한 병으로 진단을 받지 않는 경우도 많습니다. 외음부의 통증은 눈에 띄는 피부의 변화를 동반하지 않기 때문에 환자들은 '생각의 문제'라는 소리를 듣기도 합니다. 하지만 이러한 증상은 매우 실제적입니다.

외음부 질병 연구를 위한 국제 학회에서는 외음통을 만성적인 외음부의 불편감과 고통으로 정의하고 화끈거리거나 찌르는 느낌, 외음부와 질, 직장 주변이 자극에 과민하게 반응하거나 쓰라린 증상이 특징이라고 말합니다. 물론 화끈거리는 느낌은 흔한 증상일 수 있지만 그 고통의 정도는 개인에 따라 다릅니다. 지속적일 수도 있고 간헐적일 수도 있으며 특정한 곳만 아픈 사람도 있고 통증이 퍼져나가는 사람도 있습니다. 다른 만성 통증처럼 외음통도 삶의 질에 큰 영향을 주고 개인이 성생활뿐 아니라 일상생활을 방해할 수도 있습니다.

이렇게 질병에 의해 제약을 받으면 환자는 자신의 셀프 이미지에 영향을 받을 수 있고 우울증으로 이어질 수도 있습니다.

외음통의 기본 유형에는 네 가지가 있는데 각 유형을 구분하기 쉽지 않을 때도 있습니다. 그 유형에는 이상감각성 외음통(Dysesthetic Vulvodynia)과 외음부 전정염(Vulvar Vestibulitis), 외음 질염(Cyclic vulvovaginitis), 그리고 외음부 피부병이 있습니다.

1. 이상감각성 외음통은 질과 외음순의 신경 끝이 과민해지거나 염증이 생겨서 통증을 느끼고 심하면 항문과 사타구니 주변까지 아플 수 있습니다. 어떤 여성들은 예리하거나 쑤시는 듯한 통증을 느끼기도 합니다. 이러한 증상은 갱년기와 폐경기 여성에게 더 자주 나타나고 섬유 근육통이나 간질성 방광염이 있

   는 여성에게서도 나타날 수 있습니다.

2. 외음부 전정염은 질의 입구 주변에 염증이 생기 것으로 다른 유형의 외음부 통증과 함께 나타날 수 있습니다. 화끈거리고 건조하고 쓰라리거나 당기는 느낌이 있습니다. 성관계 중 압력이 있거나 삽입형 생리대를 사용할 때, 꽉 끼는 바지를 입었을 때, 자전거를 탈거나 승마를 할 때 등 외부 자극에 의해 통증이 생깁니다.

   이러한 증상은 개인에 따라 다양한데 어떤 환자들은 성관계 시에만 불편을 느낄 수도 있고 일상적으로 앉거나 걷기도 힘들 정도로 통증이 심한 환자도 있을 수 있습니다. 또 음핵 주변의 통증도 있을 수 있습니다.

   만일 심한 통증이 오랜 시간 지속된다면 질 경련을 의심해볼 수 있습니다. 질 경련은 성관계나 삽입형 생리대 삽입이 불가능할 정도 골반 근육의 경련이 심해진 상태입니다.

   외음부 전정염은 2,30대의 어린 환자들에게서 나타나는 경향이 있습니다. 외음통을 호소하는 여성 중 이 질환을 가지고 있는 환자의 비율이 가장 높습니다.

3. 외음 질염은 칸디다균에 의해 생기는 것입니다. 이 곰팡이 균은 외음부에 영향을 주지만 질에는 고름 같은 것이 생기지 않으며 통증과 외음부 팽창을 유발하고 가끔 피부가 찢어지는 경우도 생깁니다. 생리 할 때가 되면 증상이 매우 심해집니다. 곰팡이 균은 이상감각성 외음통의 원인이 되기도 합니다.

4, 외음부 피부질환. 이 부분에 피부 질환이 생기면 지속적으로 가렵거나 화끈거리는 증상이 나타나고 긁었을 경우 부어오르거나 자극에 지나치게 민감해집니다. 반점이 생기거나 피부가 두꺼워지는 등의 증상이 생길 수 있습니다.

외음통의 원인은 무엇일까요?

"외음통의 원인은 알려진 바가 없습니다." 이러한 말을 듣는다면 우리는 아마 면역 체계나 심리적인 요인이 작용할 것이라는 짐작을 하게 됩니다. 하지만 그 원인에 대해서는 많은 추측들이 제기되고 있습니다.

*외음부 신경에 손상이나 자극이 있는 경우

*칸디다균에 대한 과민증

*환경적인 자극에 대한 알레르기성 반응

*소변 내의 옥살레이트 결정의 밀도가 높아진 경우

*골반 조직을 지탱하는 근육이 과민해졌거나 경련이 있는 경우
  외음부 통증의 원인이 염증이거나 이 병이 성관계를 통해 전염된다는 증거는 없습니다.

　그렇다면 외음통은 어떻게 진단할 수 있을까요? 경험이 많은 의사들은 상담만으로도 여러분에게 외음통이 있다는 것을 알 수 있을 것입니다. 가족력이나 지나치게 과민한 피부와 외부의 자극과 상관없는 가렵거나 화끈거리는 느낌이 있을 때 이상감각성 외음통을 의심할 수 있습니다.

　외음부 전정염을 알 수 있는 특징은 질 입구의 피질에 면봉처럼 부드러운 것이 닿기만 해도 과민한 반응을 보인다는 것입니다. 질 입구나 외음부 전정에 작고 붉은 반점이 생기기도 합니다.

　칸디다균에 의해서 외음부가 과민해져도 질 주변을 검사해서는 나타나지 않습니다. 소량의 곰팡이 균에도 과민하게 반응하는 여성의 경우 칸디다균이 소화기관을 통해 재감염될 수 있습니다.

　외음부 피부질환은 지속적인 자극으로 인해 얇고 예민한 피부에 흰 반점이 생기거나 피부색이 붉게 변하면서 붓거나 두꺼워지는 증상입니다. 조직검사를 해보면 피부질환의 종류와 적절한 치료법을 아는데 도움이 됩니다. 그리고 많은 외음부 질환들이 비누나 향수와 같은 피부에 자극이 되는 물질이나 약에 대한 알레르기성 반응, 혹은 약물 남용이나 헤르페스, 에이즈와 같은 염증에 의해 생긴다는 점에 주목할 필요가 있습니다.

　그렇다면 어떤 사람에게 외음통이 생길까요? 왜 생기는 걸까요? 한 연구에서 아래와 같은 조사 결과를 발표했습니다.

　외음통 환자의 70퍼센트 정도가 곰팡이 균에 감염된 적이 있고 대부분 골반이나 방광, 장에 문제가 있었습니다.

외음통으로 인해 제약을 받는 신체 활동에는 성행위가 있습니다. 물론 어떤 사람에게는 타이트한 옷을 입고 앉거나 걷는 것도 불편할 수 있습니다. 이 연구에서도 다수의 여성들이 성생활을 피하고 있었습니다. 아무쪼록 성생활은 즐거워야 하기 때문입니다.

흥미롭게도 환자들 중 많은 사람들이 고등 교육 이상의 교육수준을 받았고 절반 이상은 아이를 낳아본 적이 없었습니다.

외음통 진단을 받기 전까지 증상이 지속된 기간은 평균 32개월이었다고 합니다.

외음부 전정염을 앓고 있는 여성들 사이에는 특별히 성적인 학대나 성폭력을 당한 사례가 많지는 않았습니다. 대신 소화가 안 되거나 두통이 있는 등 다른 문제가 있는 것을 알 수 있었습니다.

외음통, 특히 외음부 전정염은 성생활이나, 친밀한 관계, 심리적 평안과 같이 생활 깊숙한 곳과 관련이 있었기 때문에 대하기 편한 의사를 만나고, 이러한 부분을 말하는 것이 불편하지 않다는 확신이 있어야 합니다.

어떤 외음통 전문의들은 이러한 증상들, 특히 외음부 전정염을 인유두종 바이러스(HPV)와 연관시킵니다. 그러므로 외음부 전정염이 있을 때에 이 바이러스에 대한 DNA 검사를 하는 것도 좋은 생각입니다. 인터페론과 같은 바이러스 억제제가 저항성이 있는 외음부 전정염이 있는 여성들에게 도움이 되는 것도 바로 이러한 이유 때문입니다.

대부분의 환자들은 정확한 진단을 받았을 때 큰 안도감을 느끼게 됩니다. 자신의 고통이 진짜라는 것을 재확인하는 동시에 상태가 악성이거나 전염성이 아니라는 것도 확인하게 되기 때문입니다.

외음통의 치료

현재로서는 외음통에 대한 치료법이 없지만 증상 완화를 위해 소량의 트리사이클릭 계열 항우울제나 안티히스타민제나 신경안정제, 경련 방지제와 같은 경구 투여 약을 사용하거나 국부적 에스트로겐 치료, 신경 차단법, 바이오피드백, 식단 개선 및 수술과 같은 치료법이 사용됩니다. 또 체내에 있는 칸디다균을 제거하는 것도 효과적입니다.

외음부 피부질환은 치료가 더욱 필요합니다. 따뜻한 물에 목욕을 하고 진정 기능이 있는 로션을 바르거나 밤에 피부 진정제를 발라서 가려움을 예방하고 피부를 긁어서 피부가 벗겨지는 것을 방지하기 위해 잠잘 때에 면장갑을 끼는 방법들이 있습니다. 물론 중점적인 치료는 상대적으로 강한 스테로이드 크림을 바르는 것이며 효과가 없거나 생각보다 심각한 상황일 경우 피부질환 치료약을 바르는 것이 좋습니다.

외음부 전정염이나 이상감각성 외음통과 같이 눈에 띄는 증상이 없는 경우에는 치료가 더욱 어렵습니다. 상황이 좋아지려면 몇 주에서 몇 달이 걸리고 증상이 좋아졌다 나빠지는 것을 반복합니다. 치료를 하면 초기에는 좋아졌다가 점점 효력이 떨어집니다. 처음의 효과를 다시 보기 위해서 지속적인 치료를 하는 경우도 있습니다. 치료와 동시에 증상이 완화되는 경우도 있지만 다양한 시도를 해도 증상이 그대로인 경우도 있습니다. 모든 여성에게 적용할 수 있는 단 한 가지 비법은 없습니다. 그래서 자신의 증상에서 특정한 원인을 밝혀내지 못하는 의사들에게 실망하는 환자도 종종 생깁니다.

이상감각성 외음통과 외음부 전정염은 매우 흔한 질병이기 때문에 트리사이클릭 계열 항우울제를 소량으로 복용하면 성공적으로 증상을 완화할 수 있습니다. 물론 이보다 훨씬 더 많은 양이 필요할 때도 있습니다.

영양 면에서 환자에게 약간의 도움이 되는 방법은 산성 음식을 줄이는 것입니다. (15장 참조) 외음부 질환 전문의인 존 윌렘스 박사는 환경에 대한 알레르기성 반응으로 이러한 증상이 생길 때도 있기 때문에 소량의 하이드록신 사용으로 증상이 완화되는 경우도 많다고 합니다.

외음부의 청결은 필수입니다. 외음부를 건조하게 유지하고 외음부에 자극이 되는 물질은 피하십시오. 소변을 보고 나서는 깨끗하고 차가운 물로 외음부를 헹구어 주시면 좋습니다. 순한 비누로 목욕하고, 헐렁한 옷을 입으며, 세제 잔여물의 자극이 없도록 세탁할 때에는 세제를 철저히 헹구어야 합니다. 생리를 할 때에는 순면 생리대를 사용하시기 바랍니다.

초기 치료에 외음부에 바르는 에스트로겐 크림은 외음통에 포함하는 것이 도움이 됩니다.

만성 근육 경련이나 근육 긴장은 심한 외음통이 오랫동안 지속되었던 것에 대한 자동적인 반응이기 때문에 바이오피드백을 실시하면 골반 근육 경련을 해결하는 것은 물론 질 근육 경련을 완화시키는 효과도 있습니다.

옥살레이트 결정은 신체 신진 대사의 정상적인 부산물로 소변으로 방출되는데 산성이 강해서 필요 이상으로 생산했을 때에는 외음부 점막에 자극이 될 수 있습니다. 그렇기 때문에 옥살레이트가 많이 들어있는 음식을 적게 먹고 이것을 중화시키는 구연산 칼슘을 하루에 두 번씩이나 옥살레이트 함량이 많은 음식을 먹었을 때 섭취하면 좋습니다. 콩, 맥주, 사탕무, 포도 종류, 샐러리, 초콜렛, 근대, 가지, 딸기, 피망, 땅콩, 시금치, 호박, 두부 등이 옥살레이트 함량이 많은 음식들입니다. 소변 내에 있는 옥살레이트 밀도를 검사하는 방법도 있지만 대부분 검사 없이 위에 열거한 음식의 섭취를 줄이면서 구연산 칼슘을 섭취하면 효과를 볼 수 있습니다.

위에서 열거한 방법이 효과가 없을 경우 외음부에 인터페론이라는 바이러스 억제제를 주사하는 방법도 효과적입니다. 특히 인체 유두종 바이러스(HPV)에 양성 반응이 나온 사람들에게 효과가 좋습니다.

부분마취를 하고 스테로이드를 주사하는 것도 도움이 됩니다.

만약 모든 방법이 효과가 없을 경우 외음부 전정 부분의 예민한 피질 부분을 잘라내는 방법도 효과가 매우 좋습니다. 물론 성공 확률이 높지만 다른 모든 방법을 다 써보고 나서 마지막으로 선택하는 것이 좋습니다.

가장 중요한 것은 여성들의 성생활과 기타 활동의 어려움을 치료하는 것입니다. 이것은 혼자 하기는 힘든 일이기 때문에 배우자의 도움이 필수석입니다.

근처에 이러한 문제를 해결해 줄 좋은 의사가 있는지 알아보십시오. 주변에서 정확한 진단과 치료를 할 수 있는 사람을 찾지 못했다면 멀리서 치료를 받는 것도 시간을 낭비하는 일은 아닐 것입니다.

간질성 방광염

간질성 방광염은 대부분 중년 보다 더 이른 시기에 나타나는 만성 방광염으로 중년이 지나면 없어집니다. 하지만 이 병을 앓고 나면 방광막에 출혈이나 상처가 생겨 방광이 정상적인 소변 양을 채울 수 없고 참을 수 없는 고통이 생기며 밤낮으로 15분에 한 번씩 화장실에 가야합니다. 일이나 여행이 어려워지는 것은 말할 필요도 없습니다. 그래서 미국의 사회 복지국에서는 이 간질성 방광염을 장애로 규정할 만큼 무서운 병이라고 밝혔습니다.

이 병에만 적용되는 특별한 검사는 없으며 증상을 보고 염증부터 암까지 다른 모든 질병의 가능성을 배제시킨 다음에 진단이 이루어집니다. 검사에서는 환자에게 전신 마취를 한 후 방광 벽이 쭉 펴지게 만들어 특정한 질병이 일어날 징후가 있는지를 봅니다.

만약 소변을 심하게 자주 보거나 소변을 볼 때마다 통증이 있는데 항생제 치료를 아무리 받아도 나아지지 않는다면 이 병을 의심해 볼 수 있습니다.

간질성 방광염은 기능상의 문제로 진단되거나 요도염, 자궁 내막증, 외음통, 유착, 골반통 등으로 오진되는 사례가 많습니다.

여성 중 2~3퍼센트 이상이 간질성 방광염을 가지고 있다고 합니다. 만일 성관계가 너무 고통스럽거나 생리 전 골반통이 너무 심한 경우, 혹은 소변이 급할 때가 많고 질의 통증이 있다면 간질성 방광염을 의심할 수 있습니다. 칼륨 함량이 많은 초콜렛, 커피, 레몬과 같은 과일, 토마토를 먹었을 때 증상이 더 심해집니다.

외음통 증후군이나 만성 피로, 섬유 근육통과 같이 이병도만성입니다. 그래서 환자들은 증상이 좋아졌다 나빠졌다 하는 것을 경험합니다.

이 병에는 무엇이 가장 도움이 될까요? 간질성 방광염에 맞는 치료를 선택하는 것은 어렵습니다. 어떤 사람에게 도움이 되는 것이 다른 경우에는 전혀 도움이 안 될 수 있기 때문입니다. 잠깐 효과가 있다가 없어지는 경우도 많습니다.

치료에 사용하는 약들을 보면 먼저 아미트립틸린은 취침 시 소량 복용하는데 가끔씩 아침에 복용하는 것이 효과가 있습니다. 또한 하이드록신 제제를 하루에 50mg씩 복용하면 낮 시간 동안 정신안정제와 근육이완제로써 효과가 있습니다. 그리고 진통제나 소화기 경련 방지제를 복용해도 얼마간 증상이 줄어듭니다.

경련억제제도 약간의 효과가 있지만 눈에 띌 정도는 아닙니다. 엘미론(Elmiron)은 미국 식약청에서 간질성 방광염 치료를 위한 약으로 승인 받은 유일한 약품으로 증상을 25~40퍼센트 정도 개선시킬 수 있지만 6~8 개월은 사용해야 예상했던 효과를 볼 수 있습니다.

대체 의학에서는 제라늄 뿌리로 차를 만들어 효과를 보고 있습니다. 제라늄 뿌리에는 전분과 점액질, 펙틴, 칼슘 옥살레이트 함량이 풍부합니다. 지압 요법도 도움이 됩니다. 경구 투여 약들이 효과를 보지 못했을 경우 피부를 통해 화학 약물을 방광에 침투시키는 DMSO라는 치료를 할 수 있습니다. 일주일에 한 번씩 6~8주간 치료했을 때 환자의 40~60퍼센트에게 효과가 있었습니다.

새롭게 떠오르고 있는 것은 항증식성 인자에 대한 검사입니다. 이것은 간질성 방광염 환자의 방광 세포에서 생산되며 손상된 방광 막을 복구하기 위해 필요한 세포를 만드는 데 쓰이는 성장 인자의 수를 감소시킵니다. 그리하여 방광이 스스로를 손상시켜도 방광 내의 치료 시스템이 활성화되지 못하는 악순환이 생기게 됩니다.

진단 후 처방과 함께 앞을 내다보는 치료가 뒤따르기를 바랍니다. 위에서 언급한 치료를 혼합하거나 연속적으로 사용했을 때 상당히 효과가 좋은 경우가 컸습니다.

생활 방식의 측면에서 보면 스트레스를 줄이는 모든 것이 간질성 방광염에 도움이 됩니다. 스트레스가 주원인이기 때문입니다. 스트레스를 받으면 면역 체계가 약화되고 그렇게 되면 이 병을 더 악화시키게 됩니다. 그리고 간질성 방광염이 악화되면 더 많은 스트레스를 받게 되는 것입니다.

이 악순환을 막기 위한 방법은 여러 가지입니다. 첫째로 스트레스를 줄이는 명상과 시각 치료, 기도를 하는 것이고, 둘째로 간질성 방광염에 일가견이 있는 의사의 치료를 받는 것이며 셋째로는 간질성 방광염에 대한 전문 지식 및 개별적인 처방을 알아두는 것입니다.

우울증

우울증에 대한 이야기는 이 책 전반에 걸쳐 나오고 있습니다. 이 병이 여성과 남성을 무론하고 중년 전반에 나타나기 때문입니다. 여기까지 오셨다면 우울증의 존재나 다른 질병과의 관계, 우울증약에 대해 조금은 익숙해졌을 것입니다. 중년 시기에 생기는 많은 변화와 난관들로 인해 중년들에게 우울증이 가끔 또는 종종 찾아올 수 있습니다.

이번 코너에서 우울증에 대해 말씀드리고 싶은 것은 중년에 찾아오는 갑작스러운 기분 변화와 얼마나 자주 그러한 일이 일어나느냐에 대한 것입니다.

자신의 감정 상태를 무시하고 넘어가서는 안 됩니다. 경미한 우울증도 다른 병과 함께 나타난다면 무시할 수 없을 만큼 위험하기 때문입니다.

　　그래서 자각하는 것이 중요합니다. 의사와의 상담에서 추천받은 여러 가지 약과 치료 방법 중에서 어떤 것을 선택해야 할지에 대해 어느 정도 알고 있어야 하는 것입니다.

　　그렇다면 어떤 방법들이 있을까요?

　　예전 원주민들이 사용하던 대체 약 및 약초들이 현재도 우울증 치료를 위해 사용되고 있습니다. 클라리 세이지, 감마 부틸로락톤, 인삼, 홉, 카트, 겨우살이, 세인트 존스 워트, 쑥, SAM-e, 마테차 등이 있습니다. 이것들 중에서 세인트 존스 워트와 SAM-e 가 가장 효과가 좋은 것으로 알려져 있습니다.

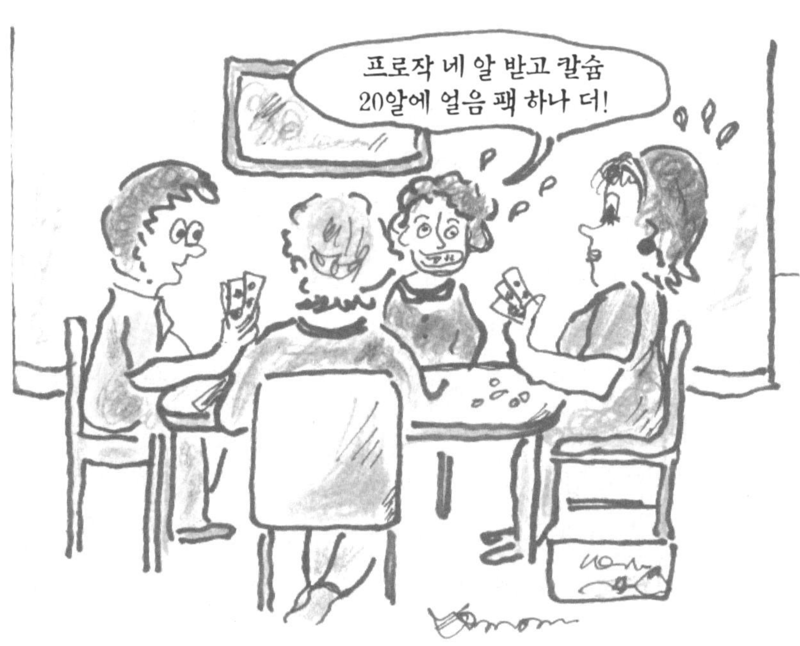

에스트로겐이나 특히 에스트라디올이 중년에 찾아오는 기분 변화나 우울증을 치료할 수 있다는 분석과 의학적 증거가 넘쳐 나고 있습니다.

물론 호르몬을 사용하기 위해서는 의사의 지시에 따라야 하겠지만 크고 작은 연구의 결과를 보면 호르몬 치료가 갱년기의 우울증에 효과가 있음을 입증하고 있습니다.

대부분의 에스트로겐이 효과가 있지만 그 중에 특히 경피 흡수 에스트로겐이 가장 효과가 좋고 인체에 자극이 덜한 형태라는 연구 결과가 나왔습니다.

갱년기에 일어나는 갑작스러운 기분 변화에 대해 에스트로겐을 사용하는 데에 논란이 많습니다. 하지만 에스트로겐을 계속 사용할 것인지 아니면 에스트로겐을 서서히 줄이면서 항우울제를 복용할 것인지에 대해 의사에게 충분히 상담을 받는 것이 좋습니다. 또한 많은 여성들이 선택적 세로토닌 재흡수 억제제(SSRI)를 복용하면서 에스트라디올을 추가하였을 때 한가지 치료만 받을 때 보다 훨씬 큰 효과를 보았습니다.

인체 친화형 마이크로 프로게스테론 캡슐이나 로션, 크림에 대해서는 진료 보고서 외에는 다른 연구 결과가 거의 없습니다. 그중 프로게스테론은 거의 단점이 없다고 할 수 있기 때문에 다른 방식의 치료에서 효과를 보지 못했을 경우 사용할 만합니다.

호르몬 치료는 핫플래시나 갱년기 기분 변화, 질의 문제에만 사용되었지만 서서히 활용의 폭이 넓어지고 있습니다. 어떤 이들은 20년 후에는 수백만의 여성들이 심리적 질환에 대한 도움을 얻기 위해 호르몬을 사용할 것이라는 예측도 내놓고 있습니다.

에스트로겐은 많은 여성에게 자극원이 될 수 있고 기분부전 우울 장애가 있는 사람은 에스트로겐을 추가해서 효과를 볼 수 있습니다.

프로게스테론은 체내의 수치가 적은 사람이라면 격정성 울병이나 주기적 우울증에 적정량을 사용했을 때에 도움이 됩니다.

항 우울제에는 여러 가지 계열이 있습니다. 오래전부터 사용된 약도 있고 새로 나온 약도 있습니다. 이 약들은 각자 장단점이 있습니다. 아래에는 가장 많이 사용되는 약을 계열별로 열거한 것입니다. 하지만 완벽한 목록은 아니며 더 추가될 수도 있습니다.

트리사이클릭 계열에는 아미트립틸린, 데시프라민, 이미프라민, 노트립틸린 등이 포함됩니다. 이 계열에 속한 약들의 장점은 비용이 저렴하고 치료에 사용된 지 오래 되었으며 대체로 효과가 좋다는 것입니다. 단점으로는 무기력함과 신경 안정, 혈압 저하, 부정맥과 성욕 감퇴, 체중 증가, 구강 건조 등이 일어날 수 있다는 것입니다.

선택적 세로토닌 재흡수 억제제(SSRI)계열에는 플루옥세틴, 파록세틴, 세르트랄린, 시탈로프람, 플루복사민 등이 있으며 기분을 고양시키는 혈중 단백질인 세로토닌이 뇌에서 사라지는 것을 방지해 주는 것입니다. 선택적 세로토닌 재흡수 억제제는 환자들이 입원하지 않고 치료 받을 수 있지만 상대적으로 비싸니다. 선택적 세로토닌 재흡수 억제제는 진정제와 같은 작용을 하거나 구강 건조, 혈압 이상, 심장 이상이나 체중 증가 등의 부작용 없이 우울증 증상을 줄이거나 완치할 수 있습니다. 하지만 단점으로는 구토와 성욕 감퇴, 불면증 등이 있습니다. 구토 증세는 음식과 함께 섭취한다면 2~3주 안에 사라지고 불면증은 환자의 15퍼센트 정도만 경험합니다. 그리고 불면증은 복용량을 줄이면 괜찮아집니다.

그렇다면 의사들은 어떻게 한 가지 약을 선택할까요?

선택적 세로토닌 재흡수 억제제와 트리사이클릭 계열의 약들은 사용된 시기가 매우 길고 상대적으로 저렴하기 때문에 대부분의 의사들이 우울증 치료를 할 때 가장 많이 생각합니다.

이 약들이 가진 효능과 여러분의 증상을 맞추어 보십시오. 의사들에게 여러분에게 처방하는 약과 그 약을 고른 이유, 예상되는 효과에 대해 설명해달라고 하십시오.

이렇게 함으로써 처음 처방받은 약의 효능을 극대화시킬 수 있습니다. 또한 다른 약으로 바꾸기 전에 12주 정도는 한 가지 약을 지속적으로 사용해보시기 바랍니다. 증상을 완전히 없애는 것이 목표이기 때문에 일단 증상이 없어졌더라도 그 치료를 적어도 6~9 개월 간 지속하셔야 합니다. 약을 그만 사용해도 될 것 같다면 복용량을 천천히 줄여가는 것이 좋습니다.

새로운 항우울제들도 의료계에서 입지를 넓히고 있습니다.

벤라팍신은 우울증과 함께 불안 장애를 가지고 있는 환자에게

2차 치료약으로 가장 흔하게 사용되고 있습니다. 이 약은 불면증과 같은 부작용이 없어서 불면증을 줄이기 위해 사용됩니다. 하지만 성욕 감퇴라는 부작용을 가지고 있습니다. 가장 흔한 부작용에는 구토와 혈압 상승이 있습니다. 일반적으로 한 번 사용해서 오랜 기간 동안 전천히 효과기 방출되는 치료법이 선호됩니다.

부프로피온은 매우 유명한 2차 치료약으로 성욕 감퇴와 같은 부작용이 없습니다. 이 약은 다른 우울증 약의 부작용인 성욕 감퇴를 개선하기 위해 함께 사용되는 경우가 많습니다. 그리고 이 약은 약간의 주의력 결핍 과다 행동 장애를 겪고 있는 사람에게 특히 도움이 됩니다. 하지만 오후 늦게 복용했을 경우 불면증이 있을 수 있고 많은 양을 사용했을 경우에 발작을 일으킬 소지가 있습니다. 부프로피온은 금연 치료제로도 시판되고 있습니다. 불면증이 있는 사람이 아니라면 기간을 오래 두고 복용하는 것이 좋습니다.

세르존은 졸리게 하는 효과가 있기 때문에 불안 증세가 있는 환자들에게 주로 사용됩니다. 이 약은 선택적 세로토닌 재흡수 억제제 및 기타 항우울제보다 다른 약과 상호작용이 더 좋지만 구강 건조, 어지러움과 신경 안정 등의 부작용을 유발합니다.

미르타자핀은 뇌에 있는 세로토닌을 증가시키는 것으로 알려져 있습니다. 어떤 사람들에게는 졸음을 유발할 수 있지만 성욕에는 거의 영향을 주지 않습니다. 체중 증가와 구강 건조가 가장 흔한 부작용입니다.

가베펜틴도 언급해야 할 것 같습니다. 발작 억제제로 개발되어 시판되고 있지만 다른 항우울제와 함께 보조적으로 사용하는 2차 치료약으로서의 입지를 굳히고 있습니다. 취침 시에 100mg 정도 복용하는 것으로 시작해서 필요할 때마다 복용량을 급격히 늘일 수 있는데 많게는 1000~1200mg까지 복용할 수 있습니다. 수면 치료에 좋고 상대적으로 부작용이 적습니다. 조울증에 특히 효과적입니다.

다른 발작 억제제들도 정신과에서 우울증 치료에 보조적으로 사용하고 있습니다. 이러한 약들은 일반적으로 부작용이 적습니다.

끝으로 만일 여러분이 MAO 억제제라는 오래 전에 개발된 항우울제를 사용하고 있다면 절대 다른 항우울제와 함께 복용하면 안 되며 위에서 나온 약으로 바꾸기 위해서는 적어도 2주는 어떤 약도 먹지 않고 기다려야 합니다.

제18장
앞으로 일어날 일

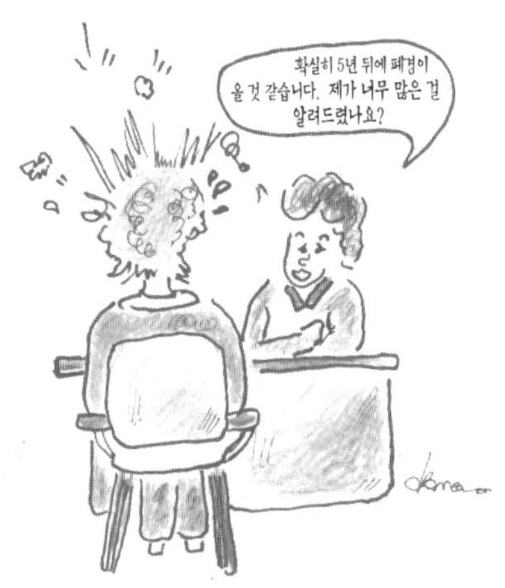

앞으로 일어날 일

미래는 지금과 같지 않습니다. 지금부터 중년들이 알아야 할 새로운 알짜배기 소식들을 알려드립니다.

유전공학

유전 표지와 유전자에 대한 연구 중 최근 특정 호르몬 치료에 적합한 여성과 그렇지 않은 여성의 유전 인자와 위험 표지를 찾아내려는 움직임이 많습니다.

여성 전문의들은 에스트로겐 수치를 높이는 선택적 에스트로겐 수용체 변형제를 골다공증 예방에 사용하는 등 창의적으로 약을 처방하는 것이 의학적으로 얼마나 중요한 지에 대해 자각하고 있습니다.

최근에 호르몬 보조제를 사용했을 때 심혈관계에 부작용이 일어나는 여성들의 유전자형을 발견했습니다. 또한 유방암 발병 위험이 적은 아시아 여성들의 유방 근육에 고르게 분포되어 있는 특정한 에스트로겐 수용체(에스트로겐 수용체 알파)도 발견했습니다.

난소암에 대한 가족력이 있는 여성들은 난소암에 걸리지 않기 위해 피임약의 도움을 받을 수 있습니다. 그리고 특정한 유전자 변이가 있는 여성들이 선택적 에스트로겐 수용체 변형제를 사용한 항암치료의 효과를 보기에 적합하다는 사실은 이미 알려져 있습니다.

이러한 성과들로 인해 의사들은 특정 치료를 받을 수 있는 여성과 그렇지 않은 여성을 구별할 수 있고 이렇게 된다면 여성들은 자신이 받는 치료의 효과를 볼 가능성이 높아지는 것입니다.

호르몬

호르몬 치료를 받은 사람과 그렇지 않은 사람을 비교했을 때 얻는 장기적 효과에 대한 연구는 아직 진행 중이거나 시작 단계에 있습니다.

그 중 최근에 한 대형 연구의 일부 결과가 나왔습니다. 미국 여성 건강 연구에서 실시한 이 연구는 우리에게 많은 것을 알려주었지만 아직 해결하지 못할 문제들도 많이 남겨두었습니다.

이 연구는 암말의 에스트로겐을 가공해서 만든 호르몬과 비교적 저렴하게 에스트로겐 치료가 유발할 수 있는 자궁 내막 과형성을 억제하는 효과가 있는 합성 프로게스틴을 이용해 실시되었습니다. 그런데 이 호르몬들이 콜레스테롤 수치에 나쁜 영향을 미친다는 결과가 나와 기존 연구들에서 에스트로겐이 심장에 장기적으로 좋은 영향을 준다고 주장했던 것을 뒤집었습니다.

이 대형 연구는 두 가지 호르몬을 5년 이상 함께 복용했을 때 장년 여성이 유방암에 걸릴 확률이 높아진다는 말이 나돌자 5년 간의 실험을 끝으로 중단하게 되었습니다. 그리고 이 연구는 에스트로겐이 장기적으로 폐경 여성의 심혈관계에 좋은 영향을 미치기 보다는 부작용을 준다는 결과를 내놓았습니다.

하지만 좀 더 자세히 살펴보면 이 연구의 대상은 60세 이상의 여성이었기 때문에 이미 심혈관계 질환에 대한 위험도가 높았다고 할 수 있습니다. 그리고 이 연구는 호르몬 대체 요법이 갱년기 증상을 치료할 수 있는지에 대한 답을 제시하지 못했습니다. 두 호르몬의 단기적인 부작용을 발견했을 뿐입니다. 그리고 시작한지 5년 만에 연구를 마쳤기 때문에 에스트로겐의 장기적인 효능이 무엇인지 밝히지 못했습니다.

에스트로겐으로만 연구를 한다면 어떨까요? 피실험자 집단에게 에스트로겐만 7년 동안 복용하도록 했던 연구에서 실제로 유방암 발병률이 줄어들었다는 결과가 나왔습니다. 이 연구에서는 여성들에게 극소량의 에스트로겐만 사용하도록 했습니다.

그렇다면 인체 친화형 호르몬은 어떨까요? 이러한 호르몬들이 합성 호르몬보다 더 안전할까요? 약의 효과가 전달되는 방식의 차이가 있을까요?

아직 많은 것들이 알려지지 않은 상태입니다. 알려진 바로는 에스트로겐이 기존에 심혈관계 질환을 앓았던 경험이 있는 여성에게 단기적으로 부작용을 일으킨다는 사실입니다. 하지만 장기적으로는 심혈관계 질환이 있는 사람에게나 없는 사람에게나 효능이 있다고 합니다. 하지만 폐경 이후에 장기적으로 사용하면 민감한 사람의 경우 유방암에 걸릴 위험이 높아집니다.

그렇다면 보통 사람에게는 어떤 작용을 할까요? 또 다른 종류의 에스트로겐이나 프로게스테론, 프로게스틴은 어떨까요? 새로운 정보에 의하면 이런 호르몬들도 에스트로겐과 비슷한 위험을 가지고 있다고 합니다. 그러면 에스트라디올이나 테스토스테론, 간을 우회해서 전달되는 경피 흡수 호르몬은 어떨까요?

아직은 모르는 상태입니다. 이에 대한 새로운 연구가 진행 중이거나 계획단계에 있지만 의미 있는 결과가 나오기까지는 조금 시간이 걸릴 것 같습니다.

미래는 지금과 같지 않습니다.

에스트로겐이 뇌 구조 및 기능에 미치는 영향에 대한 연구에서 이미 괄목할 만한 진전이 있었습니다. 이러한 새로운 지식들은 에스트로겐이 뇌의 노화와 퇴행성 질환에 미치는 영향에 대한 우리의 식견을 넓혀줍니다. 또한 폐경 여성의 호르몬 관리에도 크게 기여할 것입니다.

새로운 전달 체계

호르몬 보조제에 대한 새로운 전달 체계를 개발하기 위해 많은 작업들이 진행되고 있고 이미 많은 것들이 미 식약청의 승인을 기다리고 있습니다.

에스트로겐을 방출하는 질 삽입형 링이 2003년 5월에 미 식약청의 승인을 받았습니다.

질 내에 삽입하는 작은 알약으로 천천히 피부 아래에 호르몬을 방사하여 효과를 내는 호르몬제도 기대가 됩니다.

코 안에 뿌리는 호르몬제도 검사 단계에 있습니다. 호르몬 치료 방법을 다양하게 선택할 수 있는 만큼 자신에게 맞는 것을 더 쉽게 찾을 수 있을 것입니다.

비강에 뿌리는 호르몬 치료에 대한 초기 연구 결과 매우 안전하고 효과적이며 폐경기의 여성도 사용할 수 있는 것으로 밝혀졌습니다. 에스트라디올만 사용하거나 프로게스테론과 함께 사용할 수 있으며 매일 한 번씩만 뿌리면 됩니다. 비강에 뿌리는 유형과 패치형 호르몬을 비교한 결과 효과나 편리성, 조제 속도 면에서 뿌리는 타입이 훨씬 더 좋았고 치료를 중단하는 비율도 더 낮았습니다.

에스트로겐과 프로게스틴을 혼합한 형식은 사용량에 제한이 있는 제품을 제외하고는 알약으로만 시판되고 있기 때문에 에스트로겐과 프로게스테론 또는 프로게스틴을 혼합해서 사용하기 위한 패치가 부족한 상황입니다. 하지만 이러한 상황이 바뀔 것이라는 기대가 있습니다. 그리고 오랫동안 피임약과 자궁 내 피임 장치에 사용되었던 레보노게스테롤과 에스트라디올 및 에틸린 에스트라디올을 혼합한 패치도 나올 것이라고 기대합니다.

머지않은 미래에 에스트로겐과 프로게스테론을 합성한 질 삽입식 링이 나올 것이라고 합니다. 그리고 현재 시판되고 있는 것보다 더 적은 용량의 제품이 나올 것을 기대합니다.

프로게스테론과 프로게스틴 치료의 변화

프로게스테론이나 프로게스틴은 에스트로겐과 함께 호르몬 대체 요법에 사용되었고 에스트로겐만 오랫동안 사용했을 경우 발생할 수 있는 암의 위험으로부터 자궁 내막을 보호하는 역할을 합니다.

하지만 대부분의 연구에서는 에스트로겐의 양을 평소보다 훨씬 많이 잡았기 때문에 실제로 에스트로겐이 암을 유발하는지에 대한 의심의 여지가 있습니다.

프로게스테론을 호르몬 대체 요법에 사용했을 때 자궁 내막을 보호하는 효과가 있다는 사실은 잘 알려져 있지만 심혈관계에 대한 위험 등의 문제점도 알려져 있습니다.

현재는 각기 다른 종류의 프로게스틴을 사용한 연구가 실시되고 있습니다. 천연 프로게스테론과 파생 호르몬과 다른 신약은 남성성을 일으키는 부작용이나 지질에 미치는 악영향이 없는 것으로 밝혀졌습니다.

또한 프로게스테론이나 프로게스틴이 호르몬 대체 요법에 진정으로 필요한 가에 대해서 다시 생각해보는 움직임도 있습니다.

하지만 최근의 연구에서 소량의 에스트로겐을 치료에 사용했을 때 자궁 내막에 이상이 생기거나 자궁암이 생길 위험이 있다고 밝혔습니다.

게다가 에스트로겐 대체 요법이 자궁암 발병 위험을 높인다고 말한 연구 결과들은 예상되는 위험 중에는 낮은 수준이라고 밝혔기 때문에 에스트로겐 치료를 받을 경우 더 위험한 암에 걸릴 가능성도 있음을 암시합니다.

에스트로겐 보조제가 주는 효능은 대부분 삶의 질과 관련이 되어 있어서 이 치료를 오래 받을 가능성이 있습니다. 프로게스틴은 이러한 효능을 줄이는 역할을 합니다.

그래서 미래에는 개인에 맞추어 소량의 에스트로겐 치료만 받는 것과 에스트로겐과 프로게스틴을 함께 처방받는 것 둘 중에 선택을 할 수 있을 것입니다. 이러한 일이 이루어질 때까지 천연 프로게스테론을 사용하면서 프로게스틴을 한 번에 10~14일씩 3개월에 한 번 사용하거나 자궁 내 피임 장치를 사용하는 것이 인체에 부작용이 없습니다.

새로운 선택적 에스트로겐 수용체 변형제: 티볼론

선택적 에스트로겐 수용체 변형제는 시판되는 호르몬 중 가장 완벽에 가깝습니다.

우리는 갱년기와 폐경기 여성의 골다공증 예방과 치료에 사용되는 선택적 에스트로겐 수용체 변형제에 대해 앞에서 다루었습니다. 랄로시펜은 골 소실 예방에 우수한 효과를 가지고 있을 뿐 아니라 지질에도 좋은 영향을 주고 유방암에 대한 위험도 줄이지만 성욕을 향상시키거나 갱년기 증상을 개선시키는 효능은 없습니다.

가장 이상적인 경우는 랄로시펜과 같은 선택적 에스트로겐 수용체 변형제가 골밀도 개선 효과도 있고 유방암 발병률도 낮추어주면서 갱년기 증상도 진정시키는 동시에 성욕에도 좋은 효과를 나타내는 것입니다.

이러한 약이 있을까요?

유럽과 아시아에서 거의 20년 간 갱년기 증상의 치료와 지질 개선에 사용된 티볼론이라는 합성 스테로이드에 대한 연구가 많이 진행되고 있습니다.

티볼론은 자궁 내막에 자극을 주지 않으면서 갱년기에 일어나는 핫플래시와 같은 혈관질환을 완화시킵니다. 프로게스틴을 섭취할 필요도 없고 주기적인 출혈도 발생하지 않습니다.

그리고 질의 불편함과 건조함을 완화해주기 때문에 성욕 향상도 기대해 볼 수 있습니다.

또한 성 호르몬 결합 글로불린의 양을 크게 줄여 몸속을 순환하는 테스토스테론의 수치를 높이기 때문에 기분 변화와 지질에 대해 안드로겐과 같은 효과가 있습니다.

티볼론은 프로게스토겐과 에스트로겐, 안드로겐과 같은 신진대사적 활동을 합니다. 핫플래시 증상을 완화시키고 비뇨 생식기가 쇠약해지는 것을 방지해주며 성생활을 원만하게 해주는 동시에 뼈를 보호해줍니다. 또한 에스트로겐이나 다른 호르몬 치료보다 유방에 대한 자극이 덜하고 이상 출혈을 일으키지도 않습니다.

티볼론이 동맥 유연성에 좋은 영향이 있다고 하지만 관상 동맥의 유연성에도 도움을 주지는 않습니다. 하지만 티볼론이 협심증에 직접적인 효과가 있다고 밝힌 연구 결과도 있습니다. 지질에 있어서 어떤 부분에는 좋은 영향을 주지만 고밀도 지방 단백질 수치 개선에는 좋지 않은 영향을 준다고 합니다.

호르몬 치료 분야에서 두각을 나타내고 있는 수잔 데이비스 박사는 티볼론이 갱년기 여성의 성욕과 기분, 인지 기능에 미치는 영향에 대해 실시한 연구들을 분석했습니다.

그에 따르면 티볼론은 혈중 베타 엔도르핀을 증가시켜서 기분을 좋게 한다고 합니다. 또한 안드로겐과 같은 효과도 있기 때문에 에너지와 기분을 향상시킵니다. 하지만 기분에 미치는 영향은 에스트로겐이 주는 그것만큼 좋지는 않습니다. 티볼론이 지질 개선이나 여성의 성욕과 기분 변화에 기존의 호르몬 치료보다 더 좋은 효과를 보이는 것은 이 호르몬이 에스트로겐과 안드로겐의 효과를 모두 가지고 있고 성 호르몬 결합 글로불린을 줄이는 기능을 하기 때문입니다.

티볼론의 부작용은 아직 다 밝혀지지는 않았습니다. 많은 실험들이 티볼론만 사용한 경우와 기존의 에스트로겐과 프로게스틴을 혼합한 경우, 그리고 아무 치료도 하지 않은 여성들을 비교하고 있습니다.

유럽과 아시아에서 오랫동안 이 호르몬을 사용한 결과 특별한 문제는 없었습니다.

다른 선택적 에스트로겐 수용체 변형제도 연구 중에 있지만 티볼론처럼 연구가 많이 이루어지고 있는 호르몬은 없습니다. 두 개의 호르몬이 인체를 대상으로 임상 실험 중인데 요실금 및 기타 요도 질환, 자궁 내막 팽창, 복통과 같은 문제가 있는 것으로 나타나서 이것이 호르몬 자체의 문제인지 우연의 일치인지 알아보기 위해 후속 연구를 해야 하는 상태입니다.

또한 SCH57068이라는 호르몬이 동물을 대상으로 임상 실험 중인데 골 소실을 방지하고 뼈를 튼튼하게 하며 콜레스테롤과 저밀도 지방단백질의 수치 상승을 예방하는 것으로 나타났습니다. 그리고 난소를 제거한 쥐를 가지고 실험했을 때 에스트로겐이 자궁을 자극하는 것을 막아주는 역할을 했다고 합니다.

테스토스테론

머지않아 여성들이 사용할 수 있는 적은 용량의 테스토스테론 보조제가 시판될 것이 예상됩니다. 미 식약청이 여성 전용 의약품에 대한 승인을 이제야 하는 것을 보면 우리 사회의 다른 분야도 그렇지만 여성 전문 의약 분야가 남성의 그것보다 뒤쳐져 있음을 알 수 있습니다.

정량식 테스토스테론 스프레이에 대한 연구가 호주에서 진행되고 있는 가운데 적어도 두 가지 이상의 신약이 동물과 인체를 대상으로 임상 실험 중에 있습니다.

테스토스테론 패치가 개발되어 판매하고 있으니 찾아보시기 바랍니다.

테스토스테론 나노입자가 들어있는 로션도 식약청에서 실험을 하고 있으며 코 안에 뿌리는 스프레이와 젤 타입 테스토스테론도 실험 중입니다.

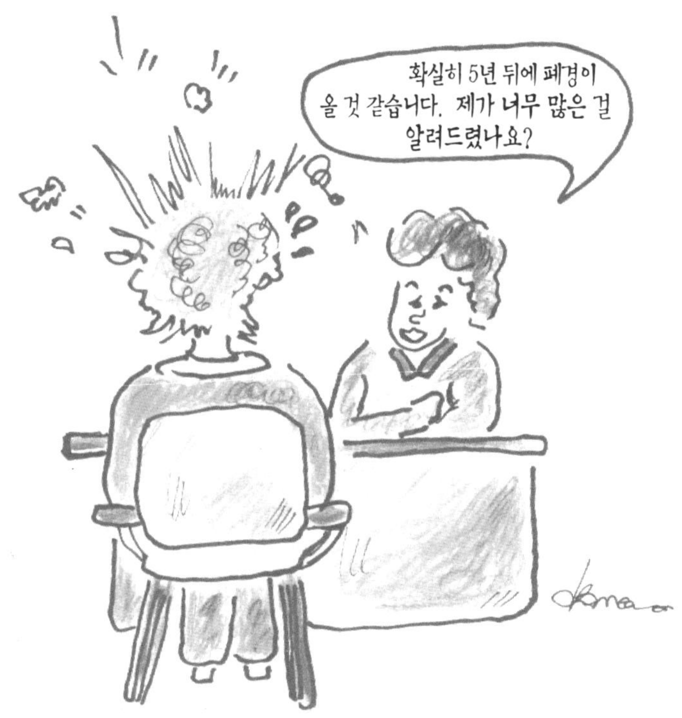

골밀도에 대한 소식

비스포스포네이트 계열 약품들과 선택적 에스트로겐 수용체 변형제들이 개발 단계에 있고 곧 시판될 예정입니다. 선택의 여지가 많아진 만큼 혼란도 많아질 것이 예상됩니다.

비스포스포네이트 계열과 랄로시펜과 같은 선택적 에스트로겐 수용체 변형제를 연속적으로 사용하거나 함께 사용했을 때 기존에 한 가지 계열만 사용했을 때보다 효과가 좋은지에 대해서도 실험하고 있습니다. 예비 연구에 따르면 함께 사용하는 것이 더 좋을 수도 있다고 합니다.

몇 가지 다른 신약들도 실험 단계에 있습니다.

비스포스포네이트 계열의 졸레드로닉산이 인체를 대상으로 한 임상 실험 중에 있습니다. 졸레드로닉산은 3개월이나 6개월에 한 번씩 정맥 주사로 치료합니다. 예비연구에 따르면 경구 투약 비스포스네이트 치료와 비슷한 골 밀도 향상 효과가 있었다고 합니다.

위에서 말씀드린 것처럼 몇 가지 선택적 에스트로겐 수용체 변형제들이 동물이나 인체를 대상으로 임상 실험 중에 있습니다. 그 중 한 가지는 동물 임상 실험 중에 있는데 골 소실 예방에 강력한 효과를 보이고 있다고 합니다. 이 약은 뼈를 강화시키는 효과가 있었고 난소를 제거한 쥐를 대상으로 실험했을 때 콜레스테롤과 저밀도 지방 단백질의 수치가 증가하지 않았다고 합니다. 하지만 폐경기 여성에게 사용했을 때 안전한지를 알아보기 위해 인체를 대상으로 하는 임상 실험이 필요합니다.

유방암

유즙 도관 세척법(Ductal lavage)은 아직 사용 빈도는 거의 없지만 2년 여간 의료계의 주목을 받고 있습니다. 이것은 여성의 유즙에서 세포를 채취하여 이상 세포가 있는지를 확인하는 방법입니다. 이 검사는 유방암 위험이 높은 여성에게 실시하는데 도관을 통해서 유즙에 있는 세포를 세척하게 됩니다. 하지만 유두를 통해서 유즙이 나오는 여성만 이 검사를 받을 수 있습니다.

세척에서 이상 세포가 나오면 이상이 있다는 것이지만 어디에서 어떤 이상이 있는지에 대한 정보는 전혀 알 수 없습니다.

그래서 유관 내시경이라는 새로운 검사 방법이 유즙 도관 세척법이 빠뜨린 부분을 채워주는 전도유망한 검사로 떠오르는 것입니다.

유관 내시경은 작은 내시경을 유관에 넣어서 유관 내막을 직접 보면서 유방에 이상이 있는지, 수술이 필요한지를 알아보는 검사입니다.

10장에서 이야기했듯이 에스트로겐 수용체 변형제는 유방암 치료 및 예방 분야에서 떠오르고 있는 물질입니다. 유방암 예방과 치료에는 타목시펜과 같은 것이 있지만 아직 선택적 에스트로겐 수용체 변형제에 대한 연구가 더 많이 이루어져야 합니다.

이러한 것을 아로마타제 억제제라고 하는데 화학 구조에 따라 스테로이드 계열과 비 스테로이드 계열로 나뉩니다. 이러한 약들이 유방암 치료에서 어떤 역할을 하는지는 이미 잘 알려져 있습니다.

하지만 호르몬을 조작하는 이 물질들이 가끔씩 유방에서 이상 세포의 성장을 촉진시킬 수도 있다는 연구도 많이 이루어지고 있다고 합니다.

유전자 검사는 유방암 예측과 예방에 있어서 가장 중요한 부분입니다.

네덜란드 연구원들에 의해 개발된 새로운 검사법은 컴퓨터 칩을 이용해 53세 이하의 여성 3백 명으로부터 채취한 25000개의 유전자 중에서 암으로 전이되거나 발현될 수 있는 세포를 가려내는 것입니다. 검사 결과 유방암에 걸릴 위험이 적다고 나온 피실험자들이 10년 간 생존한 비율은 95퍼센트였습니다. 위험도가 높은 환자들은 암 발병률이 이에 비해 5배 정도 높았습니다.

이러한 유전자 검사는 암의 재발을 예측하는 데 있어서 기존의 방법보다 훨씬 정확했습니다. 그리고 항암 주사 치료를 집중적으로 했을 때 효과를 볼 수 있는 여성을 가려낼 수 있었습니다. 유전자 검사 결과 여성의 61퍼센트가 위험도가 높은 집단에 포함되어 90퍼센트였던 표준 검사에 비해 항암 치료를 받아야 하는 여성의 숫자를 3분의 1 가량 줄일 수 있었습니다.

또한 개발 단계에 있는 유전자 검사 방법이 많다는 사실도 우리를 기대하게 합니다.

그 중 가장 유망한 방법은 컴퓨터의 도움을 얻어 세포가 생산한 수백 가지의 단백질 속에서 유전 형질을 발견하거나 뚜렷한 유방암 인자를 발견하는 것입니다. 단백질을 관찰하는 것을 통해 암을 훨씬 빨리 진단할 수 있고 여러 가지 치료에 대한 반응 여부도 알 수 있게 되는 것입니다. 단백질을 이용하면 암세포 내의 단백질을 찾을 수 있고 질병으로 인해 정상 단백질의 수가 급격히 증가했음을 알 수 있습니다. 결과적으로 유방암의 단백질 모형을 찾아서 적절한 진단과 치료를 할 수 있게 되는 것입니다.

난소암

유전자 연구원들은 질병의 위험이 높은 환자들에게서 질병의 주범이 되는 유전자를 찾기 위해 지속적으로 노력하고 있습니다. 그리하여 남들보다 더 조심해야 할 환자를 가려내는 것과 동시에 유전자 조작이 가능하지는 것입니다.

그리고 저렴한 혈액 검사를 통해 난소암을 진단하기 위한 노력도 계속되고 있습니다. 최근에는 헤모글로빈 결합 단백질을 측정하는 검사가 매우 유망한 것으로 보입니다. 하지만 더욱 기대되는 것은 위에서 나온 혈액에서 암을 유발하는 단백질 유형을 찾는 검사라고 할 수 있습니다.

골반

이 분야에서 가장 큰 소식은 인체에 무해한 TVT와 스트라타시스라는 요도 지지 수술의 장기적인 경과가 기존의 수술만큼 좋다는 것입니다.

요즘은 질을 통한 골반 수술보다 복강경을 이용한 치료가 각광을 받고 있습니다. 그리고 고주파를 이용하는 방법에도 관심이 쏠리고 있습니다.

탈장과 방광 헤르니아, 직장 탈장, 자궁이나 질의 탈출이 있었을 때에 골반 재형성 과정은 대부분 질을 통해 이루어졌습니다.

하지만 요즘에는 숙련된 복강경 전문의나 몇몇 비뇨 산부인과 전문의들이 복강경을 이용해서 이 같은 수술을 하고 있는데 이렇게 하면 기계가 인체에 해를 덜 끼치게 되고 골반을 아래에서 형성하지 않고 위에서부터 끌어올리게 됩니다. 수술 후 경과는 기존의 수술과 비슷하거나 더 좋은 경우가 많고 특히 외상이 적다고 합니다. 고주파는 골반의 연결 근육을 조여서 방광을 지탱하고 질을 조이거나 대변 실금을 치료하기 위해 사용합니다. 현재 이러한 수술에 쓰이는 그물 조직이나 테이프는 최첨단 수준입니다.

유섬유종

자궁을 드러내기 싫어하는 환자들을 위해 인체를 덜 침해하는 수술 방법과 방사선 치료가 사용되고 있습니다.

그리고 유섬유종에 의한 과다 출혈을 수술 없이 치료하기 위한 신약도 개발 단계에 있습니다.

유전자 지도

인간 유전체(human genome)는 한 사람의 유전정보 전체를 말합니다. 적혈구를 제외한 모든 세포들은 3백만 개 이상인 전체 유전자의 위치 정보를 담고 있습니다.

혈관 질환, 혈청, 당뇨, 난소암, 유방암, 대장암 등의 질병을 진단하고 개개인에 맞춘 치료를 하기 위해 DNA 검사를 이용하는 연구가 진행되고 있습니다. 한 사람의 유전 정보는 그 사람이 어떤 질병에 걸리기 쉬운지를 알려줄 뿐 아니라 어떤 치료를 받는 것이 좋은지 알게 할 수도 있습니다.

컴퓨터 칩을 이용해서 수천 개의 유전자 위치를 알면 개인의 유전적 위험에 대해 알 수 있습니다. 그래서 유전자 검사를 통해 약을 처방하면 더욱 효과적이고 안전하며 개개인에 맞춘 치료를 할 수 있을 것입니다. 이것이 바로 의료계에서 유전자가 가장 각광을 받는 이유입니다.

멋진 신세계이지 않습니까!

여기에서는 현재 떠오르고 있는 분야에 대해 맛만 보여드렸습니다. 그러므로 완벽한 내용이 아닐 수 있습니다. 시간과 자금이 충분하다면 연구는 계속됩니다. 현재 미국이 이라크 전과 무기 개발에 쏟고 있는 돈을 의료 연구에 조금이라도 사용한다면 어떤 성과들이 생길지 생각해보십시오.

제19장

마지막
배운 것으로 잘 살기

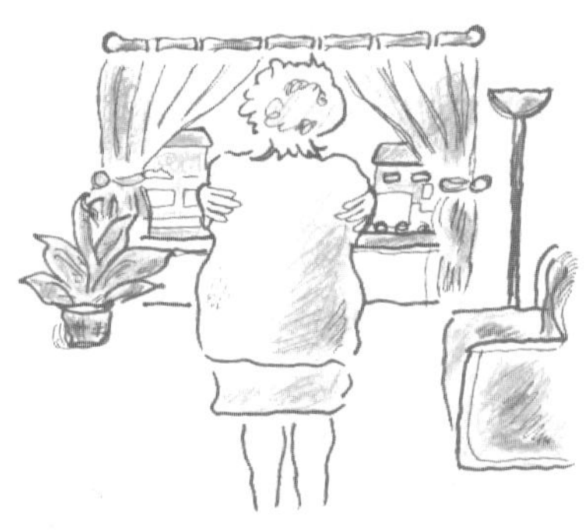

오랜 시간 자기 모습대로 살지 않으면 지치게 된다. 하지만 스스로 '이게 내 모습이야. 이게 내가 알아야 하는 사실이야.'라고 생각한다면 익숙하지 않은 것도 극복할 수 있다.
- 크리쉬나무티 〈펭귄〉

당장 무대에 설 것처럼 바이올린을 켜고 평생 연주할 것처럼 배우는 것이 인생이다.
- 사무엘 버틀러

마지막 배운 것으로 잘 살기

중년을 한 마디로 요약한다면 '언제나 살 길은 있다.'라고 하고 싶습니다.

제가 이 책에서 제공한 내용들이 여러분들 스스로 아니면 의사와 상담을 할 때 그러한 길을 찾는데 도움이 되기를 바랍니다.

물론 여러분이 만난 의사가 최신 소식에 정통하고 지식에 대한 편견이 없는 사람이라면 이런 길을 찾기가 더욱 쉽고 효과도 좋을 것입니다.

하지만 언제나 그런 의사만을 만날 수는 없습니다.

그렇다면 여러분에게 맞는 의사는 어떻게 찾을까요? 의사와 함께 갖는 시간을 효율적으로 사용하려면 어떻게 해야 할까요?

1. 의사와 상담하기 전에 정보들을 많이 읽고 학습하십시오. 책을 한 권만 읽어서는 안 됩니다. 게다가 한 가지 치료만을 맹신하는 사람이 쓴 책이라면 더욱 곤란합니다.

2. 병원을 방문하기 전에 질문 사항들을 만드십시오. 그리고 여러분의 문제나 상태, 걱정거리들, 기존에 했던 치료들의 성공과 실패, 얻고 싶은 치료 효과 등을 적어서 의사에게 말하십시오. 여러분이 작성한 목록을 보고 안절부절 못하거나 경계하는 의사라면 다른 곳을 찾아보시기 바랍니다.

3. 그 작성한 내용을 달성할 수 있을 만큼의 시간을 요구하십시오. 적어도 두세 번은 방문해야 충분히 의논하고 치료 일정도 정할 수 있을 것입니다. 그러므로 치료 계획만 짜는 데에 몇 달을 기다려서는 안 됩니다.

4. 치료의 효과가 없다면 치료법을 조정하거나 다른 의사를 찾아야 할 것입니다. 사실 돈을 좀 들여서라도 갱년기 여성 질환에 검증된 의사를 찾아서 치료 방법도 조율하고 질문에 대한 답도 얻는 것이 더 안전하고 효율적일 수 있습니다. 이렇게 들어간 돈이 오래 고생하는 것보다 나을지 모릅니다.

저는 밥 한 끼에 10만원을 내고, 옷이나 화장품에 20만원을 쓰며 텔레비전을 사는 데에 기꺼이 100만원도 내는 사람들이 자신의 건강을 위해서는 고작 몇 십만 원 더 쓰는 것을 아까워하는 것을 보면 놀랍니다.

갱년기 증상에 있어서는 돈을 들인 만큼 성과를 얻을 수 있습니다.

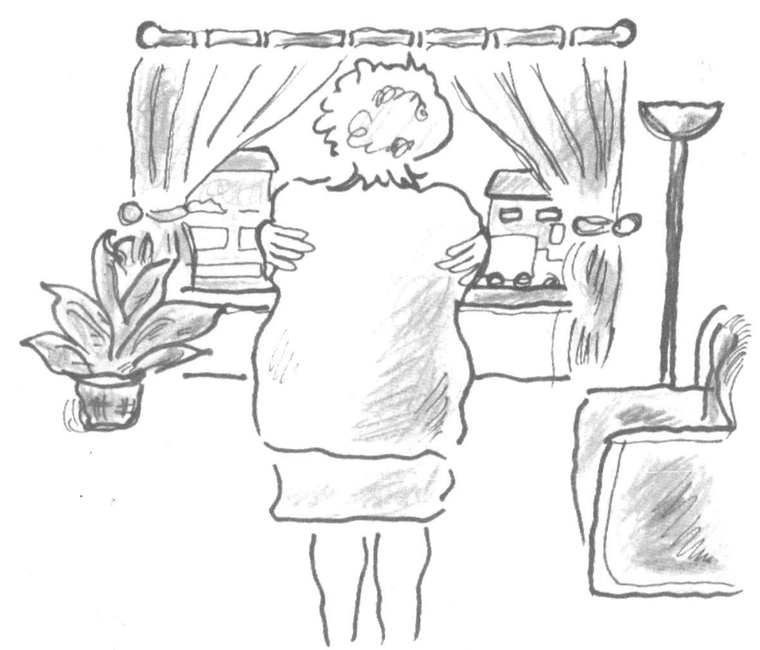

그렇다면 어디에서 좋은 의사를 찾을 수 있을까요?

갱년기와 중년에 대한 인터넷 사이트를 찾아보십시오. 인터넷에 자료가 많습니다. 검색 사이트에서 폐경이나 갱년기에 대해 검색해보십시오. 그 중 자주 거론되는 이름을 찾으시면 됩니다.

의사에게 넌지시 물어볼 수 있도록 최신 진단 방법들을 알아두십시오. 대부분 검사를 할 때에는 보험회사에 유리한 검사만을 하는 경우가 많습니다. 여러분이 골다공증이나 심혈관계 질환에 대한 위험 요소를 가지고 있는 데에도 보험회사에서 지원하지 않는다며 골다공증 검사나 이상 지질 검사를 받을 수 없다면 시스템이 잘못된 것입니다. 여러분은 실질적인 진단을 위해 검사를 받아야 합니다. 필요한 검사의 몇 가지 예를 들어보겠습니다.

- 골밀도 측정 : 65세 이상, 호르몬 대체 요법을 하지 않고 있는 사람, 골다공증이 있는 사람, 골다공증에 대한 가족력이 있는 사람, 조기 폐경이 온 사람, 위험이 높은 약을 장기간 사용한 사람, 골다공증 치료에 대한 경과 확인이 필요한 사람.
- 지질과 심장 검사 : 고지혈증, 심장 질환에 대한 가족력이 있는 사람
- 종합 호르몬 검사 : 갱년기 증상, 피로
- 갑상선 검사 및 면역 검사 : 피로, 관절통, 갑상선 기능 항진
- 요칼슘 배설량 검사 : 골다공증, 부갑상선 기능 항진
- 난소암을 위한 정기 초음파 검사 : 난소암에 대한 가족력이 있는 사람, 유방암 및 대장암에 대한 가족력이 있는 사람,

위와 같은 위험 요소를 가지고 있다면 이러한 것들을 포함한 여러 가지 검사를 함께 받으셔야 합니다. 이러한 검사들은 여러분의 신체와 건강을 관찰하기 위한 일환입니다.

의료보험에서는 자신들이 지원하지 않는 질병에 대해서는 보상을 하지 않습니다. 가끔 여러분은 원하는 치료를 받기 위해 그러한 시스템을 뛰어넘어야 합니다.

보험회사는 여러분의 편이 아닙니다. 자신의 이익과 주주의 이익만을 생각합니다. 의료보험에 해당하는 진료와 검사, 처방약의 종류가 적을수록 여러분의 공동 부담이 늘어나고 보험회사들은 더 많은 돈을 벌 수 있는 것입니다.

그리고 현재 의료 체계로서는 의사들이 옴부즈맨 의식을 가지고 환자의 이익에 앞장설 수 있는 시간과 동기가 부족합니다.

극소수의 사람들을 제외한 대부분의 환자들이 이러한 상황에 처해있습니다. 그러므로 지식으로 무장해서 여러분이 받을 가치가 있는 치료를 요구하십시오.

갱년기 건강 분야에서는 많은 사람들이 여러분의 돈을 가져갈 준비를 하고 있습니다. 자연 요법이나 비 호르몬이라는 말에 속지 않도록 하십시오.

그 보조 식품에 어떤 성분이 있는지 확실히 아십니까? 각 성분이 어떤 역할을 하는지, 어떻게 먹어야 하는지 아십니까? 광고에서 나온 효과는 적정량을 사용했을 때 나오는 것이 확실합니까? 그 약의 치료 목적은 무엇인지, 다른 성분과 함께 먹어도 안전한지에 대해 아십니까? 장기적 효능이 입증되었습니까?

여러분은 어떤 것을 복용하고 있는지 알고 있습니까?

"하지만 이건 자연 식품이에요."

저는 수많은 검증을 거친 합성 약품은 몇 가지 부작용이 있다고 먹지 않으면서 단지 자연 식품이라서, 단지 광고에서 좋다고 하니까 아무 검증도 없는 제품을 몇 백만 원씩 들여 사는 사람들을 보면 놀랍기 그지없습니다.

부디 상술에 속지 마시길 바랍니다. 중년 건강식품 분야에서는 싼 값으로 손님을 유인해서 비싼 상품을 파는 관행이 팽배합니다. '호르몬 치료까지는 필요 없어요. 저는 천연 제품만 사용합니다.' 라고 말해 놓고 천연 프로게스테론 크림 같은 것을 권하는 의사가 있다면 조심하십시오. 결국 그것도 호르몬이기 때문입니다. 100퍼센트 확신하건데 그 크림은 인체 친화형 호르몬일 것입니다. 인체 친화형 호르몬은 야생마나 콩 추출물에 천연 프로게스테론과 에스트로겐 분자를 합성시켜 만든 것입니다.

이제 중년 의학은 하나의 사업이 되어버렸고 괴대 포장 광고의 유혹이 많습니다. 저는 제가 있는 지역에서 발행하는 번지르르한 유명 잡지에 실린 '폐경'이라는 기사에 인용된 한 간호사의 말에서 전형적인 예를 찾았습니다. 그 기사에서는 '이 간호사는 기존의 호르몬 대체 요법 약을 처방할 수 있는 허가를 받았지만 위험해서 그렇게 하지 않는다.'라고 말하고 있습니다. 하지만 계속되는 내용을 보면 '그 간호사는 에스트라디올 패치와 프로게스테론 크림을 사용하고 특정 환자에게는 식물에서 만든 호르몬을 지속적으로 전달하기 위한 경피 흡수 에스트라디올 패치를 처방한다.'고 말합니다. 결국 호르몬을 처방한 것입니다.

우리가 나이를 먹는 것은 현실입니다. 어떤 것으로도 이 현실을 거스를 수 없습니다.

그러므로 가장 중요한 것은 건강하게 늙는 것입니다.

건강한 노화의 주요 요소는 무엇일까요? 질병을 피하고, 삶에 적극적으로 참여하며 높은 인지 능력과 신체 기능을 유지하는 것입니다.

새롭고 흥미로운 것에 도전하면서 뇌의 기능을 높게 유지하십시오. 낱말 퍼즐을 하거나 악기를 배우고 독서를 하거나 지역 단체에서 활동을 하십시오. 새로운 학문을 배우거나 새로운 일을

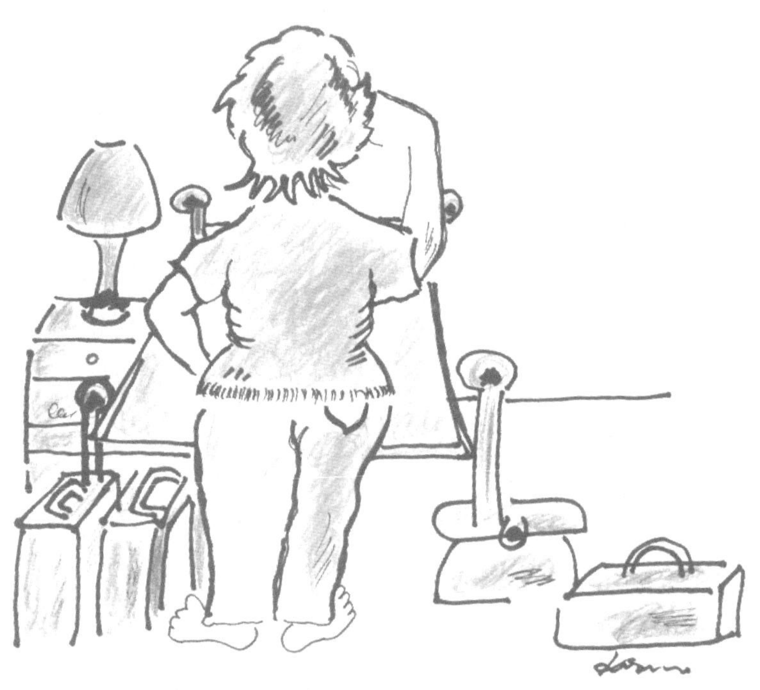

시작하십시오. 새로운 방법으로 뇌를 깨우십시오.

사고가 유연할수록 나이 먹는 것이 더욱 행복해질 것입니다. 스트레스를 최소화시키기 위해 최선을 다하십시오. 분노를 더 많이 쌓아둘수록 동맥벽이 더 두꺼워진다는 사실을 아십니까? 분노와 스트레스로 인해 혈관에 나쁜 물질이 쌓입니다. 우울한 기분을 자주 느끼는 여성이 다른 여성보다 동맥에 나쁜 물질이 더 많이 쌓인다는 사실을 아십니까? 우울증이 자주 있는 여성일

수록 관상 동맥 질환을 가질 위험이 더 높습니다.

갱년기가 왔다고 미리 우울해질 필요는 없습니다. 그냥 받아들이십시오. 친구들의 응원에서 힘을 얻고 의사에게 도움을 청하십시오.

폐경에 대해 더 잘 알수록 여러분은 더 건강해질 것입니다. 여러분의 목표는 무엇입니까? 바로 미래를 위한 계획을 짜는 것입니다. 방향성과 목적성을 가지는 것입니다. 계속 배우십시오. 삶에 대한 통찰을 얻으십시오. 편안한 생각에 집중하십시오.

중년에 체중이 증가하는 것과 관련해서는 기본적인 지식을 아는 것이 도움이 됩니다. 중년이 되면 부신 피질에서 성장 호르몬을 적게 분비하기 때문에 여성들은 일정한 체중을 유지하기 위해서는 적게 먹고 많이 운동해야 합니다. 힘들지만 삶의 한 과정입니다.

중년으로의 전환은 나이에 맞게 건강해지기 위한 기회입니다. 물론 어떤 나이이든 스트레스를 최소화하고 건강을 증진시키는 데에 관심을 가지는 것은 중요합니다. 하지만 중년, 특히 갱년기 초기에는 그 기회의 창이 어느 때보다 활짝 열려 있습니다.

여성이 중년을 가장 효과적으로 보내기 위해서는 호르몬을 적절하게 유지시키는 것이 가장 중요합니다. 예민하거나 우울한 기분, 스트레스는 호르몬 균형이 깨어지면서 생깁니다. 그래서 합성 호르몬이나 인체 친화형이나 호르몬과 같은 효과를 내는 비호르몬 성분이 효과적으로 체내 호르몬이 균형을 잃지 않도록 도와줍니다.

에스트로겐이 유방과 심혈관계 질환에 미치는 영향을 알아두시는 것이 좋습니다. 많은 양의 에스트로겐을 오랫동안 사용하면 유방에 좋지 않은 영향을 줄 수 있습니다. 단기간이라도 관상동맥 질환이 심했던 여성이라면 안 좋은 영향이 있을 수 있습니다.

하지만 에스트로겐의 가장 강력한 역할은 혈관 내에 나쁜 물질이 늘어나는 것을 억제하는 것입니다. 에스트로겐이 이미 형성된 플라크에는 부정적인 영향을 미치는 반면 장기적으로 플라크가 늘어나는 것을 막아주기 때문입니다.

프로게스테론은 어떨까요? 프로게스틴이 심혈관계에 약간의 부작용이 있다는 자료가 있습니다. 어떤 유방암세포는 프로게스테론 수용체에 양성 반응을 일으키기도 합니다.

야생 마뿌리 성분과 합성해서 크림이나 로션, 캡슐, 알약의 형태로 나오는 인체 친화형 마이크로 프로게스테론은 갱년기의 급격한 기분 변화를 완화시키는 데 확고한 위치를 확보하고 있습니다. 하지만 이 호르몬을 개발한 연구원들이 밝힌 장점과 응용력이 모두 사실인지는 더 지켜보아야 합니다.

우리 모두는 앞으로 살아야 할 날이 많습니다. 그러므로 마음을 편하게 드십시오. 여러분은 도움 되는 지식과 치료 방법에 대해 많이 알고 있습니다. 현재 자신에게 가장 잘 맞는다고 생각하는 방법을 실천하십시오. 다른 방법도 많고 시간도 길기 때문에 한 가지에 너무 구애받지 마십시오. 영원한 것은 없습니다. 그러므로 언제든지 다른 치료를 선택할 수 있습니다. 그리고 의료계에는 언제나 새로운 것들이 나오고 있습니다.

그러므로 선택은 여러분에게 달려 있습니다. 어떤 치료를 선택할 수도, 선택하지 않을 수도 있습니다. 삶은 계속됩니다. 결국 자신을 관리하는 사람이 승리하는 것입니다.

획득한 시식을 가지고 건강하게 사십시오. 이 작은 책이 도움이 되길 바랍니다.

자신에게 동기 부여를 하십시오. 건강해지십시오. 기분을 좋게 유지하십시오. 삶을 즐기고 행복해지십시오.

딸이 엄마에게
권하는
건강백서

초판 1쇄 인쇄 2008년 5월 23일
초판 1쇄 발행 2008년 5월 27일

지은이 : 마이클 굿먼
옮긴이 : 송은정
펴낸이 : 김재광
일러스트 : 김현숙
펴낸곳 : 도서출판 솔과학
주 소 : 서울시 마포구 염리동 164-4 삼부골든타워 302호
T : 82-2(02)-714-8655
F : 82-2(02)-711-4656
출판등록 : 1997년 2월 22일 (제10-104호)
디자인 : 이남숙

e-mail : solkwahak@hanmail.net

ISBN 978-89-92988-15-5